LE CLONAGE
DE JÉSUS-CHRIST

Sonia Harrison Jones

LE CLONAGE
DE JÉSUS-CHRIST

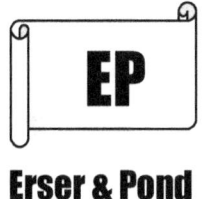

Erser & Pond

Catalogage avant publication de Bibliothèque et Archives Canada

Jones, Sonia

[Cloning Jesus. Français]

Le clonage de Jésus-Christ / Sonia Harrison Jones.

Traduction de: Cloning Jesus.

ISBN 978-0-9865683-2-9

I. Titre. II. Titre : Cloning Jesus. Français.

PS8619.O54C5614 2012   C813'.6
C2012-902397-3

Publié en Canada pour Erser & Pond Publishers, Ltd.
1096 Queen St., Suite 225, Halifax, N.S., Canada B3H 2R9

Traduction par Sonia Harrison Jones
Relecture d'épreuves par Juliette Frontenac et Adèle Marie Audet
Conception de la couverture par Benjamin Beaumont
Image des pieds des petits enfants © iStockphoto/EvelinElmest

A ma mère,
Heather Harrison,
qui m'a assurée que je pourrais
croire en Dieu malgré ce qu'ils pensaient
mes professeurs d'université

La science sans la religion est boiteuse;
La religion sans la science est aveugle.

Albert Einstein

NOTE PRÉLIMINAIRE

Francis Crick, le biologiste moléculaire peut-être le plus connu du monde, arriva au mois de février en 1953 au bistrot qui s'appelle *The Eagle Pub* à Cambridge pour annoncer à ses amis qu'il venait de découvrir, avec son collègue, James Watson, le secret de la vie. Il se référa à la double hélice où se trouve l'ADN qui représente le modèle biologique de tous les organismes de la planète.

Trente-cinq ans plus tard, au mois de juin de l'année 1988, je me suis présentée dans l'étable où mon mari était en train de traire les vaches, et je lui ai annoncé avec beaucoup d'enthousiasme que moi aussi j'avais découvert le secret de la vie. Je faisais allusion à un passage de la Bible où Jésus-Christ nous visite à chacun pour nous dire le suivant:

Me voici ! Je suis à la porte et je t'appelle.
Si tu entends ma voix et tu ouvres la porte,
j'entrerai chez toi et je mangerai avec toi,
et toi aussi avec moi.
L'Apocalypse 3:20

Le Fils de Dieu est à la porte, où il attend avec patience que nous ouvrions cette porte pour qu'il puisse nous offrir une vie nouvelle et abondante. Je n'ai pu résister son invitation si humble et en même temps si généreuse.

Dans ce roman j'essaie d'explorer deux aspects de ce qui signifie le don de la vie – un de ces aspects s'aperçoit par le cerveau et l'autre aspect par le cœur. Celui-là nous pose les questions *quoi ?* et *comment ?* (que signifie la double hélice, et comment fonctionne-t-elle ?). Celui-ci, de l'autre côté, nous pose les questions *qui ?* et *pourquoi ?* (qui nous a créés, et pourquoi ?).

En janvier de l'année 1993, je me suis inscrite dans une classe qui s'appelait *Jurassic Park,* enseignée par Al Koop et Clarence Meninga, des professeurs d'université à Calvin College à Grand Rapids, Michigan. Ils nous ont présenté une vue absorbante de l'ADN et comment fonctionnait ce modèle biologique de la vie. Un jour, après la classe, je me suis présentée au laboratoire de microbiologie où j'ai séquencé l'ADN d'un tout petit morceau d'un oignon. Je crois que Calvin aurait été très fier de moi.

Depuis lors il y avait des choses qui commençaient à se séquencer elles aussi dans ma tête. Les idées se bousculaient là-dedans – des idées qui raccordaient mon grand intérêt pour les langues avec le mystérieux langage de l'ADN. Mes études m'encourageaient à suivre la piste génétique des anciennes migrations des êtres humains, et à réfléchir aux nouvelles conclusions que je leur ai tiré au sujet de l'origine des langues. Je me suis mise aussi à penser surtout au grand potentiel du clonage thérapeutique pour atténuer la souffrance humaine, et aux questions de moralité implicites dans le concept du clonage reproducteur, et aussi dans les paroles tellement sages qui abondent dans les pages de la Bible. *Jurassic Park* avait ouvert beaucoup de portes pour moi.

Mais il y avait une porte particulière de laquelle je n'ai pu m'oublier. Je l'imaginais telle comme elle fut représentée par l'artiste anglais William Holman Hunt dans sa peinture qui s'appelle *La lumière du monde.* Là il nous montre Jésus-Christ qui frappe à une porte couverte de la mauvaise herbe. Ce qu'il y a d'intéressant c'est que la porte n'a pas de poignée, donc elle ne s'ouvre que de l'intérieur. C'est au propriétaire ou au locataire de répondre à cet appel.

Il fait seize ans, alors, que ce roman se déroule en mon imagination. La science qui s'explique dans ces pages est vrai et exacte autant que je sache, mais l'interprétation réfléchit la plupart du temps l'opinion des personnages eux-mêmes. Il y a, en plus, un petit morceau d'interprétation qui est purement spéculative, mais je préfère ne pas révéler la conclusion.

Sonia Harrison Jones

PERSONNAGES

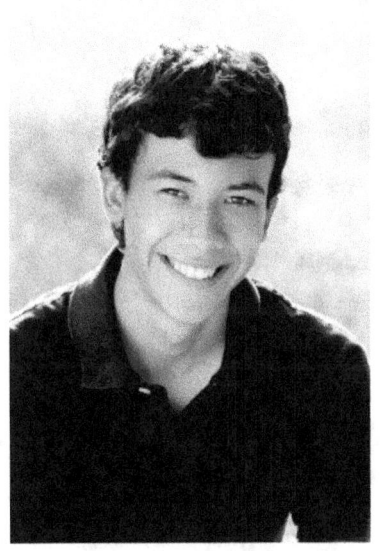

Peli: concierge du Couvent du Sacré Cœur à Mayagorry, Pays Basque (Euskadi)

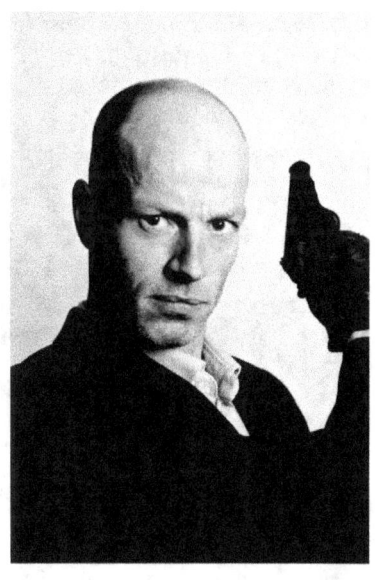

Pierre Piedmont: veilleur de nuit de la Cathédrale de Saint Jacques de Compostelle en Galice, Espagne

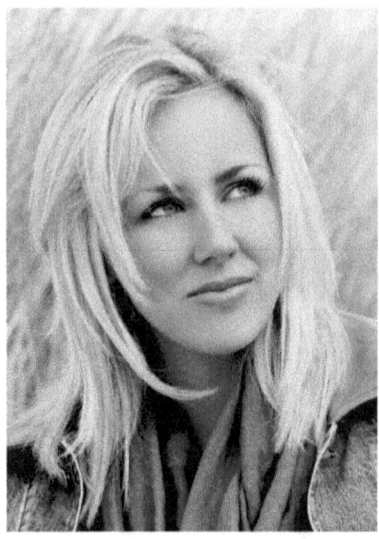

Lisa Maxwell: candidate pour le Doctorat en Linguistique de l'Université de Californie à Berkeley

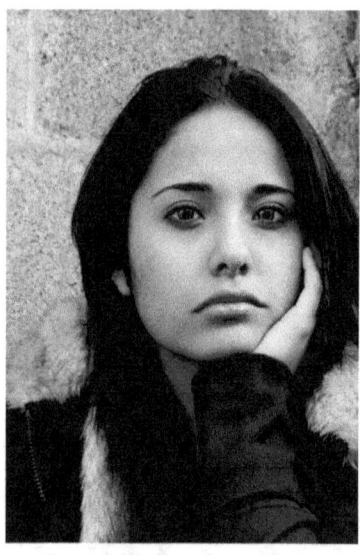

Carmen: mère de Manolo, de Josetxu, et de la petite María

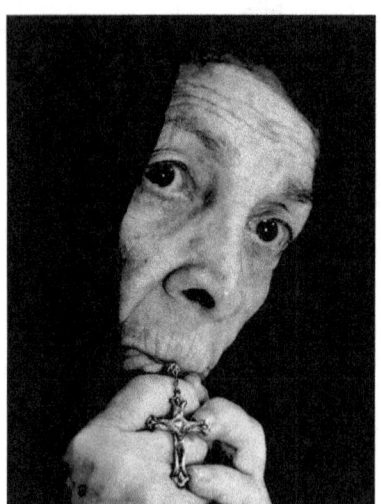

Doña Pascua: propriétaire de l'auberge El Palomar à Mayagorry

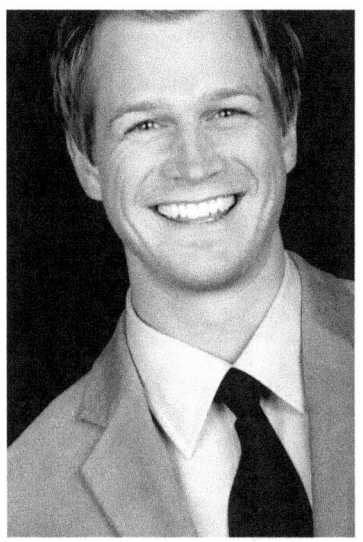

Andoni Chiriboga: Docteur en Biochimie de l'Université de Columbia à New York

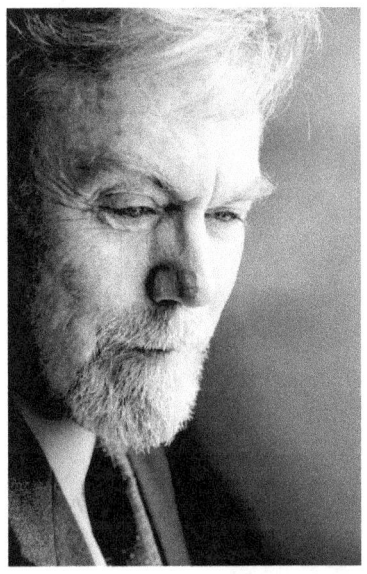

Paskal Sarazúa: entrepreneur et Directeur Général du Laboratoire pour les Investigations Ovines (le LIO) à Mayagorry

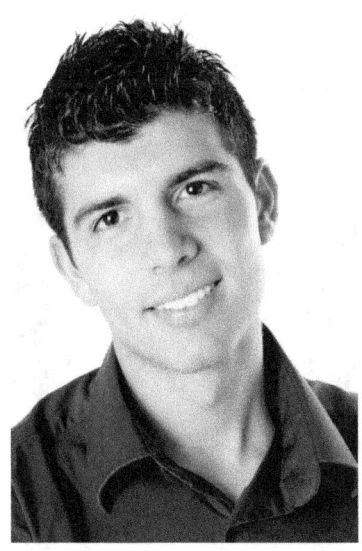

Marko: assistant au chef du laboratoire, Andoni Chiriboga

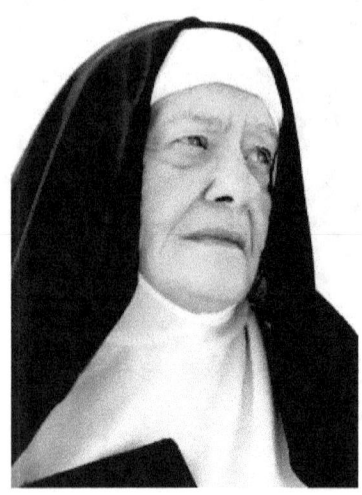

**Sœur Mikele: Mère Supérieure
du Couvent du Sacré Cœur
à Mayagorry**

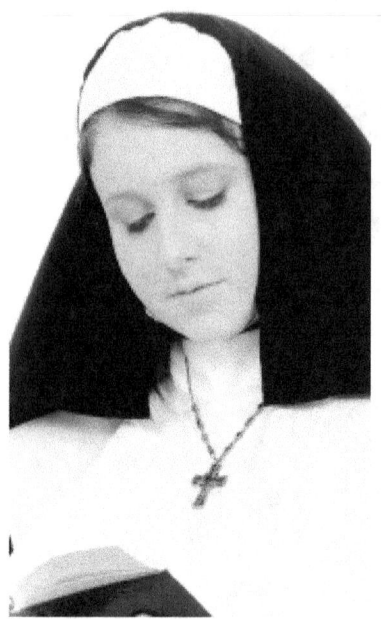

**Teresa: novice du Couvent du
Sacré Cœur à Mayagorry**

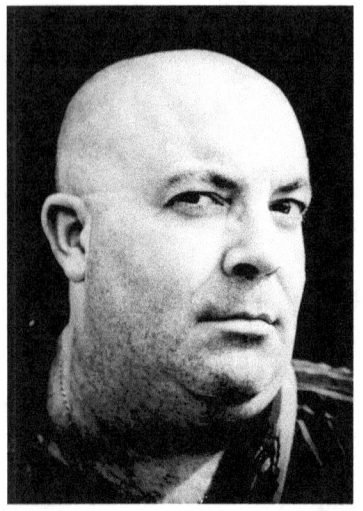

**Zigor Etxemendi: surveillant
principal du LIO à Mayagorry**

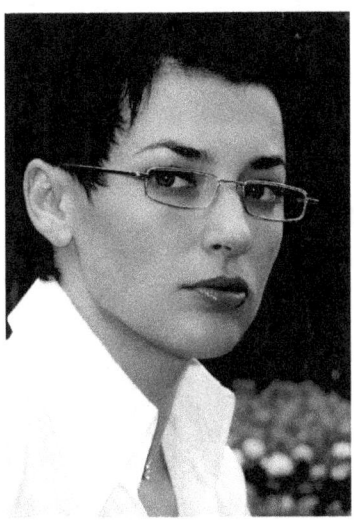

**Marta Vandenberg: surveillante
à la Cathédrale d'Oviède**

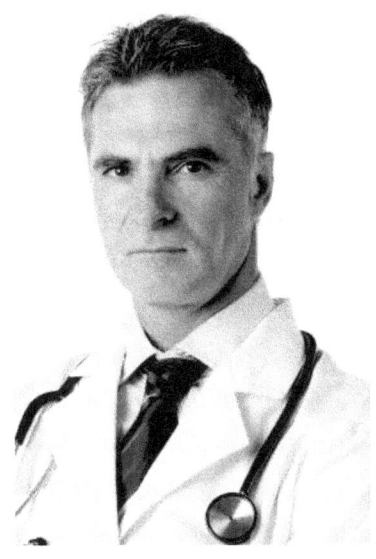

**Dr Lorenzo Montevecchio:
pédiatre des fils de Carmen**

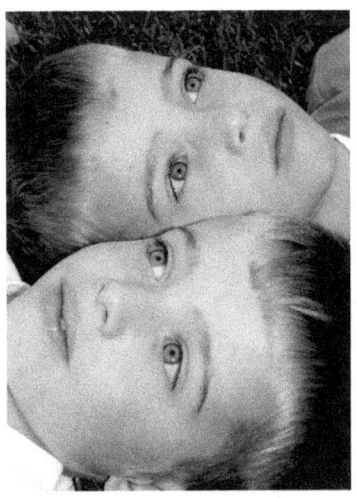

**Les fils de Carmen: Manolo
(4 ans) et Josetxu (3 ans)**

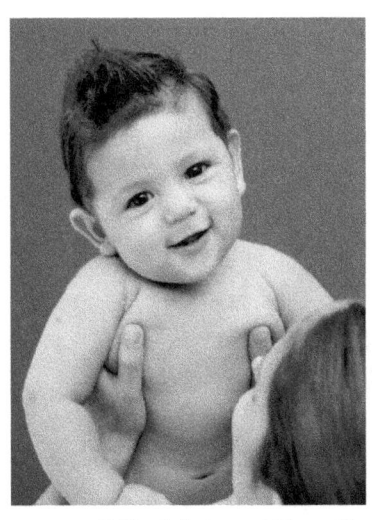

María, fille de Carmen (6 mois)

CHAPÎTRE UN

Il y avait plusieurs autocars touristiques dans le parking de la Cathédrale de Saint Jacques de Compostelle, en Galice, une province située dans le coin nord-ouest de l'Espagne. Une foule de touristes était agglomérée près des guides, en attendant avec impatience le moment où ils pourraient entrer dans la fameuse cathédrale. Personne ne faisait attention au jeune homme qui rôdait nerveusement au bord de la foule. Il était vêtu complètement de noir, du béret jusqu'aux souliers. Si les touristes l'avaient remarqué, ils auraient pu penser peut-être que c'était un peu bizarre qu'il attendait faire un tour de la cathédrale quand il semblait qu'il s'était habillé tout en noir pour un enterrement.

Quand le dernier guide invita les membres de son groupe à enter dans la cathédrale, le jeune homme ramassa son sac à dos et il accompagna la foule. Dès qu'ils se trouvèrent là-dedans, les touristes soulevèrent les yeux en haut pour admirer l'arrangement harmonieux des arches et des piliers.

La guide galicienne parlait bien l'anglais, mais parfois c'était un anglais un peu difficile à comprendre.

« La Cathédrale de Saint Jacques de Compostelle contient la sépulture de Saint Jacques l'Aîné, le demi-frère et l'apôtre de Jésus-Christ," elle déclara dans une voix monotone. "Après les persécutions des romains contre les chrétiens espagnoles, la sépulture de Saint Jacques a été abandonnée, mais Pelayo-l'Hermite l'a découverte en l'année 814. C'est lui qui a vu des lumières séduisantes aux cieux. Plus tard on a décidé que ces lumières étaient un miracle, alors le roi Alphonse Deuxième au neuvième siècle a fait construire un reliquaire ici dans cet endroit, et le roi a été le premier pèlerin à le visiter. Depuis ce moment-là le Chemin de Santiago est devenu un chemin très apprécié par tous les pèlerins qui viennent ici depuis les temps du Moyen Age jusqu'à aujourd'hui. Beaucoup marchaient à pied à travers le nord de l'Espagne, où ils descendaient aux auberges le long de la route qui termina ici près de la Porte du Paradis. C'est pour ça que le Chemin de Saint Jacques est le chemin plus fameux de l'Espagne. Il y a des questions, oui ?»

Le jeune homme vêtu de noir resta à la périphérie du groupe, où il montrait très peu d'intérêt en ce que disait la guide. Il attendait avec impatience pendant qu'elle expliquait tous les détails distinctifs des transepts, et il écoutait exaspéré alors qu'elle parlait de la position de l'autel et celle des sièges du chœur dans l'abside. Quand enfin le groupe de touristes sortit de la cathédrale, l'intrus passa le long de l'ambulatoire et disparut dans une chapelle où ses vêtements noirs le rendaient presque invisible.

Quelques minutes après minuit il passa sa tête par une trouée et il regarda furtivement partout. Quand il était sûr qu'il n'y avait personne dans la cathédrale, il sortit de sa cachette et se glissa le long de la nave latérale jusqu'à ce qu'il arriva près d'une niche où se trouvait un ossuaire derrière une grille de fer. Après avoir jeté un coup d'œil subreptice autour de lui, il sortit ses outils de son sac à dos et il se mit à travailler. Il lui fallut seulement dix minutes pour casser la serrure, ouvrir l'ossuaire, et quitter les articles nécessaires pour compléter la tâche. Il plaça les objets volés dans son sac à dos et il était juste au point de ramasser ses outils quand il sentit sur l'épaule une main très forte.

« Qu'est-ce que tu fous ici ? » lui demanda quelqu'un d'une voix profonde.

Le jeune cambrioleur se tourna brusquement pour savoir qui donc l'avait pris ainsi la main dans le sac. Il se trouva face à face avec un homme grand et chauve d'environ quarante ans et vêtu tout de noir lui aussi, sauf pour sa chemise blanche. Comme il semblait au voleur qu'il devait être un gardien de surveillance, il décida que la meilleure défense était de passer à l'attaque.

« Voici ce que je fais ici ! » il exclama, tout en l'attaquant avec un de ses outils.

Le gardien réagit en un rien de temps. Il saisit avec la main gauche le cambrioleur par le bras, et avec l'autre main il lui arracha l'outil. Puis avec un mouvement décisif il l'a fait pivoter en lui tordant le bras derrière son dos. C'est ainsi qu'il le maîtrisa pendant qu'il plantait un pistolet contre son temple. Tout cela se déroula si rapidement que le petit voleur se sentait plus étonné qu'effrayé.

« Eh bien, » dit le gardien d'une voix très calme, « il me semble que tu me dois une explication, n'est-ce pas ? »

« J'ai besoin d'une relique de Saint Jacques. »

« C'est tout ? Alors je m'excuse de t'avoir dérangé. Tu aurais dû me le dire plus tôt. Mais qui t'a envoyé ici ? »

Le voleur ne répondit pas.

« Je t'ai posé une question, » dit le gardien, en soulevant le bras du voleur jusqu'à ce qu'il l'eut mis sur les pointes des pieds.

« Assez ! Ça suffit ! » protesta le jeune homme, hurlant de douleur. « Lâchez-moi, et je vous raconterai tout. »

Mais aussitôt que le gardien lâcha la tension, le voleur se tut de nouveau, en le regardant avec rancœur.

« Il est évident qu'il me faudra être plus convaincant, » remarqua le gardien avec sérénité.

Sa voix riche et moelleuse avait une qualité si apaisante que l'intrus ne s'attendait pas à ce qui arriva ensuite. Le gardien le tira par le bras d'un coup sec, le fit se retourner brusquement, et dans un instant il le saisit par le cou et le maintint contre la barre de fer, le pistolet planté toujours contre son temple.

« Ay ! Laissez-moi, » cria de nouveau le voleur.

« Je t'ai posé une question. J'attends ta réponse, » lui dit le gardien, d'un sourire amical.

« Où avez-vous fait l'apprentissage ? » gargouilla le jeune voleur, aux yeux globuleux. « Les Opérations Spéciales ? »

« C'est moi qui pose les questions, » lui dit le gardien, en appuyant sur le cou du malheureux avec plus de force.

« Bon, d'accord. Laissez-moi. »

« Parle-moi donc, » il lui dit, en relâchant sa prise.

« Qu'est-ce que vous m'avez demandé, alors ? »

« C'est qui, ton patron ? »

« Aucune idée. On m'envoie un texto pour me dire ce que je dois faire, et je ne pose jamais de questions. »

« Je ne te croie pas. Où as-tu fait l'apprentissage ? A une école pour les acteurs ? Comment s'appelle ton patron ? »

« Qu'est-ce que j'en sais, moi ? »

« Comment t'appelles-tu, alors ? »

« Ça n'a pas d'importance. »

« Ton nom, » répéta le gardien.

« Lâchez-moi le cou ! »

« Ton nom. »

« Je m'appelle Peli, » il répondit à contrecœur, en frottant le cou. « Je ne suis personne. Vous perdez votre temps. »

« Peli. C'est un nom basque, n'est-ce pas ? »

« Et alors ? »

« Qu'est-ce qu'il fait, ton patron ? »

« Il élève les moutons. Il passe son temps au laboratoire. »

« Qu'est-ce qu'il fait là-dedans ? »

« J'en sais rien. »

Le gardien resserra sa prise sur le cou du garçon.

« Eh bien, » dit Peli, « il conte ses moutons. Que voulez-vous ? Il a beaucoup d'ordinateurs et ce genre de choses. »

« Et la ville ? »

« Quelle ville ? »

« Fais pas l'idiot. Là où il travaille. »

« Ceux qui élèvent les moutons ne vivent pas en ville, » il lui dit, en donnant en gros éclat de rire ironique. « Mon patron vie en reclus dans un petit village qui s'appelle Mayagorry. Il a une population de trois cent ou trois cent vingt, qui sait ? Personne n'a entendu parler de Mayagorry. Ce n'est qu'un tout petit village perdu dans les Pyrénées. »

« Comment s'appelle ton patron ? »

« Lequel ? »

« Celui qui t'a envoyé ici. Celui qui travaille dans un laboratoire et qui n'élève pas de moutons. »

« Je vous l'ai déjà dit. Je ne sais pas son nom, ni le nom de personne. Je fais ce qu'on me demande, et on me laisse l'argent dans un cachet différent chaque fois. C'est tout ce que je sais, je vous le jure. »

« Ce n'est pas nécessaire de jurer. » Le gardien lui lâcha le cou, mais il maintint le pistolet contre la tête du voleur. « Vide ton sac sur la table. »

Peli se frotta le cou et fit ce que lui demanda le gardien.

« Ton patron doit être un homme très religieux, » dit le gardien, en révisant les outils de Peli et ramassant un petit morceau d'os. « Tu as chipé un des os à Saint Jacques, le demi-frère de Jésus-Christ, mais ton patron est une espèce d'idiot. Il ne peut pas vendre cet os-là au marché noir à moins qu'il ait des documents qui prouvent leur authenticité. Sans ça, ce que tu as volé ne vaut pas plus qu'un os de poulet. »

« J'en sais rien, » dit Peli. « Je fais ce qu'on me demande, et puis c'est fini. »

Le gardien haussa les épaules et il sortit son mobile.

« Piedmont ici. J'ai le voleur avec moi. Annonce-le de la cime de la montagne. La pointe plus haute. Viens me voir plus tard et nous en parlerons. »

Piedmont resta en place pour un moment pour contempler le jeune Peli. Alors il mit son pistolet dans l'étui à revolver et il saisit Peli par le bras.

« Tu as été très accommodant, Peli. Merci de m'avoir rendu service. Tu peux t'en aller maintenant. A propos, il y a une récompense qui t'attend. »

« Une récompense ? » dit Peli, un sourire fendu jusqu'aux deux oreilles. « Combien ? »

« Dis-moi d'abord comment s'appelle ton patron. »

« Quand est-ce qu'on me donne la récompense ? »

« D'abord il faut que tu me dises le nom de ton patron. »

Peli hésita pour quelques instants.

« Sarazúa, » il lui dit. « Il s'appelle Paskal Sarazúa. »

« Eh bien ! J'aurais dû le savoir, » se dit Piedmont, en offrant á Peli une poignée de billets de banque. « Alors sors d'ici maintenant. Va-t'en ! »

Peli s'empara de l'argent et le mit dans la poche, puis il prit la fuite, très content de pouvoir s'en aller.

Piedmont marqua un numéro sur le mobile. « Il est en chemin, » dit-il à son interlocuteur. « Il passera près de toi en cinq minutes au plus tard. Il a mis ta récompense dans la poche droite. »

Le gardien contempla les outils que Peli avait oubliés d'un visage cynique et fatigué, comme celui d'un père qui est accoutumé aux adolescents négligents.

Pendant que Peli se dépêcha le long de la route ténébreuse menant à la Rúa de Fonseca, un homme corpulent ouvrit tout d'un coup une porte et il saisit Peli par le cou. Après une lutte assez courte, tous les muscles du corps de Peli se relâchèrent, et son agresseur le fit traîner par terre jusqu'à l'intérieur d'un sombre édifice à côté. Le seul témoin de l'enlèvement silencieux fut un hibou perché sur une barrière de fer, qui guettait l'arrivée d'une petite bête sans méfiance.

Quelques minutes plus tard un coup de feu sonna de l'intérieur de l'édifice. Une douzaine de lumières s'éclairèrent dans les fenêtres tout au long de la rue, mais il semblait à ceux qui s'étaient réveillés que les autres habitants de Saint Jacques de Compostelle dormaient comme des enfants. Lorsque les ménages se convainquirent qu'il n'y avait rien d'anormal, ils s'étirèrent, ils baillèrent, et ils se rendormirent, convaincus que le bruit n'était qu'une pétarade. A la fin on ne put écouter que les aboiements insistants d'un chien et les ailes du hibou qui se frappaient dans l'air de la nuit lugubre.

CHAPÎTRE DEUX

Les Pyrénées se composent d'une série de pics raboteux et de vallées qui marquent la frontière entre l'Espagne et la France. Le versant des montagnes qui se rencontre avec le golfe de Gascogne est occupé par les résidents du Pays Basque, un peuple durable et vigoureux – une race ancienne qui a toujours vécu dans ce terrain. Les basques ont formé une communauté indépendante composée de marins, de bergers, et de fabricants de fer qui, à travers les siècles, ont défendu avec férocité et détermination le Pays Basque contre les romains, les goths, les maures, et beaucoup d'autres qui ont essayé de s'établir dans cette terre fertile et agréable.

L'histoire des basques a fait qu'ils se considèrent comme une nation à part – un peuple avec son propre destin. Dans la langue basque on se réfère au pays comme *Euskadi.* Sa langue, qu'ils appellent *euskara,* est un vrai mystère qui a laissé perplexes aux érudits toujours et partout. Il n'y a point de connections entre la langue basque et les autres langues connues du monde. Les basques, donc, ont l'unique honneur de parler une langue perdue dans les ténèbres du temps, sans histoire, sans origine, et sans interprétation linguistique qui explique son existence.

Les basques mènent une vie plus ou moins normale sans s'inquiéter pour l'absence de racines linguistiques de leur langue ni pour son origine parfaitement inconnue, mais l'effet de ce bizarre phénomène linguistique a eu des conséquences incalculables dans la communauté académique internationale. Motivés par l'ambition, la curiosité intellectuelle, les requises de la dissertation doctorale, ou tout simplement par le désir de grimper jusqu'en haut de l'escalier académique, les étudiants aussi bien que les professeurs de linguistique ont infesté le terrain des basques, tandis que dans le passé des armées plus grandes et meilleurs approvisionnées souffrirent des défaites ignominieuses.

Une de ces étudiantes de troisième cycle s'appelait Lisa Maxwell, une doctorante en linguistique de l'Université de Californie à Berkeley. Elle était une jeune femme attrayante d'une disposition accommodante dont la seule faute était, selon son père, qu'elle avait déjà vingt-six ans et elle recevait toujours de lui une mensualité. Monsieur Maxwell ne put comprendre pourquoi elle poursuivait avec tant de plaisir ces cours de linguistique si ennuyeux. Pourquoi ne pouvait-elle pas trouver un travail utile et agréable au lieu de se matriculer a maintes reprises dans une série interminable de séminaires conduits par des professeurs érudits aux mains blanches et douces, pendant que lui il devait travailler jour et nuit pour céder une grande partie de son salaire à sa fille ?

Monsieur Maxwell aurait préféré lui couper les fonds il y a longtemps, mais sa fille l'avait persuadé de poursuivre ses contributions jusqu'à ce qu'elle aurait reçu le doctorat, parce que d'autre manière comment est-ce qu'elle allait trouver une place importante dans une université et ainsi le libérer de ses obligations ? A la fin le pauvre homme consentit à financer cette transaction très douteuse si Lisa lui promettait d'atteindre le titre de *Docteur* dès que possible afin qu'il puisse prendre sa retraite au Canada où il voulait aller à la pêche avant que les saumons se soient éteints. Il avait fini par payer le voyage de Lisa au Pays Basque pour qu'elle passe la plupart de l'été à la recherche de l'origine de leur langue. Si c'était ce qu'il fallait faire pour faciliter sa carrière académique, il le ferait de bon cœur. Lisa lui donna une grande accolade, et il répondit avec un petit coup de main paternel sur les fesses.

Lisa Maxwell se trouva donc dans le petit village basque de Mayagorry vers le début de juin. Elle portait un t-shirt vert à l'imprimé blanc qui dit : « *Dieu est mort – Nietzsche* » sur le devant, et « *Nietzsche est mort – Dieu* » sur le dos. Son arrivée attira l'attention des villageois parce qu'elle fut la première femme à se montrer au petit village sans être accompagnée. De temps en temps un touriste apparaissait entre eux, ou peut-être on pourrait noter un alpiniste qui parcourait les montagnes à pied, mais jamais une femme non accompagnée, surtout une jeune fille aussi mystérieuse que cette étudiante qui arriva tout d'un coup sur la scène. Ce n'était pas sa beauté physique qui fit tourner les têtes aux hommes de Mayagorry. Ce qui captivait leur imagination était plutôt un certain esprit d'indépendance et une confiance en soi qui émanaient de cette étrangère. Les femmes basques qui vivaient dans les petits villages n'avaient pas encore atteint l'autonomie que les femmes en Californie tenaient pour acquise. Donc Mlle Maxwell, vêtue d'un t-shirt et des shorts, eut un impact notable sur les hommes du village.

Mais Lisa, pour sa part, ne s'est rendue compte de rien. Elle voulait connaître des villageois qui pourraient l'aider avec la prononciation de certains vocables basques dont les sons l'intéressaient en ce qui concernait sa dissertation doctorale. Ce travail, intitulé *Phonèmes et allophones en Euskara et les langues Ibéro-Caucasiennes,* se basait sur la supposition que la langue basque ressemblait à de certaines formes anciennes des langues Caucasiennes. Si elle réussit à prouver cette idée, sa réputation comme linguiste de première catégorie serait certaine, de même que son futur dans le monde académique.

Elle avait préparé une liste de mots qu'elle voulait utiliser au cours de ses investigations, et maintenant tout ce qu'il lui manquait était des informateurs pour le groupe d'épreuve et aussi pour le groupe témoin. Elle attendait que les déclarations écrites sur le devant et sur le dos de son t-shirt puissent attirer l'attention des villageois qui parlaient un peu l'anglais et qui avaient un bon sens de l'humour. Elle croyait qu'ainsi ils auraient envie de s'entretenir avec elle et de l'aider avec les questions linguistiques qui lui posaient des problèmes.

Mais le t-shirt n'eut pas l'effet qu'elle aurait voulu. Personne ne s'approcha d'elle pour lui souhaiter la bienvenue. De toute façon Lisa Maxwell n'était pas une femme qui se démoralisait pour peu de chose. Elle se dirigea vers le centre du village, où elle espérait trouver une municipalité ou peut-être une bibliothèque où elle pourrait parler avec quelqu'un qui comprendrait son intention et pourrait donc lui offrir des suggestions. Mais quand elle arriva au centre, tout ce qu'elle y trouva étaient une église, un bistrot, une poignée de magasins, des maisons particulières en pierre, et une maison un peu plus grande qui semblait être une auberge. Toutes ces constructions donnaient sur une rue étroite et pavée en pierre. L'auberge avait un écriteau au-dessus de la porte sur lequel on pouvait lire les mots « *El Palomar* », c'est-à-dire « *Le Pigeonnier* ».

La grand-rue se termina contre une barrière de sécurité derrière laquelle Lisa put se réjouir d'une vue spectaculaire des montagnes qui entouraient le village. Les champs étaient pointillés de moutons blancs qui paissaient entre un couvent vers le nord-est et un édifice moderne en blanc et bleu, situé vers le sud-ouest. La structure solitaire réveilla la curiosité de Lisa, puisqu'il était l'édifice le plus notable et le plus voyant de la région.

Juste en ce moment-là une femme mince, bien formée et aux cheveux noirs apparut devant Lisa. Elle portait une robe de coton rouge qui couvrait son ventre gonflé. Ses épaules fragiles étaient couvertes d'un châle noir qui la protégeait des brises fraîches de l'après-midi. Quand elle remarqua Lisa, elle inclina la tête. Elle était sur le point d'accélérer le pas quand tout d'un coup elle s'arrêta pour un moment et se tourna vers Lisa en souriant timidement.

« Kaixo, » lui dit Lisa dans la langue basque.

« Parlez-vous euskara ? » l'autre lui demanda, surprise.

« Oui. Bonjour, je m'appelle Lisa Maxwell. »

« Moi je suis Carmen. Comment ça va ? »

« Bien, merci. Il y a une vue merveilleuse d'ici, n'est-ce pas ? C'est un monastère là-bas sur le flanc de la montagne ? »

« Non, c'est un couvent. »

« Ah. Et le bâtiment blanc et bleu en bas, quelle sorte de travail est-ce qu'ils font là-dedans ? »

« Il est connu par le nom du Laboratoire des Investigations Ovines, mais il s'appelle d'habitude le LIO, tout court. Les scientifiques qui travaillent au LIO font des investigations dans le domaine de la génétique. Ils utilisent la technologie plus avancée qui existe aujourd'hui. »

« Ah, oui ? Mais en ce cas-là je trouve que c'est étrange qu'ils aient choisi un endroit complètement isolé comme ce village pour créer une institution comme celle-là. Pourquoi est-ce qu'ils ne se sont pas installés là où il y a un centre de science autour d'eux – quelque chose comme Silicon Valley en Californie, par exemple, où ils pourraient collaborer avec d'autres scientifiques du même calibre ? »

« Ils ne veulent collaborer avec personne. Ils font des investigations extrêmement importantes. »

« Mais bien sûr, » répondit Lisa d'une façon aimable. « J'aimerais bien faire la connaissance de quelques-uns de ces scientifiques. Est-ce que vous avez des amis là-bas? »

« Non, je ne connais personne qui travaille au LIO. Moi je n'ai jamais mis les pieds chez eux. »

« Est-ce que vous croyez qu'ils me permettraient de leur faire une visite un beau jour, même sans présentations ? »

« Non ! Ça serait une très mauvaise idée ! »

Lisa se mordit la langue, en regrettant qu'elle ait été si présomptueuse.

« Vous avez raison, Carmen, » dit Lisa à voix basse. Mais elle avait toujours les yeux fixés sur l'édifice impressionnant.

Quand Carmen ne répondit pas à ce qu'elle lui avait dit, Lisa se retourna vers elle pour constater ce qu'elle faisait. Carmen regardait stupéfiée vers la rue étroite derrière elle.

« Mon Dieu ! » exclama-t-elle, d'une voix qui reflétait son angoisse. Elle se couvrit avec le châle noir, comme si elle avait peur que la couleur voyante de sa robe rouge attire l'attention. « Cet homme me suit ! »

Lisa regarda dans la direction indiquée par Carmen, mais il n'y avait personne.

« Quel homme ? De qui parlez-vous ? »

« Il est disparu derrière cet édifice au coin de la rue, » elle lui dit d'une voix asphyxiée. « Il n'est pas d'ici. Il n'est pas de Mayagorry. On l'a envoyé ici. »

« Comment ? On l'a envoyé ici pour vous chercher ? »

« Mon Dieu, mon Dieu, » dit Carmen, en fouillant dans son sac à la recherche de quelque chose. « Je dois m'en aller. Je ne peux pas rester ni une minute de plus ! »

Soudainement elle sortit un objet de son sac et le lui donna à Lisa. Elle lui serra les doigts autour de l'objet et l'obligea à faire un poing.

« Je ne peux pas me confier à personne sauf à vous, » confessa Carmen d'un ton très nerveux, « parce que vous êtes la seule personne que je ne connais pas dans ce village. »

« Qu'est-ce que je peux bien faire pour vous aider ? » lui demanda Lisa.

« J'ai oublié votre nom, » répondit Carmen. « Comment vous appelez vous ? »

« Lisa. Lisa Maxwell. »

« Ecoutez-moi alors, Lisa Maxwell. Ecoutez-moi comme si votre vie dépendait de moi. »

« Comment ? »

« Ne dites rien. Ne me répondez pas, » lui dit Carmen, en regardant furtivement partout. « Il me reste très peu de temps. Gardez bien ce que je vous ai donné jusqu'au moment quand nous nous retrouverons. Ne dites rien à personne. Ne le montrez pas à personne. Gardez-le bien. Bientôt je me mettrai en contact avec vous. »

« Mais attendez un moment. Comment est-ce que vous saurez me retrouver ? »

« Vous allez rester au Palomar, » prononça Carmen d'une voix prodigieuse.

« Au Palomar ? Mais comment savez-vous que je vais rester là-bas ? »

« Vous n'avez pas de choix, » dit Carmen entre ses dents.
« C'est la seule auberge à Mayagorry. Dites-lui à Doña Pascua
que je vous ai envoyée. »

Elle regarda nerveusement vers la rue, puis elle se couvrit
avec son châle noir et alors elle s'enfuit sans dire un mot.
Lisa fixa les yeux sur Carmen jusqu'à ce qu'elle avait
disparu. Alors elle ouvrit le poing pour examiner le trésor qui
avait obligé sa nouvelle amie à se dépêcher tellement, mais il
n'y avait rien dans sa main sauf un petit morceau de bois tout
à fait ordinaire. La seule chose qui le distinguait de n'importe
quel autre morceau de bois était le fait que celui-ci était
couvert de vernis.

Quand Lisa arriva chez le Palomar elle frappa à la porte de
l'auberge, mais personne n'a répondu. Quand elle était sur le
point de frapper encore une fois, la porte s'entrouvrit et une
vielle dame, aussi parcheminée et aguerrie que la porte même,
se montra à Lisa. Elle était habillée toute en noir, et ses
cheveux gris étaient entremêlés avec un chignon postiche
placé d'une manière précaire au-dessus de la tête.
« Oui ? Que voulez-vous, Mademoiselle ? » la vieille lui a
demandé d'une voix rugueuse.
« Est-ce que vous êtes Doña Pascua ? »
« Oui. Et vous, qui êtes-vous donc ? »
« Je m'appelle Lisa. Lisa Maxwell. »
« Qu'est-ce que vous cherchez ? »
« Je cherche une chambre, s'il y en a. »
« Qui vous a envoyé ici ? » elle lui demanda, méfiante.
« Une jeune fille qui s'appelle Carmen. Je ne connais pas
son nom de famille. »
Doña Pascua tout à coup s'est mise à rire aux éclats.
« Ce n'est pas une jeune fille, c'est une jeune poule, » elle
déclara avec satisfaction. « Vous n'avez pas remarqué qu'elle
était enceinte ? »
« Non, je ne m'en suis pas rendue compte, » répondit Lisa.
« Est-ce que je pourrais entrer ? »

Doña Pascua n'a rien dit, mais elle ouvrit un peu plus la porte, et elle s'est même écartée pour la laisser passer.

« Alors, Mlle Maxwell, comment est-ce que c'est possible que vous n'ayez pas remarqué la condition de Carmen ? Vous n'avez pas vu son ventre gonflé ? A tout instant elle va se trouver sur la chaise d'accouchement. »

Lisa fut obligée à prendre quelques pas en arrière pour s'éloigner de la vielle, dont l'haleine sentait la charogne.

« Cela n'est pas mon affaire, » dit-elle, en se reculant un peu plus. « Je cherche une chambre, si vous en avez une. »

« Pourquoi êtes-vous venue ici à Mayagorry ? » lui demanda Doña Pascua, sans prêter attention à la référence à la chambre.

« Je suis ici pour faire des investigations linguistiques. »

Doña Pascua la regarda avec de l'intérêt.

« Vous êtes institutrice, alors ? »

« Professeur, plutôt. »

« Professeur d'université, » dit-elle d'un ton sarcastique.

« Eh bien vous, vous ne me paraissez pas très intelligente, à en juger par la racaille avec qui vous traitez. »

Lisa se sentait bien indignée à cause des accusations si injustes de la propriétaire, mais elle continua dans la même veine malgré tout, sans se rendre compte de rien.

« Elle a déjà accouché *deux* petits marmots – sans compter l'autre qui est sur le point de naître – mais personne ne sait qui est le père. On ne sait même pas où il se trouve en ce moment. Moi je crois qu'il se cache pour ne pas faire face à ses obligations. Il doit être marié à mon avis, parce que si non, à quoi bon cette vie secrète ? En tout cas, c'est un scandale, et penser que tout cela se passe ici même à Mayagorry ! »

« Je suis venue ici à chercher une chambre, voyons… »

« Moi je suis épouvantée par l'idée qu'il peut y avoir des hommes mariés qui courent toujours par les rues sans penser à autre chose qu'à fourvoyer les femmes, » déclara Pascua.

« Savez-vous ce que je ferais moi si un de ses Casanova venait

ici à mon auberge pour me déshonorer ? Je lui verserais de
l'eau bouillante là où elle pourrait lui faire le plus mal. »
Doña Pascua lâcha Lisa et lui servit une tasse de thé avec
l'expression triomphante d'une femme qui était habituée à
défendre son honneur.

« S'il vous plaît, » dit Lisa d'une voix très ferme, désireuse
d'achever cette conversation intolérable aussitôt que possible,
« j'ai besoin d'une chambre tout de suite, parce que si non, il
me faudra trouver une chambre ailleurs. »

« Tout de suite, tout de suite... Vous les jeunes, vous ne
savez que cela, n'est-ce pas ? Eh bien, il faut vous habituer à
l'idée que vous allez passer le temps ici avec moi, parce qu'il
vous manque d'options.»

Doña Pascua se leva de contrecœur de sa chaise et ramassa
une lampe dont le verre était noirci par la fumée, puis elle lui
indiqua à sa pensionnaire qu'elle monte les escaliers jusqu'au
troisième étage.

Quand Pascua ouvrit la porte de la chambre, Lisa sentit
l'odeur de moisi mélangée avec celle de la lavande, mais le
plancher était poli est le lit paraissait être bien propre.

« La chambre est plus agréable que vous ne croyiez, n'est-
ce pas ? » haleta la vieille, à bout de souffle après avoir monté
les escaliers.

« J'en suis très contente, merci, » répondit Lisa, en ouvrant
la fenêtre. Elle regarda sur le flanc de la montagne l'édifice
solitaire en bleu et blanc où travaillaient les zoologues qui se
consacraient aux moutons, lesquels en ce moment-là étaient en
mouvement comme une petite armée sans ennemis. Le soleil
se couchait au-delà des montagnes, et le monde se préparait à
se réjouir d'une nuit de paix sur la terre.

« C'est une vue à couper le souffle, n'est-ce pas ? » lui
demanda Doña Pascua.

« En effet, c'est précisément ce que j'étais en train de
penser moi-même. Je vais être très contente ici, j'en suis
certaine.»

La vieille propriétaire éclata de rire d'une voix aigüe, comme celle d'un hibou qui tombe sur sa proie. Elle regarda Lisa d'une expression calculatrice.

« Personne ne peut dire que nous ne sommes pas gentils ici à Mayagorry, » elle continua. « Moi je vais à la messe tous les dimanches. Vous aussi ? »

« Je ne suis pas catholique. »

« Ah, non ? Eh bien, qu'est-ce que vous êtes, alors ? » Doña Pascua lui demanda, en montrant du doigt le maillot vert de Lisa. « Est-ce que vous êtes païenne ? »

« Je ne l'ai jamais considéré de cette façon, » elle lui dit. « Mais je vous assure que je n'hurle pas au loup devant la pleine lune, et je ne me prosterne pas devant les idoles. »

« Peut-être pas, mais selon votre maillot vous croyez que Dieu est mort, n'est-ce pas ? »

« Mais pas du tout ! C'est Nietzsche qui croit que Dieu est mort. Moi, je suis d'accord avec Dieu, » elle ajouta, en tournant le dos vers Pascua. « Voyez-vous ? Nous savons très bien que c'est Nietzsche qui est mort. »

« Bon, ne coupez pas les cheveux en quatre. Je ne sais pas qui c'est Niche, mais je vous dirais une chose, Mademoiselle, et c'est que j'insiste que vous vous portiez bien pendant que nous vivons sous le même toit. Ici il est interdit de fumer, et il est défendu aussi d'inviter aux hommes qu'ils subissent aux chambres. »

« Je ferai de mon mieux de vivre selon vos règles. »

« Dans ce cas-là nous n'aurons point de problèmes, » lui assura Doña Pascua pendant qu'elle sortait de la chambre.

Lisa regarda autour d'elle, en cherchant un endroit approprié pour cacher le petit morceau de bois vernis que Carmen lui avait confié. Elle trouva tout près de l'armoire un plancher qui n'était pas bien cloué, en dessous duquel il y avait un creux d'une taille idéale pour accommoder le petit morceau de bois de Carmen. Après l'avoir caché là-dedans, elle plaça sa valise sur le lit et elle s'est mise à la défaire.

Les ombres du crépuscule s'allongeaient pendant que Lisa s'inclina contre le rebord de fenêtre et regarda le versant de la montagne tout en réfléchissant aux événements de la journée. Mayagorry lui paraissait un lieu idéal pour mener à bien ses investigations. La population du village était près de trois cents habitants, un nombre qui suffisait pour qu'elle ait une base adéquate d'informateurs pour faire ses calculs. Il y avait aussi un couvent près du village, où les religieuses pourraient peut-être lui offrir des renseignements intéressants.

Elle s'est mise encore une fois à penser à Carmen. Lisa l'aimait bien malgré sa personnalité nerveuse. Elle aurait voulu, néanmoins, qu'elle ait connu quelqu'un qui travaillait au LIO. Cela lui aurait fait grand plaisir de pouvoir faire la connaissance d'un scientifique qui aurait pu l'aider à gagner une entrée à cette forteresse blanche et bleue près du couvent. Lisa leva les yeux vers le versant de la montagne.

« Je me demande pourquoi Carmen a eu tant peur de cet homme qu'elle a vu dans la rue, » marmotta-t-elle. « Qui était-il donc ? » Elle s'inclina contre le rebord de fenêtre pendant qu'elle contemplait l'édifice qui brillait sous le soleil de la tombée du jour.

« Il doit y avoir pas mal de gens là-bas au LIO avec qui je pourrais entrer en contact, » elle se disait, en contemplant l'architecture utilitaire de l'édifice mystérieux. Il avait quelque chose de beau malgré son extérieur imposant. Les fenêtres de cristal brillant, par exemple, s'harmonisaient avec le bleu du ciel, et les murs blancs étaient de la même couleur que les moutons qui broutaient paisiblement dans les prés.

Lisa regardait oisivement les moutons qui s'avançaient lentement à travers les prés couverts d'herbe verte, quand il lui vint à l'esprit qu'ils étaient les moutons les plus blancs qu'elle avait vu dans toute sa vie. Il n'y avait ni de taches ni même une seule imperfection dans le troupeau entier. Ses toisons épaisses brillaient d'une luminescence pure et blanche sous le soleil qui se couchait au-delà des montagnes.

Pendant qu'elle contemplait cette belle vue elle courba soudain le dos et fixa les yeux sur une figure humaine qui avançait vers l'édifice qui hébergeait les scientifiques du LIO. A cette distance la figure lui semblait aussi petite qu'un timbre-poste, mais Lisa put voir très clairement qu'elle portait une robe rouge avec un châle noir qui enveloppait ses épaules d'une manière très ajustée.

CHAPÎTRE TROIS

Andoni Chiriboga était la grande fierté de Mayagorry. C'était un élève hors pair, ayant gagné tous les prix offerts par son école. Il fut l'élève le plus apprécié de sa classe et très populaire parmi ses amis, dû en grande partie à sa personnalité humble et généreuse. Sœur Mikele, qui lui avait enseigné la plupart de ses classes, se réjouit beaucoup pour lui parce qu'il fut le premier élève au village à s'inscrire aux cours offerts par la Faculté des Sciences Biologiques à l'Université Complutense de Madrid. Sœur Mikele était très fière de son protégé, qui quatre ans plus tard s'était distingué en toutes ses classes à l'Université de Madrid.

Cette réussite marqua le début d'une carrière académique éblouissante. Andoni avait maintenu un intérêt très vif dans le clonage et son application à l'élevage des animaux, alors il décida d'obtenir un diplôme en biologie moléculaire ainsi que la génétique. Il était ravi quand son application à l'Université de Columbia a été acceptée. Ce fut la première fois dans l'histoire de Mayagorry qu'un villageois eut quitté son foyer et eut voyagé loin de sa patrie pour obtenir un doctorat d'une université de première catégorie.

Après avoir fini ses études avec grand succès, Andoni se mis à chercher du travail. Les représentants des corporations les plus connues du monde visitèrent les meilleures universités pour identifier les étudiants qui avaient le plus de talent et qui connaissaient les développements les plus avancés de la bio-technologie et des théories scientifiques.

Après plusieurs entretiens où Andoni avait écouté avec patience des descriptions de travaux intéressants aux salaires alléchants, il reçut une invitation personnelle du Directeur

Général du Laboratoire pour les Investigations Ovines (le LIO) à Mayagorry. Il n'avait jamais entendu parler d'un laboratoire pour faire les investigations en biotechnologie dans son petit village. Il eut l'idée qu'il faisait longtemps qu'il s'était éloigné de son pays natal.

Dans la lettre on l'invita à se joindre avec un tel Dr Paskal Sarazúa, le directeur général de la corporation, qui lui promit un entretien sur un thème très intéressant pour un jeune scientifique basque comme lui. Cette mystérieuse lettre avait piqué sa curiosité, donc il décida d'arranger une rencontre avec le Dr Sarazúa. Elle devait avoir lieu au Club de l'Université de Yale, à côté de Grand Central Station à Manhattan.

Quand le jour de l'entretien est arrivé, Andoni mit son seul costume, attacha sa seule cravate, et prit le métro jusqu'au centre. En se présentant dans le Yale Club, il fut accompagné à un salon privé où l'attendait un monsieur très distingué aux cheveux gris et d'un profil classique.

« Dr Paskal Sarazúa ? » lui demanda Andoni.

Sarazúa se tourna vers lui et le regarda avec attention, de la tête aux pieds.

« Andoni Chiriboga ? »

« Oui, monsieur. »

« Je suis content que vous soyez venu, » lui dit Sarazúa, en lui tendant la main. « Asseyez-vous, s'il vous plaît, » lui dit-il, en indiquant un sofa près de la cheminée.

Andoni ne se sentait pas à l'aise en compagnie de ces hommes prestigieux et conservateurs qui buvaient à petites gorgées leur vin millésimé et fumaient leurs cigares cubains. Bien que le salon eût été modernisé, il rappelait à Andoni les années d'antan, arrachées des *Happy golden years* dont on parlait dans la chanson archiconnue de l'université de Yale.

« Est-ce que vous me permettez de vous appeler par votre prénom ? » Paskal Sarazúa lui demanda, en s'adressant à lui dans sa langue maternelle.

« Mais oui, bien sûr, » lui répondit Andoni, très content de pouvoir se défendre en euskara après avoir passé cinq ans à l'étranger.

« Bonjour, Sarazúa, » lui dit un monsieur qui passait près de lui.

« Ah, bonjour Monsieur le Ministre, » répondit Sarazúa, d'une voix respectueuse. « Comment va la famille ? »

Le ministre jeta un regard vers Andoni et, le prenant pour un Américain, il s'est mis à parler anglais pour être courtois.

« My son is in jail, » il annonça orgueilleusement.

Sarazúa se sentit confus, sans savoir quoi dire. Ce fut Andoni qui le tira d'affaire quand tout d'un coup il s'est rendu compte de ce que voulait dire le ministre.

« Félicitations, Monsieur le Ministre, » lui dit Andoni. « Yale est sans doute une des universités plus éminentes du monde. »

Le ministre sourit, inclina la tête, et continua à marcher.

« Je te dois ça, » dit Sarazúa, en faisant un geste de main comme pour essuyer la sueur de son front.

« Une de plus, une de moins, » répondit Andoni.

« Est-ce que tu voudrais un apéritif ? »

« Avec plaisir, » dit Andoni, en notant que Sarazúa le tutoyait déjà.

« Moi je vais prendre un kir avec Bourgogne Aligoté. Qu'en penses-tu ? »

« Ça me va très bien. Je vous en remercie. »

« Maintenant allons au fait. Qu'est-ce que tu sais au sujet de mon entreprise, le Laboratoire d'Investigations Ovines ? Nous disons toujours le LIO. »

« Eh bien, j'ai noté que l'en-tête de la carte que vous m'avez envoyée indique que votre laboratoire se trouve à Mayagorry. Il s'avère que je suis de Mayagorry moi-même, mais de toute façon je n'ai jamais entendu parler ni de vous ni de votre entreprise. »

« J'apprécie ta candeur, Andoni. En générale un exécutif d'une corporation importante se sentirait très déçu s'il croyait que sa compagnie n'était pas connue, mais dans ce cas-ci j'en suis très content. Tu vas voir que le travail que nous sommes en train d'effectuer est un travail tout à fait secret, secret dans le sens que nous faisons tout ce que nous pouvons pour protéger nos découvertes techniques et industrielles jusqu'à ce que nous ayons les patents des produits entre les mains. »

« Est-ce que je pourrais savoir ce que vous faites dans vos laboratoires ? »

« Eh bien, tu sais déjà que nous les basques, nous avons un intérêt très profond dans notre animal national, le mouton. Tu sais aussi que nos pasteurs et nos moutons ont la réputation d'être les meilleurs du monde. Nous les avons exportés aux régions plus reculées de la planète. Nous avons émigrés du Pays Basque en tous les coins de la terre pour nous occuper des moutons aux Etats-Unis, en Australie, et en Nouvelle-Zélande, pour nommer seulement quelques-unes des nations où nos moutons sont très bien connus. »

« Il n'y a pas de doute que nos moutons se distinguent partout, » dit Andoni.

Paskal Sarazúa s'arrêta pour un moment pendant qu'il commandait des apéritifs.

« A mon point de vue, » il continua, « on nous a donné une grande commission. Il nous faut prêcher l'évangile du mouton basque à toutes les nations, et je crois que je peux dire sans hésiter que nous avons réussi. Le récent essor économique parmi les basques dans cette région des affaires internationales est directement attribuable aux travaux qui se sont effectués au LIO. Ça te surprend, Andoni ? »

« Oui, je dois le confesser. Mais je suis très content que le peuple basque se soit distingué de telle façon. »

« C'est un fait bien connu, dans le camp de la science et dans la communauté globale des affaires, que ma corporation a généré des programmes qui ont créé des béliers et des brebis incomparables. Pendant beaucoup d'années les troupeaux du monde entier ont été améliorés grâce à l'emploi des gènes ovins que nous avons développés. L'insémination artificielle a été la méthode plus appréciée, et notre succès comme fournisseurs de sperme congelé de bélier explique pourquoi mon entreprise à Mayagorry est devenue la plus saillante de ce camp de travail. »

« Ce que vous me racontez là est très intéressant, Dr Sarazúa. Et comment croyez-vous que je puisse vous aider à développer vos projets au futur ? »

« Laisse-moi t'expliquer. Nos réussites ne sont plus aussi certaines maintenant à cause de la concurrence qui émerge du Royaume-Uni. Depuis le clonage de la brebis Dolly en Écosse, l'expérimentation avec le patrimoine génétique des animaux a été en expansion partout. Alors si le LIO ne se maintient pas au même rythme, ça portera un grave préjudice à notre affaire. L'élevage naturel n'est plus assez rapide pour que nous puissions continuer comme avant, donc il nous faut concentrer tous les efforts dans le procès du clonage. Tu sais très bien, j'en suis sûr, que c'est la direction de l'élevage des animaux dans le nouveau millénaire.

« Ça se comprend, » dit Andoni, en gobant son apéritif.

« Je suis disposé à t'offrir l'opportunité d'être à la charge des investigations génétiques au LIO, à condition que tu t'abstiennes de prendre l'initiative de faire des enquêtes en ce qui concerne la direction de mes projets, et que tu fasses de ton mieux pour maintenir le LIO à la tête des investigations internationales du clonage. Voilà. »

« Je vous assure que je n'aurai pas la moindre difficulté avec la première condition. Vous êtes, après tout, le chef du LIO, et ça va sans dire que vous avez le droit de ne pas faire connaître les thèmes de vos investigations. Quant à la seconde condition, je peux vous promettre que je ferai tout ce que je peux pour maintenir le LIO à la tête de la compétition. Ça me plaît beaucoup que vous me considériez adéquat, monsieur, étant donné ma faute d'expérience comme directeur de laboratoire. »

« Il n'y a pas d'autres basques qui aient l'instruction et la crédibilité nécessaires pour diriger les investigations du LIO. »

« Mais ce travail, pourquoi est-ce que vous ne l'offrez qu'aux basques, monsieur ? Il y a sûrement beaucoup d'autres scientifiques avec d'excellentes qualifications qui pourraient le faire aussi bien que moi. »

« N'es-tu pas fier d'être basque ? » lui demanda Sarazúa.

« Mais bien sûr, monsieur. »

« Alors tu dois savoir que les basques ont été une race à part depuis l'origine de l'histoire humaine. Mais maintenant nous vivons à l'intérieur des frontières de l'Espagne et de la France, sans qu'on nous identifie comme peuple. On nous traite comme des espagnoles de deuxième classe dans mon cas et le tien. Eh bien, nous ne demandons qu'une seule chose: l'indépendance. Ce n'est pas beaucoup à demander. Comment est-ce qu'un endroit si petit comme Andorre, par exemple, puisse être tout un pays en soi, et Lichtenstein aussi, et Monaco, et même le Vatican – mais pas Euskadi ? »

« Eh bien... »

« Moi je te l'explique, » l'interrompit Sarazúa, en croisant les mains et s'installant plus confortablement dans la chaise. « C'est parce que nous les basques, nous sommes un peuple intelligent et travailleur, et c'est nous qui avons construit la plupart de l'infrastructure industrielle de l'Espagne. Les espagnoles ont toujours empoigné tout ce qu'ils voulaient des autres civilisations – soit des arabes, par exemple, ou soit des peuples indigènes du nouveau monde – et maintenant ils veulent profiter de nous aussi. Il est évident que les espagnoles ne peuvent pas vivre sans nous, mais nous, nous pourrions très facilement nous débrouiller sans eux. Ils n'ont jamais réussi à faire rien à son propre compte. Même son art et sa littérature se basent en grande partie sur les œuvres des arabes et des juifs qui furent obligés, à peine de mort, à se convertir à l'église Catholique à l'époque de l'Inquisition. »

« Je comprends très bien ce que vous voulez me dire, » dit Andoni, qui était trop courtois pour mentionner les arguments convaincants qu'il aurait pu avancer à la défense de la culture et de la civilisation espagnoles.

« Il nous faut créer nos propres héros,» continua Sarazúa, « pour maintenir notre dignité et pour cultiver le respect que nous avons bien mérité pour les contributions que nous avons offert au monde entier. Tu as bien conscience de tout ce que nous avons accompli dans le passé, n'est-ce pas ? »

« Eh bien, il y a pas mal de choses... »

« Nous étions les premiers à construire les mégalithes, et ce n'est pas improbable que nous ayons été les constructeurs de Stonehenge. Nous étions les seuls à démontrer l'habileté et la capacité scientifique de parvenir à le faire à cet endroit et dans ce temps-là. Nous avions développé un système extraordinaire de métrage basé sur le numéro sept, et nous étions aussi plus avancés que les romains en ce qui concerne la navigation. Nous avions un système de calcul très sophistiqué qui nous a permis d'arriver au Nouveau Monde bien avant Christophe Colomb, et même avant l'ère viking. »

« Mais comment est-ce que ça peut se savoir ? »

« Le registre de la douane,» dit Sarazúa, avec un sourire énigmatique. « Les registres des anglais au quatorzième et au quinzième siècles nous indiquent que les basques importaient les peaux de castor en grande quantité de l'Amérique avant qu'elle ne se soit appelée l'Amérique. »

« Je n'ai jamais entendu parler de cela ! » exclama Andoni. « Pourquoi est-ce que ça ne se connait pas ? »

« Crois-tu que les italiens ou les scandinaves veulent nous attribuer la découverte du Nouveau Monde ? » lui demanda Sarazúa. « Bien sûr que non, mais ça ne fait rien. Nous avons d'autres chats à fouetter. Nous sommes sur le point d'atteindre des réussites stupéfiantes dans le camp de la technologie, mais nous avons besoin de quelques vrais héros qui soient capables de s'en occuper. Il nous faut une nouvelle génération de scientifiques brillants et créatifs, et en plus, ils doivent être vaillants. Non, ça ne suffit pas. Ils doivent être intrépides. »

« Intrépides, monsieur ? »

« Sans le moindre doute. Tu auras besoin de faire face à l'envie et à la critique et peut-être même aux menaces de mort.

Mais je suis certain que tu es capable d'être un héros basque, Andoni. C'est l'heure maintenant que tu reviennes à ton pays pour nous rendre notre position légitime dans le monde, pour que nous puissions nous situer une fois de plus au centre des nouvelles idées et des nouvelles inventions. »

« Je ne sais pas si j'ai les qualifications d'un héros. »

« Ne me parle pas de choses négatives, Andoni, et ne te cache pas derrière une façade de fausse modestie. Si nous allons réaliser nos rêves pour l'avenir et atteindre les glorieux buts que je t'ai décrits, alors nous les basques nous devons être un peuple libre qui ne répond à personne. C'était un basque qui fut le premier à dire, *Plutôt vivre debout que mourir aux genoux.* Eh bien, à bas les bureaucrates paresseux ! A bas les petits fonctionnaires aux noms français et espagnoles ! Ce que nous devons faire c'est créer notre propre *Marseillaise,* basée sur les mêmes belles idées exprimées dans l'hymne national français. Notre jour de gloire va bientôt arriver. Hissons nos propres drapeaux basques contre la tyrannie ! »

Andoni regarda l'exécutif passionné d'un visage pensif, tout en se demandant ce que pouvait bien signifier cet éclat soudain de patriotisme basque qui s'échappait des lèvres du mystérieux entrepreneur.

« Je sais très bien ce que tu penses de moi, mais tu as tort, » continua Sarazúa. « Je ne suis pas membre de l'ETA, et je ne suis pas associé avec d'autres groupes de terroristes basques. Faire sauter la cervelle aux gens est un acte qui n'attire qu'aux fondamentalistes qui n'ont pas l'imagination nécessaire pour voir autre solution à ses problèmes. Mais moi je te parle de l'héroïsme – du vrai héroïsme qu'on ne voit pas souvent. Pour retrouver la place que nous méritons dans les annales de l'histoire, nous avons besoin de nous distinguer par la valeur et par l'intelligence. Nous devons faire un effort pour qu'on nous reconnaisse comme un peuple noble, et je compte sur toi, mon jeune ami, pour atteindre ce but. »

« Vous me prenez pour plus important que je ne le suis. »

« Tu m'amuses, Andoni. Tu dois faire un effort maintenant pour bien comprendre de quoi s'agit ton destin. Ta génération représente le futur de notre peuple. La génération du nouveau millénium, on pourrait bien le dire. Je ne peux pas te laisser disparaître dans l'éther de la médiocrité. Ça fait longtemps que je t'attends, moi. Tu reconnaîtras que je t'offre l'opportunité et la liberté nécessaires pour développer ta carrière. Ta patrie t'attend. Elle te demande, pour mieux dire, et c'est à toi de répondre comme il faut. »

Andoni se sentit d'une telle façon décontenancé par la conversation avec le Dr Sarazúa qu'il ne savait pas quoi dire. Il lui sembla évident que le docteur voulût réaliser ses propres rêves en le faisant l'acteur principale dans un théâtre de scientifiques fous ou peut-être d'apprenti-terroristes.

Malgré tout il vit chez cet homme mystérieux quelque chose d'émouvant. Il était soit un génie qui avait la tête dans les nuages, soit un homme d'affaires qui avait pété un plomb. En tout cas il lui semblait que s'il faisait partie de la vie de cet individu tellement charismatique, ce serait quand-même une grande aventure. L'idée de bénéficier d'une période dramatique dans sa propre vie, après avoir passé tant d'années en suivant de longues routines assommantes au laboratoire, lui plaisait beaucoup. En plus, si c'était vrai ce que lui dit Paskal Sarazúa de la nécessité de garder secrets tous les aspects des investigations du LIO, alors il ne courrait pas le risque de porter atteinte à sa réputation professionnelle, ou à sa future carrière, s'il décida de travailler pour cet homme singulier dans un laboratoire perdu dans les montagnes du Pays Basque.

« A quoi penses-tu ? » lui demanda Sarazúa, qui l'avait contemplé avec grand intérêt pendant qu'Andoni réfléchissait à ses idées grandioses.

« Je vous remercie pour l'opportunité de me distinguer dans la carrière, » répondit Andoni. « Mais qu'est-ce que vous vouliez me dire tout à l'heure quand vous avez dit qu'il faisait longtemps que vous m'attendiez ? Vous m'attendiez à moi personnellement, ou est-ce que vous attendiez quelqu'un qui me ressemblait ? Je ne comprends pas très bien comment vous m'attendiez quand vous venez de faire ma connaissance.»

« Je parlais spécifiquement de toi. Je me suis toujours dédié à identifier le talent des individus qui m'intéressent. J'ai suivi tes progrès depuis ta première année à l'école, quand tu étais le meilleur élève de la classe de Sœur Mikele. J'ai attendu que tu sois grand, alors je t'ai arrangé la bourse pour que tu entres à l'Université Complutense de Madrid. L'idée ne t'est jamais venue à l'esprit que ce fut un grand honneur de recevoir une bourse de tant d'importance ? C'est vrai que tu étais un élève très doué et tu méritais la bourse pour l'Université de Madrid, mais gagner encore une bourse pour entrer à l'Université de Columbia est franchement inouï. Pour un basque d'un petit village comme Mayagorry, je dirais que c'est vraiment sans pareil. Cette opportunité ne se serait jamais présentée sans l'aide de quelqu'un dans une position d'une certaine importance,» ajouta Sarazúa, d'une voix qui réfléchit une humilité un peu fausse.

Andoni le regarda sans savoir quoi dire ni comment réagir à ces nouvelles. Il était très reconnaissant pour avoir reçu les deux bourses, mais en même temps il se sentait gêné par le fait qu'il fut manipulé de cette façon par son mentor secret. Mais en fin de compte il décida de lui accorder le bénéfice du doute.

« Comment est-ce que je peux vérifier que le laboratoire soit équipé comme il faut pour que je puisse effectuer les investigations nécessaires ? » lui demanda Andoni.

« Je suis un homme d'affaires et non pas un scientifique. Naturellement je suis prêt à payer pour tout l'équipement dont tu auras besoin, mais c'est à toi d'équiper le laboratoire comme il faut pour que tu puisses faire ton travail. Le seul instrument qu'il te faudra partager avec tes collègues c'est le microscope électronique, parce qu'il coûte trop cher pour ton usage personnel.»

« Bien sûr, monsieur. Ça se comprend.»

« Tu ne manqueras de rien. Ne t'en fais pas.»

« ¿Quand voulez-vous que je vous rende ma décision ? »

« Il n'y a pas de décision à faire, mon ami. Voici ton billet d'avion de classe exécutive de New York à Madrid, avec correspondance jusqu'à Bilbao. De là nous voyageons dans un hélicoptère privé à Mayagorry. Tu trouveras ton contrat de travail dans cette enveloppe. Signe le contrat s'il te plaît, et apporte-le dans l'avion. Tu me rencontreras dans le siège à côté de toi, et ainsi nous pourrons parler de ton futur avec calme, pendant le vol transatlantique. »

« Mais monsieur, je... »

« Il n'est pas nécessaire de me remercier, » lui dit Sarazúa, lui adressant un petit sourire. « Il me serait agréable de rester ici avec toi, mais j'ai des affaires importantes avec lesquelles je dois m'occuper avant que je retourne à l'Europe. J'attends avec impatience pour me rejoindre avec toi dans l'avion. »

Avec ça Sarazúa se leva du fauteuil, donna une poignée de main au jeune scientifique stupéfait, et il sortit du salon sans regarder en arrière.

Après s'être récupéré du choque, Andoni ouvrit l'enveloppe scellée et se mis à lire le contrat. Il fut écrit dans un style très simple, en lettres minuscules, sans phrases créées exprès pour cacher des situations arbitraires ou déraisonnables.

Mais malgré le salaire généreux et la promesse d'une liberté intellectuelle sans limites, il resta avec les mêmes scrupules qu'avant. Il n'aimait pas du tout la manière dont Sarazúa le considérait, comme s'il allait de soi qu'il s'acquitterait sans hésitation de ses obligations envers lui par politesse, sans lui demander d'explications. Il parlait avec beaucoup de ferveur de la bataille pour gagner la liberté, mais il avait sans doute son côté tyrannique. Andoni se demanda s'il viendrait le moment où il devrait avaler des gorgées de bile. Cependant s'il était vrai tout ce qu'il lui avait dit Sarazúa, Andoni savait très bien qu'il venait de recevoir une offre d'emploi qu'il ne pourrait pas refuser sans la regarder deux fois. Il gloussa intérieurement quand il pensa à l'ironie de la situation. Ça ne lui aurait jamais arrivé à l'esprit qu'il trouve du travail aussi intéressant dans un petit coin perdu dans les montagnes de son pays natal.

Après avoir médité autant que possible sur l'offre insolite de l'énergumène avec qui il avait passé l'après-midi, Andoni décida qu'il devait au moins être ouvert à sa proposition. Il savait bien qu'il avait beaucoup à apporter à la société, et en plus il se rendait très bien compte qu'il devait beaucoup à cet individu qui lui avait payé les études. Peut-être devrait-il lancer ses scrupules aux quatre vents. Après tout, au bout du compte il n'avait pas grand-chose à perdre. Il était toujours jeune, et il n'avait pas d'épouse ni d'autres membres de sa famille qui dépendaient de lui, alors si la chose ne marchait pas bien il pourrait toujours chercher du travail plus pratique ailleurs, dans un laboratoire bien connu d'une réputation déjà solide.

Andoni Chiriboga ne pouvait pas savoir que les employés du LIO ne renonçaient jamais ses postes sans la permission explicite de Paskal Sarazúa. Il leur faudrait mourir d'abord.

CHAPÎTRE QUATRE

Il y avaient ceux qui insistaient que le LIO (Laboratoire d'Investigations Ovines) dominait le petit village basque de Mayagorry, mais les employés préféraient croire que le LIO leur offrait quelque chose à laquelle ils pourraient lever les yeux. Les efforts de Paskal Sarazúa pour faire construire un édifice bien solide furent satisfaits par la construction du LIO, que les moqueurs du village appelaient une maison de correction.

A côté de l'entrée principale du LIO il y avait une piste d'atterrissage sur laquelle se posa un des hélicoptères de la société pour dégorger Paskal Sarazúa et Andoni Chiriboga après leur voyage en avion des États-Unis. Les villageois de Mayagorry surveillaient les activités de Sarazúa en comptant les allées et venues de son hélicoptère particulier. Les traditionalistes basques qui élevaient les colombes sur les terrasses, maudissaient la machine infernale qui périodiquement les faisait s'envoler au-delà des toits. Alors ce jour-là, juste avant l'arrivée de l'hélicoptère sur la piste d'atterrissage, les plumes détachées des colombes terrifiées prévenaient à tout le monde que le gardien avait retourné d'un de ses voyages.

Après avoir débarqué de l'hélicoptère qui avait fini de bien frapper l'air au-dessus et autour de Mayagorry, Paskal Sarazúa accompagna Andoni Chiriboga à l'intérieure du bâtiment bleu et blanc pour qu'il puisse connaître ses collègues et inspecter son nouveau milieu de travail. Sarazúa lui fit connaître son assistant Marko – un jeune homme énergique et sympathique.

« Enchanté de faire ta connaissance, Marko, » dit Andoni.

« Mon plaisir, » répondit Marko, d'un sourire aimable.

« Le Docteur Chiriboga est chargé de ta section, » lui dit Sarazúa. « Mais c'est à toi de t'assurer qu'il a tout ce qu'il faut pour faire les découvertes scientifiques nécessaires pour que le LIO arrive au premier rang des investigations génétiques. Maintenant, si tu as le temps, je voudrais que tu lui montres le laboratoire et que tu lui présentes à ses collègues.

« Avec plaisir, » lui dit Marko.

Andoni ne put s'empêcher de remarquer que Marko avait l'air nerveux quand Sarazúa s'était tourné pour faire face à lui.

« J'attends avec impatience les résultats des derniers essais contrôlés, Marko. Viens me voir à mon bureau demain à sept heures du matin. Ne sois pas en retard. »

L'expression inquiète de Marko lui a amené à Andoni à se demander comment ça serait de travailler pour Sarazúa, qui lui avait donné l'impression d'être un individu assez pompeux et plein de suffisance. Jusqu'à ce moment-là tout allait assez bien, mais qu'est-ce qui se passerait après la lune de miel? A juger par la façon dont Marko réagissait envers lui, Andoni croyait que peut-être un jour il pourrait se trouver lui aussi dans une situation très désagréable.

« Bon, Andoni, je suis très occupé aujourd'hui, » déclara Sarazúa, en lui serrant la main. « Nous nous rencontrerons bientôt, j'en suis sûr. En attendant, fais ce qu'il faut faire pour t'orienter avec l'aide de Marko, et fais une liste des outils et des instruments dont tu auras besoin. Tu devrais te familiariser aussi avec les nouvelles interfaces que nous avons inventées. Enfin, je te laisse faire. »

« Je vous remercie beaucoup, » Andoni appela en voix haute en direction du dynamique entrepreneur qui disparaissait rapidement le long des grandioses couloirs du LIO.

« Que voulez-vous voir d'abord? » lui demanda Marko.

« Peux-tu me donner un tour de notre laboratoire? »

Andoni espérait que Marko aie remarqué qu'il avait dit *notre* laboratoire.

Après son tour du LIO, Andoni est resté avec une très bonne impression de la qualité de l'entreprise. Il y avait une équipe d'une trentaine d'employés qui étaient spécialistes en biochimie, biologie moléculaire, génie génétique, computation de haute exécution, et l'instrumentation.

« Le LIO est en train de développer des instruments analytiques très compliqués qui nous aideront à interpréter les nouveaux renseignements, » lui expliqua Marko avec orgueil. « Nous aurons la capacité d'interpréter des renseignements, assortir les génomes, annoter et comparer les séquences, et monter des études d'associations. »

« C'est merveilleux, » remarqua Andoni, en contemplant l'assortiment d'outils et d'instruments. « Vous avez la capacité de changer la manière dont on envisage la base génétique de la santé et des maladies. Les médecins et d'autres spécialistes vont changer le centre d'intérêt de la médecine du futur. Nous allons voir des avances uniques dans la technologie. »

« Je l'espère bien, » répondit Marko.

« Cette facilité doit être une des plus grandes du monde en ce qui concerne la capacité de déterminer les séquences des génomes. Et penser que tout cela a lieu ici même dans le petit village de Mayagorry! Nous pourrions aider les clients en biotechnologie et en sciences pharmaceutiques à réaliser des études sur le génome humain à grande échelle, et comme ça nous pourrions identifier l'origine génétique des maladies. »

« Vous devriez investir des fonds dans la corporation, » dit Marko. « Peut-être vous finiriez par devenir millionnaire. »

« Je le ferais volontiers, si seulement j'avais un peu de monnaie dans les poches, » remarqua Andoni, en souriant.

« D'ici peu vous aurez les poches pleines, » dit Marko. « Quand vous arriverez à connaître mieux le Dr Sarazúa, vous verrez que c'est vrai ce que je vous raconte. Ce monsieur ne s'arrête jamais. Il fait des voyages partout pour chercher du capital pour le LIO, mais il ne révèle à personne où nous sommes situés ni ce que nous faisons ici. Il se cache derrière une douzaine de compagnies fantasmagoriques, mais personne ne s'en plaint parce qu'il offre des retours extraordinairement attractifs pour ses investissements. »

« Eh bien, j'espère qu'ils ne soient pas trop attrayants, » remarqua Andoni. « Sarazúa pourrait donner l'impression aux autorités qu'il monte une intrigue comme celle de Ponzi. » « Je ne crois pas qu'il encontre des difficultés, pourvu qu'il paie ses impôts et qu'il rende les investisseurs contents. » « C'est bien vrai ce que tu dis là, » nota Andoni.

« Maintenant je vous montre votre appartement, » lui dit Marko, en passant une carte magnétique par une encoche dans une porte en métal. « Entrez, » il lui dit, en ouvrant la porte. Andoni se trouva dans un couloir comme ceux des hôtels de luxe. Marko passa devant et s'arrêta à la troisième porte à droite. Il passa une autre carte par l'encoche et ouvrit la porte.

« Voici votre carte et votre nouveau appartement, » lui dit Marko, en s'écartant pour le laisser entrer. « Vos bagages sont déjà dans l'armoire. Le Dr Sarazúa voudrait que vous vous reposiez aujourd'hui. Profitez-en! Ça peut être la dernière fois que vous aurez l'opportunité de vous reposer pendant le reste de l'année. »

Andoni trouva que l'appartement était très alléchant dans tous les sens du mot. C'était spacieux, lumineux, bien meublé au gout des Scandinaves – aux lignes droites et simples et aux couleurs vives. Des fenêtres énormes on pouvait voir de riches prés et de bois entourés de montagnes imposantes. Il y avait aussi une belle vue vers le village, et de la chambre à coucher on pouvait voir le couvent du Sacré Cœur où il avait été à la petite école de Sœur Mikele. Il aimait beaucoup ces vues si familières. Ça valait la peine, il pensa avec grande satisfaction, pouvoir se réjouir d'une vue aussi glorieuse que celle-là.

Les basques qui vivent dans la région espagnole des Pyrénées ont adopté les heures traditionnelles espagnoles pour le travail quotidien, arrangées ainsi pour minimiser l'effet de la chaleur. Ainsi la journée se divise en deux parties: le travail commence très tôt le matin et puis il se termine à midi, et ensuite il y a un intervalle de deux ou trois heures pour prendre un déjeuner de plusieurs plats, après lequel on fait la sieste. Le reste du travail quotidien se termine vers six heures du soir – l'heure de la promenade – après laquelle on prend un autre repas aussi complet que le déjeuner vers onze heures de la nuit. Ceux qui vivent dans les villages sont accoutumés à la promenade, quand les voisins se saluent ou passent le temps en bavardant dans les rues ou dans les parcs, et souvent aux tavernes où ils prennent du vin ou de la bière accompagnés d'une grande variété de canapés (*tapas* en espagnol ou *pintxos* en basque). Les villageois d'habitude s'animent beaucoup pendant ses petites visites avec les voisins, et souvent on voit fleurir de nombreuses aventures et d'histoires d'amour.

Quand Andoni avait fini tout ce qu'il pouvait faire dans un seul jour, il quitta son appartement pour se joindre avec les gens qui faisaient la promenade. Il se demandait s'il allait pouvoir reconnaître ses anciens amis de la classe de Sœur Mikele après avoir passé tant de temps à l'étranger. Il suivit la route à travers les prés vers la rue principale de Mayagorry, où il y avait déjà une foule de jeunes gens.

Il tomba tout de suite sur la taverne qu'il avait fréquentée avant, et il décida d'entrer là-dedans. Le patron se souvint de lui, mais son nom lui échappa. Andoni lui adressa un sourire aimable et lui commanda une bière froide avec des sardines préparées comme il aimait bien les prendre aux jours quand il vivait à Mayagorry.

Lorsqu'il gobait sa boisson au bar, il s'est rendu compte qu'une jeune fille blonde et très séduisante était assise à côté de lui. Il lui jeta un coup d'œil subreptice, en notant son t-shirt vert à l'imprimé audacieux où on avait écrit les mots suivants : « *Dieu est mort – Nietzsche* ». Il éloigna les yeux tout de suite après avoir lu ce message, de crainte qu'elle ait pris son regard curieux pour un regard lascif. Quand enfin il s'est décidé de la regarder une fois de plus, il s'est rendu compte à sa grande surprise qu'elle souriait, les yeux levés vers lui.

« Je suis déroutée par votre accent, » elle lui dit en basque, les yeux plissés. « De quelle partie d'Euskadi êtes-vous ? »

« Je suis de Mayagorry même, » répondit Andoni, « mais je viens de retourner après plusieurs années à l'étranger. »

« Ah, bon. Je m'appelle Lisa Maxwell, et je suis linguiste. C'est pour ça que je vous ai parlé de votre accent. »

« Enchanté de vous connaître. Je suis Andoni Chiriboga. Vous êtes des États-Unis? Elle est basque votre mère? »

« Non, mais votre nom est basque, il n'y a pas de doute. Je suis spécialiste en les origines des langues. Alors, l'origine de la langue basque, comme vous savez très bien, ne se connaît point. C'est le mystère plus bizarre de la linguistique. »

«Vous connaissez très bien votre camp de spécialisation.»

« Je suis en train d'écrire une thèse doctorale sur l'origine et la structure du basque, alors je m'intéresse beaucoup en tout ce qui concerne l'idée centrale. »

« Vous parlez très bien le basque, vous savez. »

« Merci, Andoni. Qu'est-ce vous faisiez aux États-Unis? »

« Je viens de recevoir un doctorat en biochimie et en génétique de l'Université de Columbia. »

« Excellent. Alors, vous visitez votre famille maintenant? »

« Non. Je n'ai plus de famille. Je travaille ici. »

« Vous travaillez ici à Mayagorry? »

« C'est ça. Cela vous étonne? »

« Un peu. Mayagorry ne me parait pas très intéressant pour un homme qui a gagné un doctorat d'une des meilleures universités du monde. Vous avez les qualifications qu'il faut pour travailler aux frontières de la science. »

« Merci pour le compliment, mais la vérité c'est qu'ici à Mayagorry nous avons un des laboratoires de biochimie plus importants du monde. Il se trouve dans le bâtiment blanc et bleu au-delà du village, » il lui dit, en regardant du coin de l'œil la nécrologie qu'annonçait la mort de Dieu écrite sur le devant du t-shirt de sa compagne. Pourquoi est-ce que les Américains veulent à tout prix publier leurs opinions de cette manière tellement bizarre? Au moins la déclaration lui offrait l'opportunité pour quelques moments de rester les yeux sur les contours séduisants de Lisa.

«C'est étrange,» déclara soudain Lisa. « Ce matin je suis entrée dans une discussion sur ce thème avec une jeune fille que j'ai rencontrée dans la rue. Elle m'a dit que tout le monde fait référence au laboratoire en disant *le LIO* en rapport à l'anagramme du Laboratoire pour les Investigations Ovines. En tout cas, elle m'a dit qu'il y a des scientifiques de première catégorie qui travaillent là-bas. Est-ce que vous vous trouvez par hasard entre ces scientifiques si talentueux, Andoni?»

« Je travaille au LIO, oui.»

« Alors vous êtes éleveur de moutons? C'est intéressant.»

« Je confesse que je trouve ça captivant moi aussi,» lui dit Andoni, en dévorant une sardine frite.

« La génétique m'a toujours beaucoup intéressée. Peut-être un jour vous m'inviterez à faire un petit tour.»

« Avec plaisir. Quand vous voudrez.»

« Disons demain, alors?»

« Demain?» répéta Andoni, surpris.

« C'est trop tôt? Vous préférez la semaine prochaine?»

« Non, c'est bien… oui, c'est très bien.»

« Bon alors, jusqu'à demain. Et merci infiniment.»

« Vous vous en allez déjà?»

« Vous voulez que je reste?»

« Bien sûr. Il faut goûter les calmars dans leur encre.»

Andoni piqua un calmar et le lui offrit.

« Mmm, ce qu'il est bon!» exclama Lisa.

Lisa le regardait au coin de l'œil tandis qu'elle mangeait le calmar. Il était un exemple excellent de la virilité basque avec ses cheveux castagnes, ses yeux bleus, son corps d'athlète, et sa manière respectueuse et en même temps un peu moqueuse.

« Où est-ce que tu fais les études, alors?» lui demanda-t-il.

« A Berkeley,» elle lui dit, en nettoyant les lèvres. Elle se sentit déconfite quand elle s'est rendue compte qu'elle avait laissé des taches noires d'encre de calmar sur la serviette.

« Je n'aurais jamais pensé que je ferais la connaissance d'une linguiste de Californie ici à Mayagorry,» dit Andoni, faisant semblant de ne pas avoir remarqué la tache noire.

« Mais pourquoi as-tu voyagé jusqu'au Pays Basque pour faire tes investigations? Il doit y avoir des immigrants basques en Californie, n'est-ce pas? »

« Oui, mais je cherchais un modèle de formes linguistiques récoltées de beaucoup de répondants basques, et non pas d'un seul groupe homogène, » lui expliqua Lisa. « Je voulais aussi rester tout près des sources d'information. »

« Je comprends. »

« Est-ce que tu pourrais me recommander quelqu'un qui voudrait bien servir de répondant pour mes investigations? »

Andoni la regarda attentivement. Ses cheveux blonds et lustrés, son nez long et ses lèvres pulpeuses lui faisaient penser à une jeune Meryl Streep. Cela lui faisait plaisir qu'elle n'était pas comme les femmes américaines écervelées.

« Je crois que la meilleure personne pour toi serait Sœur Mikele, » remarqua Andoni enfin. « C'est la mère supérieure du couvent du Sacré Cœur. Elle sait beaucoup de choses aux sujets de l'étymologie et de la grammaire basque. Elle fut mon institutrice à l'école, et je t'assure qu'elle est très stricte quand il est question de parler la langue comme il faut. »

« Eh bien je te remercie pour les conseils, Andoni. Est-ce que je pourrais mentionner ton nom comme référence? »

« Bien sûr. Mais dis-moi une chose maintenant. Où est-ce que tu vas passer ton séjour à Mayagorry? »

« Je vais rester au Palomar. »

« Ah, oui? Doña Pascua est toujours la propriétaire? »

« Oui, que je sache. En tout cas, elle est la responsable. »

« Ne dit rien en sa présence si tu ne veux pas que le village entier le sache le lendemain. Je te préviens d'avance que c'est une cancanière incorrigible. »

« Bon, d'accord, » lui dit Lisa, en ramassant son sac à dos et se mettant debout. « J'aimerais bien rester ici avec toi, mais je dois m'en aller. Je te remercie pour les apéros. »

« Je t'en prie. Nous nous reverrons demain ? »

« Oui. À quelle heure veux-tu que j'arrive ? »

« Quand tu voudras. Le chef de surveillance me fera savoir que tu es là quand tu arriveras. »

« Bon, alors. Merci beaucoup, Andoni. Maintenant je dois me sauver. »

Andoni la regarda sortir de la taverne. Il sourit quand il vit l'envers de son t-shirt, où il venait de lire la courte réponse que Dieu lui a donné à Nietzsche quand celui-ci avait annoncé sa mort. Sans doute Mark Twain aurait ajouté que les rumeurs de sa mort étaient exagérées.

Sœur Mikele était sur le point de fermer la porte de son bureau quand soudain une jeune novice tomba contre elle pendant qu'elle courait dans le couloir. Les deux femmes se sont saisies pour se soutenir l'une à l'autre.

« Fais attention, Thérèse! » lui dit Sœur Mikele d'une voix aigüe, en faisant des efforts pour maintenir l'équilibre.

« Je vous demande pardon, Sœur Mikele, mais avez-vous entendu les nouvelles? Ils l'ont fait encore une fois! »

« Qui a fait quoi encore une fois? » lui demanda Sœur Mikele, en s'essuyant le froc avec des mouvements brusques et irrités. « Qu'est-ce que tu dis là? De quoi parles-tu? »

« Ils viennent de voler une autre relique, Sœur Mikele, et cette fois ils l'ont enlevée de la Cathédrale de Saint Jacques de Compostelle! » exclama Thérèse, d'une voix étouffée. « C'est la dixième relique qu'ils ont volée, Sœur Mikele ! Ils ont pris dix morceaux de la croix de Jésus-Christ pendant les dernières années. Qui est-ce qui ferait telle chose? Personne ne sait qui sont les voleurs, ni où ils ont pu se cacher, mais chaque jour ils viennent plus près de nous! »

Sœur Mikele regarda avec ennui la petite mine angoissée de la jeune Thérèse. Il lui vint à l'esprit que la novice n'était jamais contente sauf quand elle se sentait tourmentée. Thérèse en ce moment-là lui tirait de la manche.

« Qu'en pensez-vous, Mère? Est-ce que les voleurs vont commencer à voler des reliques d'autres pays aussi quand ils se fatigueront de les voler des cathédrales en Espagne? »

En ce moment-là Thérèse avait une expression si inquiète que Sœur Mikele avait de la difficulté à supprimer un sourire. « Ne t'en fais pas, Thérèse, » elle lui dit, en lui tapant affectueusement sur le bras. « Tout finira bien, tu verras. Saint Jacques de Compostelle est loin d'ici. Galice se trouve à l'autre côté du pays, alors il n'y a pas de quoi s'inquiéter. »

« Mais écoutez-moi, » insista Thérèse. « Ici au couvent nous avons la relique la plus authentique du monde! Quand ils s'en rendront compte, sans doute les voleurs viendront ici! »

« Thérèse, » dit Sœur Mikele avec patience, « penses à ce que tu dis. Comment est-ce que c'est possible qu'une relique soit la plus authentique de toutes? C'est comme si tu dirais que M. Untel était l'homme le plus marié de Mayagorry. De même, quelques reliques sont authentiques, et d'autres pas. »

« Notre relique est très authentique alors, » dit Thérèse.

A ce moment-là les deux femmes sursautèrent au son brusque de la cloche de la porte principale du couvent. On dirait que Thérèse en fut terrorisée, comme si ses cauchemars les plus effroyables allaient se réaliser tous à la fois.

« Calmes-toi, Thérèse, et va voir qui sonne, s'il te plaît, » lui dit Sœur Mikele, d'un ton ferme.

« Oui, Mère, » murmura la jeune fille, aux yeux blessés. Puis sans plus dire elle partit en courant. Quand elle arriva à la porte principale elle détacha les marteaux de fer, en espérant que le visiteur serait son ami Peli. Dr Sarazúa l'avait envoyé à Saint Jacques de Compostelle pour lui faire une commission, et Peli avait promis à Thérèse une *torta gallega* – une espèce de gâteau aux amandes qui plaisait beaucoup à la novice.

Quand elle ouvra la porte principale, Thérèse regarda bouche bée la femme haute et blonde qui l'attendait à l'entrée.

« Bonjour, » dit la visiteuse. « Je m'appelle Lisa Maxwell. Est-ce que je pourrais parler avec Sœur Mikele? »

« Oui, vous pourriez, » babilla la novice, en hésitant.

« Eh bien, est-ce qu'elle est là? » lui demanda Lisa.

« Oui, bien sûr, » répondit Thérèse. « Suivez-moi. »

Thérèse accompagna Lisa tout au long du couloir, et frappa à une porte vers la gauche. Sœur Mikele ouvrit la porte en adressant un sourire à Lisa, avec l'espoir que la novice fasse les présentations et qu'elle offre des explications. Mais Thérèse fit une petite révérence et puis elle s'enfuit.

Sœur Mikele roula les yeux et se tourna vers Lisa.

« Soyez la bienvenue, » elle lui dit d'une voix accueillante. « Je suis Sœur Mikele. Entrez. Excusez la novice, je vous en prie. Elle est très timide, et les visiteurs la rendent nerveuse. »

Le bureau de Sœur Mikele était garni de meubles en bois, faits à la main par des moines. Les murs étaient construits en pierre, et il y avait trois fenêtres très hautes qui laissaient pénétrer de forts rayons de lumière dans la petite pièce.

« Asseyez-vous, s'il vous plaît, » lui dit Sœur Mikele, en lui montrant une chaise en bois près de la table.

Après les présentations, Lisa alla droit au fait.

« Je suis en train d'écrire une dissertation doctorale à l'Université de Californie au sujet de la langue basque, et j'espérais que vous puissiez peut-être m'offrir un peu d'aide. »

« Je ne sais pas, » répondit Sœur Mikele. « Je ne suis pas spécialiste en linguistique. Quel est le thème de votre thèse? »

« Eh bien, je cherche les origines de la langue basque. Je sais bien que ça doit vous paraître impossible, et vous avez peut-être raison, car personne ne sait quels sont ses origines. On dit que le basque est la seule langue du monde d'origine totalement inconnue. Mais comme linguiste, moi je dois vous confesser que je suis fascinée par ce mystère. »

« Et comme enseignante, je dois vous confesser aussi que je ne comprends pas du tout comment vous aller pouvoir trouver les origines de la langue basque. Ne serait-il pas plus sage de choisir un thème moins compliqué pour le moment? »

« C'est ce que m'a dit mon mentor d'université, mais j'y tiens. Je ne suis pas obsédée – juste passionnée. »

« Comment est-ce que je peux vous aider, alors? »

« Bien que les basques aient préservés la pureté de sang, disons, la langue basque a perdu beaucoup de sa propre pureté à cause de la technologie moderne que nous a donné les blogs, les messages de textes, Twitter, et toutes sortes d'autres choses qui nous mènent à l'analphabétisme qui existe aujourd'hui – et tout au nom de la vélocité et de la commodité. »

« Je comprends bien ce que vous me dites là, mais ça doit s'appliquer à toutes les langues modernes, n'est-ce pas? »

« Oui, mais tout ce qui m'importe c'est la langue basque. Je voudrais l'étudier dans sa forme plus pure, avant qu'elle soit complètement corrompue par l'argot et les expressions familières qui pénètrent la langue. »

« Mais avec toutes les recherches qui se sont dédiées à l'étude de la langue basque, sûrement il y a des théories assez concrètes sur l'origine de la langue, n'est-ce pas ? »

« Vous avez raison. La théorie plus récente c'est que le basque se dérive des langues anciennes qui se parlaient dans le Caucase. Donc ma dissertation s'intitule *Les phonèmes et les allophones en Euskara et les langues Ibero-Caucases.* Je n'ai pas encore beaucoup de renseignements – seulement une liste courte de paroles qui suggèrent des similarités entre le basque et les langues causasses, mais elle sert à initier le projet. »

« Alors vous voulez que je jette un coup d'œil à cette liste et que je vous dise ce que j'en pense, n'est-ce pas? »

« Voilà. C'est bien ainsi. »

« Bon, je le ferai pour vous, mais je ne suis pas experte en ce qui concerne les langues. »

« Merci, Sœur Mikele. Et ne vous inquiétez pas au sujet de l'expertise. Le basque est votre langue maternelle, alors vous aurez un sens intuitif pour les connections entre les langues. »

« Je ferai de mon mieux pour vous aider avec la liste. Mais je crois qu'il serait prudent de faire des recherches sur d'autres façons d'envisager le problème, comme à travers les anciennes légendes basques. »

« Lesquelles, par exemple? »

« Selon les légendes traditionnelles, la langue basque était la langue qu'on parlait en l'Éden. »

« C'est une idée ravissante, » remarqua Lisa. « Je n'en ai jamais entendu parler, voyons! Mais même si la légende est vrai, malheureusement personne ne sait où c'était ce jardin, ni comment elle était la langue que parlaient Adam et Ève. »

« Selon ces légendes, l'Éden se trouva entre les rivières Tigrais et Euphrate. »

« Mais c'est incroyable ! Vos légendes placent la langue basque dans la région générale déjà identifiée par mon hypothèse! Les montagnes du Caucase ne sont pas loin de là! Ce serait difficile toutefois de vérifier cette information avec certitude, parce que la langue basque ne s'est jamais vinculée avec d'autres langues. »

« C'est pour cela que je crois que vous devriez l'envisager comme un problème non seulement linguistique mais aussi anthropologique. Je crois que vous allez finir par croire que vous devriez explorer un peu plus les légendes anciennes ainsi que les thèmes du folklore. »

« Bonne idée. Est-ce qu'il y a d'autre évidence qui indique que les basques auraient pu arriver jusqu'ici depuis la région générale de l'Iraq moderne? »

« Personne ne le sait, » remarqua Sœur Mikele, « puisque cette évidence fut détruite pendant le déluge. Mais en générale nous les basques, nous croyons que nous descendons de Tharsis, l'arrière-petit-fils de Noah, qui arriva ici après le déluge depuis le fameux Mont Ararat. »

« Ça coïncide parfaitement avec mes investigations. Mont Ararat se trouve dans la partie orientale de la Turquie, tout près du bord sud-est de la mer Noire. Il n'est pas très loin de la région Caucase.

« En effet. Et ce qui est encore plus intéressant c'est que les Nakh et les Basques sont des montagnards. »

« C'est vrai, » lui dit Lisa avec enthousiasme. « Peut-être que les premiers immigrants aux Pyrénées se sentaient comme chez eux, alors ils avaient décidé d'y rester. »

Après une heure de conversation pendant laquelle les deux femmes ont discuté l'étymologie, les légendes, et les théories des migrations des êtres humains, elles commencèrent à se regarder comme des collègues plutôt que des connaissances. Les deux étaient très enthousiastes aussi au sujet de la liste qui, selon toute apparence, établirait des connections entre la langue basque et l'ancien kartvelien.

Tout d'un coup on a frappé très fort à la porte. Les deux femmes, surprises, se regardèrent brièvement, et puis Sœur Mikele se leva et ouvrit la porte. C'était Thérèse, qui semblait être même plus anxieuse que d'habitude.

« Qu'est-ce qu'il y a? » lui demanda Sœur Mikele.

« Je suis très triste et angoissée, Sœur Mikele! »

« Et pourquoi, Thérèse? Qu'est-ce qui est arrivé? »

« C'est mon ami, Peli. »

« Oui, et quoi donc? »

« Il m'a dit que quand il se trouvera à Saint Jacques de Compostelle, il m'achèterait un gâteau galicien. Il sait que j'aime beaucoup ces gâteaux aux amandes grillées. »

« Mais il n'y a pas de souci à se faire. Sois patiente. Il reviendra bientôt et tu auras ton gâteau. »

« Voilà le problème, Sœur Mikele. Peli n'est pas encore arrivé ici au couvent, et il devait être de retour il y a trois jours! »

CHAPÎTRE CINQ

Après avoir passé trois ou quatre heures à préparer la prochaine session pour sa série de discussions avec Sœur Mikele, Lisa décida enfin d'accepter l'invitation d'Andoni, qui lui avait promis de lui donner un tour du LIO. Elle ne put pourtant se mettre en contact avec lui parce que son mobile ne fonctionnait pas au village, et de toute façon elle n'avait pas son numéro de téléphone. Mais elle ne se laissa pas s'inquiéter par ces petits dérangements. Elle mit tout simplement ses bottes en caoutchouc et elle se dirigea avec détermination vers l'édifice bleu et blanc.

Elle hésita pour quelques minutes pendant qu'elle s'approchait de l'édifice, parce qu'elle ne vu pas d'entrée principale, et elle ne rencontra pas d'autres points d'accès. Elle se vit obligée de faire le tour de l'édifice pour trouver l'entrée. Elle était très contente d'avoir mis ses bottes, puisqu'il n'y avait pas de sentiers autour de l'édifice pour faciliter l'entrée des piétons. Quel genre d'architecte aurait créé un bâtiment qui fut si difficile à pénétrer? La structure ressemblait une forteresse plutôt qu'un endroit silencieux pour y faire des investigations scientifiques.

Soudainement Lisa reçut un coup très fort sur le dos, et tout de suite après elle se retrouva à plat ventre sur la terre, les bras attachés derrière elle. Elle éleva un cri de protestation quand elle fut mise à pied par deux gardiens de sécurité.

« Ay! Faites attention! Vous me faites mal! »

Les gardiens ne lui payèrent point d'attention. L'un d'eux la maintint en place pendant que l'autre ouvrit le mobile. « Nous avons retenu l'intruse, monsieur, » il annonça, très content de lui. « Oui, c'est une femme. Nous allons l'amener à votre bureau tout de suite, monsieur. »

Le gardien avec le mobile fit un signe avec le menton vers le mur du bâtiment. L'autre gardien ouvrit une entrée secrète dans le mur avec un signal électronique qu'il avait dans la main. Quand l'ouverture avait à peu près un mètre et demi de haut, les deux gardiens lui obligèrent à entrer à l'intérieur. Le gardien qui portait le mobile se mit à parler avec le même individu qu'auparavant.

« Nous arrivons tout de suite, monsieur, » il lui dit. « Non, nous ne l'avons pas interrogée. C'est à vous de le faire. »

Les gardiens poussèrent Lisa tout le long d'un couloir jusqu'à ce qu'ils arrivèrent à une porte ouverte. Un homme gros, porcin, mal rasé, et d'une quarantaine d'années était assis à une table au milieu de son bureau, occupé avec des tâches qu'il complétait avec l'aide d'un ordinateur portable. Il ne s'est même pas donné la peine de lever la tête quand les deux gardiens sont entrés dans son bureau avec la prisonnière.

« Nous l'avons capturée pendant qu'elle rôdait autour de l'édifice, » lui annonça un des gardiens.

« Je ne *rôdais* pas! » exclama Lisa avec indignation.

Zigor Etxemendi, le chef de sécurité au LIO, leva la tête enfin et jeta un regard vers la captive outragée. Elle était assise de l'autre côté de la table, échevelée et enserrée à droite et à gauche par les deux gardiens.

« Ah, non? » lui répondit Etxemendi. « Alors qu'est-ce que vous faisiez donc? »

« Je cherchais l'entrée principale de l'édifice pour faire une visite avec le Dr Andoni Chiriboga, qui m'a invitée à me rejoindre avec lui ce matin à n'importe quelle heure. »

Etxemendi continua à taper sur le clavier de son portable.

« Il ne m'a rien dit, » dit-il enfin, sans lever la tête.

« Il ne savait pas à quelle heure j'arrivais, » lui dit Lisa.

« Détachez les menottes. »

Le gardien fit ce que lui avait demandé son patron.

« Merci *beaucoup*, » dit Lisa d'un ton sarcastique, en se frottant les poignets.

« Bon, vous pouvez vous retirer, » leur dit Etxemendi.

« Il est grand temps, » grommela Lisa, en se tournant vers la porte.

« Pas vous ! » cria Etxemendi après Lisa. « Je parlais aux gardiens. Vous, vous allez rester ici. »

« Vous ne pouvez pas me faire rester dans ce bureau. Je ne suis pas votre prisonnière. Pour qui vous prenez-vous ? »

« Asseyez-vous là, mademoiselle, » il aboya, en indiquant le siège à côté de la table. Lisa fit à contrecœur ce qu'il lui avait demandé. « Montrez-moi votre carte d'identité. »

« Quelle sorte d'identité ? »

« N'importe quoi. Permis de conduire, passeport, carte de membre, certificat de naissance… quoi qu'il en soit. »

Lisa roula les yeux et se mit à chercher dans son sac à dos. Etxemendi la contempla pendant quelques moments, puis il retourna à son travail.

« Je n'ai pas de cartes d'identité avec moi en ce moment, » dit Lisa enfin. « Je ne les ai pas emmenées avec moi. Je ne savais pas que j'en aurais besoin. »

« Ça ne m'étonne pas. Les individus qui arrivent ici sans identité sont généralement des gens malintentionnés, donc ils ne veulent pas fournir aux autorités rien qui pourrait leur aider à les identifier et puis à les retenir. »

« Ne tirez pas de conclusions hâtives. C'est absurde, ça. »

Etxemendi continua à faire son travail, sans répondre.

« Consultez le Dr Chiriboga. Il parlera en ma faveur. »

« Est-ce qu'il a vu vos papiers ? »

« Non. Il n'avait pas de raison pour me les demander. »

« Alors il ne sait pas qui vous êtes à coup sûr. Comment voulez-vous qu'il porte garantie de vous ? Ou vous me montrez vos papiers, ou bien vous nommez un témoin qui les a vus. »

« Eh bien, appelez Doña Pascua. Je suis une pensionnaire chez elle. Elle a vu mes papiers au moment de m'inscrire au Palomar. »

« Elle ne compte pas, celle-là. Cette femme ne fait rien que de bavarder avec tout le monde et de raconter des ragots et les commérages partout. Elle n'est pas un bon témoin. »

« Appelez Sœur Mikele au couvent, alors. »

« Elle a vu votre carte d'identité? »

« Non! Elle n'avait pas de raisons pour me la demander. »

« Alors elle ne sait pas non plus qui vous êtes. »

« Si ça vous importe tellement que je vous apporte mon passeport ou mon permis de conduire, il vous faudra me laisser retourner au Palomar pour chercher mes papiers. »

« Comment vous appelez-vous? »

« Lisa Maxwell. »

« Je ne vais pas vous laisser vous échapper si facilement, Mademoiselle Maxwell, » lui dit Etxemendi, en frappant de nouveau au clavier de son portable.

Lisa espéra un moment, puis elle se leva.

« Cette situation ne pourrait pas être plus absurde! » elle s'exclama, furieuse. « Je ne vais pas perdre mon temps ici pour que vous me faites sauter quand vous claquez les doigts. Ça vous amuse, peut-être, mais pas moi. »

« Il n'y a que deux choses que vous pouvez faire, Mlle Maxwell. Vous pouvez rester assise sur la chaise, ou vous pouvez vous asseoir sur un banc dans notre salle de détention. C'est à vous de décider. J'ai le droit légal d'arrêter n'importe qui que ce soit qui pénètre illégalement dans notre territoire. »

« Je n'ai rien pénétré, moi. Comme je vous ai déjà dit, je cherchais l'entrée principale, mais j'ai l'impression très nette que vous voulez faire tout le possible pour la garder cachée. »

« Est-ce que vous croyez vraiment que nous devrions mettre des affiches éclairées par des tubes au néon au-dessus de l'entrée pour faciliter le passage aux espions industriels? Il vaut mieux leur remettre les résultats de nos investigations pour qu'ils n'aient pas besoin de les voler. »

« Ah, maintenant je comprends. Vous croyez que je suis un espion industriel, mais avez tort. Je suis linguiste, et non pas espion. »

« Linguiste? Vous m'amusez, mademoiselle. Bientôt vous allez me dire que vous êtes venue ici pour donner des leçons de grammaire aux moutons. »

« Je peux vous prouver que je suis linguiste si vous ne me croyez pas. D'abord, vous n'êtes pas un vrai basque. C'est possible que vous descendiez des basques à juger par votre nom, mais vous n'êtes pas né ici. Votre langue maternelle est le catalan, et vous êtes de Barcelona. *Etxemendi* veut dire *maison de la montagne,* et votre accent est de la région du Mont Tibidabo. *Tibi dabo* veux dire *Je vous donnerai* en Latin, c'est-à-dire *Je vous donnerai tout le pouvoir du monde si vous vous mettez à genoux devant moi.* C'est ce qu'a dit le Diable à Jésus-Christ, quand il a essayé de le tenter. »

A la grande surprise de Lisa, le chef de sécurité pâlit quand il écouta ses paroles. Il lui jeta un regard nerveux, puis il ramassa son mobile et marqua un numéro.

« Dr Chiriboga, votre invitée est ici avec moi. Oui, c'est ça. Mademoiselle Maxwell... Mes gardiens l'ont rencontrée plus ou moins perdue à l'extérieur de l'édifice. Elle cherchait l'entrée principale... J'ai dû l'interroger. Il nous faut faire beaucoup d'attention, comme vous le savez. Oui monsieur... Vous pouvez passer prendre Mademoiselle Maxwell quand vous voudrez... Mais la prochaine fois, s'il vous plaît, avisez-moi le jour avant si vous attendez des visiteurs. Et quand vous sortirez avec elle, montrez-lui la porte d'entrée... Non, il n'y avait pas de problèmes. Elle a tout compris. Nous avons passé de moments très agréables en vous attendant. »

Après avoir raccroché, Etxemendi servit à Lisa une tasse de café bien chaud. Puis il ouvrit une boîte de pâtisseries et en plaça quelques-unes sur la soucoupe. Quand il fut à point de lui offrir ce petit cadeau, tout d'un coup il arracha un petit four de la soucoupe et le mit vite dans sa bouche.

* * * * * *

La Cathédrale d'Oviedo est située en Asturies au nord de l'Espagne, à mi-chemin entre Galice et le Pays Basque. Cette cathédrale garde une des reliques les plus importantes du pays, c'est-à-dire le tissu qui servit pour couvrir la tête de Jésus-Christ pendant qu'il était étendu dans la tombe de Joseph d'Arimathea. La relique, laquelle on appelle de son nom latin de *suaire*, se garde dans la Chambre Sainte – une chapelle dont l'entrée est protégée par de fortes barres en fer depuis la terre jusqu'au plafond. Ces barres ont protégé, avec beaucoup de succès, le suaire contre les voleurs et les vandales depuis l'année 1075. Le suaire est très connu par les autorités de l'Eglise et par ceux qui connaissent le passage de la Bible (Saint Jean 20:6-7) où l'on décrit le suaire qui est resté à l'arrière, après la résurrection de Jésus-Christ.

Quelques heures après que Zigor Etxemendi offrit à Lisa Maxwell un café avec des petits fours, une figure vêtue de noir flemmardait près de l'entrée de la Chambre Sainte dans la Cathédrale d'Oviedo, en attendant le moment où il pourrait ouvrir la serrure des barres en fer avec son passe-partout. L'horaire de cette opération secrète fut préparé par son patron, un monsieur qui avait l'habileté et les ressources pour mener à bien une opération de cette magnitude. L'intrus n'avait qu'à suivre les instructions qu'il avait dans sa poche, et puis toucher sa paie après avoir fini la tâche.

Marta Vandenberg – une jeune gardienne de sécurité bien faite et bien entrainée, qui faisait le poste de nuit – avait sommeil. Il faisait très chaud cette nuit-là, et en deux ou trois occasions elle s'était endormie brièvement. Elle décida de se rafraîchir la figure avec de l'eau de la fontaine dans le patio juste en dehors de la Chambre Sainte.

Quand elle est arrivée au patio elle a failli s'évanouir quand elle trouva ouverte la porte en fer de la Chambre Sainte. Ella entra dans la voute avec prudence, en portant sa veilleuse dans une main et son pistolet dans l'autre, et alors elle vit ce qui lui avait donné toujours des cauchemars : quelqu'un avait mis à sac la Chambre Sainte. Tout de suite après, elle s'est rendue compte que la porte qui donnait sur la cour intérieure était entrouverte. De la porte, elle put entrevoir une figure vêtue de noir qui courait à toute vitesse à travers la cour vers un mur qui était parallèle à la rue Saint Jérôme. Marta Vandenberg agit tout à fait d'instinct. Puisqu'elle ne voulait pas réveiller le quartier avec un coup de feu, elle saisit un calice très lourd et de toute sa force elle le jeta vers l'intrus pendant qu'il escaladait le mur de la cour intérieure. Elle avait le bras très fort, et elle avait bien visé. Elle frappa l'homme qui fuyait en pleine tête avec le calice, ce qui le fit tomber dans la rue de l'autre côté du mur. Elle se précipita à travers la cour intérieure jusqu'au mur, avec l'intention de rattraper le voleur et le déférer à la justice. Mais quand elle s'inclina sur le mur et regarda vers la rue, elle ne vit rien sur le trottoir en dessous. On n'entendait que le battement d'ailes de quelques colombes épatées, et l'aboiement de plusieurs chiens agités qui voulaient laisser savoir à la ville qu'ils étaient de garde.

Andoni était très content que Lisa l'ait rendu visite. Elle lui semblait plus belle que jamais, le visage rougeoyant de colère après avoir subi l'indignité de jouer le rôle de prisonnière d'Etxemendi pendant plus d'une heure. Mais après seulement quelques minutes de conversation avec Andoni, Lisa s'est vite rendue compte qu'elle se sentait très à l'aise avec ce beau jeune homme intelligent qui avait déjà gagné le respect de tous ses collègues au LIO. Pendant qu'Andoni regardait avec discrétion la figure bien formée de Lisa, elle regardait avec beaucoup d'appréciation son appartement spacieux et bien ensoleillé, avec sa vue spectaculaire des montagnes. Elle ferait n'importe quoi, pensa-t-elle, pour l'opportunité de faire ses investigations dans un appartement comme le sien.

Ses fantaisies furent interrompues par Andoni, qui était en train de lui demander pardon pour la manière dont elle avait été traitée par Etxemendi et les deux gardiens.

« Tout le travail que font les scientifiques est clandestin, » il lui expliquait, « alors c'est pour ça que les gardiens sont un peu pointilleux quand ils croient qu'ils peuvent courir le risque d'un échec de sécurité. Les investigations que nous faisons au sujet de l'ingénierie génétique nous ont transportées jusqu'aux frontières de la science. C'est un domaine très, très compétitif, et nous nous sommes promis de risquer le tout pour le tout, et en même temps il nous faut prendre garde contre l'espionnage industriel. Mais ça ne sert pas de prétexte pour le fait que Zigor Etxemendi t'aie maltraitée. »

« Ne t'en fais pas. Je comprends bien qu'il leur faut te garder de ces dangers. Mais je dois te confesser qu'il me parait ridicule qu'il leur fallait me jeter par terre sur le ventre comme ça, surtout quand je venais de leur expliquer que je cherchais tout simplement l'entrée. »

« Je vais parler de ce problème avec le Dr Sarazúa, je te le promets. Tu as tout à fait raison. C'était ridicule, ça. »

« Mais pourquoi est-ce qu'il n'y a pas d'entrée principale donc ? Ça doit être ennuyeux pour ceux qui travaillent ici. »

« Il y en a une à côté du bureau d'Etxemendi, mais c'est vrai qu'elle ne se voit pas très bien. Nous n'avons pas de panneau de publicité aux grandes lettres, ni rien de la sorte. »

« Pourquoi pas ? »

« Parce que le Dr Sarazúa ne veut point que les villageois viennent ici nous déranger. C'est un homme de caractère restreint, disons, qui utilise toutes les tactiques possibles pour se cacher du monde, et c'est pour ça, au fond, qu'il a construit des entrées qui ne se voient pas très bien du dehors. »

Andoni lui donna un tour du laboratoire qui dura la plus part d'une heure. Il ne se rendait pas compte que les détails de l'ADN l'émouvaient à peu près dans la même mesure qu'une visite au bureau de Zigor Etxemendi, mais il y avait une petite différence, néanmoins, entre les deux hommes. Lisa avait bien noté qu'Andoni était délicieusement beau, tandis que Zigor Etxemendi était une vraie brute suante qui l'avait regardait effrontément avec ses petits yeux porcins.

« La partie plus séduisante de mes investigations sur la génétique ovine, » lui dit Andoni pendant qu'ils retournaient à son appartement, « c'est quand j'ai l'occasion d'enquêter sur ses origines. Je voudrais bien tracer les origines des différentes races de moutons avec des cartes génétiques qui m'indiquent d'où viennent ces animaux. Je devrais pouvoir ainsi retrouver ses racines et puis recréer leurs meilleures caractéristiques sans être obligé à commencer depuis le début. Beaucoup de séquences de l'ADN sont changées à cause de l'inévitable contamination des caractéristiques génétiques qui s'est introduite dans le génome à travers les siècles. Alors si je pouvais trouver des moutons avec les caractéristiques que je cherche, je pourrais économiser beaucoup de temps. »

« Je ne comprends pas très bien ce que tu me dis là. »

« Eh bien, la brebis met plus de temps à engendrer un agneau que le moustique du type *Drosila*, par exemple. »

« Je ne savais pas que les moustiques pouvaient engendrer les agneaux, voyons ! »

« Vous les linguistes, vous êtes terribles ! Mais enfin, tu sais ce que je veux dire. Je vais me consacrer maintenant à tracer la direction des gènes ovines depuis ses principes. »

« Le plan de l'origine des gènes, » dit Lisa d'une voix méditative. « Peut être moi aussi je pourrais m'adresser à la même chose pour confirmer l'origine des langues. »

« En effet, » répondit Andoni, ravi que leurs investigations puissent avoir quelque chose en commun. Il était accoutumé à perdre l'attention des amis qui n'en étaient pas experts.

« Tharsis ! » cria Lisa. « L'arrière-petit-fils de Noé ! »

« Je ne te suis pas. »

« J'ai eu une conversation fascinante avec Sœur Mikele. »

« Ah oui ? Qu'est-ce que tu en penses ? »

« C'est une femme intelligente, et elle a l'esprit logique. »

« C'est vrai. Alors, de quoi est-ce que vous avez parlé ? »

« Elle m'a dit qu'il y a des basques qui croient que leur langue se parlait dans le jardin d'Eden, et on dit que l'Eden se trouvait au même lieu que l'Iraq moderne. Puis alors après le déluge l'arc est resté au sommet de Mont Ararat dans la partie occidentale de la Turquie moderne, là où Noé et sa famille continuaient à parler la langue originale de l'Eden. Alors, si je pouvais étudier ses gènes pour tracer leurs migrations, j'aurais la preuve scientifique dont j'ai besoin pour ma dissertation.»

« Tu me dis que tu veux étudier leurs gènes pour tracer les migrations des gens de la Turquie occidentale pour arriver à savoir si vous êtes de descendance commune ?»

« Bref, voilà où nous en sommes.»

« C'est une très bonne idée, mais on l'a déjà effectuée.»

« Comment ? Autre linguiste s'est précédé à moi ?»

« Il ne s'agissait pas de linguistes – c'était un groupe de généticiens qui ont tracé la prévalence de plusieurs groupes de sang. Ils ont trouvé que le 55% des basques sont du groupe O, mais le reste du monde arrive seulement au 37%. C'est-à-dire que nous les basques, nous avons la concentration plus forte du monde quand il s'agit du groupe O.»

« Mais ça veut dire que vous, comme peuple, vous n'avez pas mélangé votre sang avec celui d'autres groupes.»

« Oui, en effet. Tu as raison.»

« Quel est le type de sang qui prédomine en Iraq, et en la région Caucase, et en la Turquie occidentale, et en l'Orient proche ? J'espère que ce soit le groupe O.»

« Je regrette de te décevoir, mais le groupe B est celui qui prévaut dans la région occidental de la Méditerranée.»

« Dommage. Ma théorie ne vaut rien, alors.»

« Attends. Le groupe O est très répandu parmi les basques, mais si tu examines le facteur rhésus-négatif, tu verras tout de suite que nous avons la concentration la plus importante du monde entier. Tu devrais jeter un coup d'œil au plan du facteur rhésus-négatif du Proche-Orient si tu veux savoir si les basques ont émigrés de là-bas jusqu'ici. Le facteur rhésus est beaucoup plus important pour toi que le groupe O.»

« Ça c'est très intéressant, Andoni. Alors c'est possible que les contes folkloriques soient croyables après tout.»

« C'est tout à fait possible. Leurs thèmes peuvent avoir leur origine dans la réalité, qui sait ? En tout cas, si tu regardes une carte qui indique la prépondérance du sang rhésus négatif, tu verras que la fréquence du facteur rhésus négatif se diminue à mesure que l'on s'éloigne de la région basque. Le facteur ne se trouve pas fréquemment en Afrique sub-saharienne, et en Asie, il n'existe presque pas du tout. »

« Alors penses-tu que les basques aient pu éprouver des mutations génétiques à travers les années ? Crois-tu qu'ils auraient pu changer du positif au négatif il y a longtemps ? »

« La majorité des génétistes sont d'accord avec cette idée. Ils posent comme postulat que ces mutations se déroulèrent de cette façon parce que nous sommes un groupe assez petit, et pour ça nous sommes plus susceptibles aux mutations. »

« Mais pourquoi êtes-vous plus susceptibles ? »

« Eh bien il y a essentiellement deux choses qui expliquent pourquoi les gènes peuvent se changer. L'une est une question de la sélection naturelle, et l'autre s'agit de mutations qui prennent place parce qu'il n'y a pas assez de variété génétique dans un groupe qui est comparativement petit. Comme tu peux t'imaginer, la sélection naturelle fonctionne mieux. »

« La sélection naturelle est basée sur la loi du plus fort, n'est-ce pas ? »

« En grande partie, oui. Mais aussi les femmes aiment choisir ce qu'elles préfèrent chez les mâles. La plupart du temps elles choisissent bien, et c'est ainsi aussi que la race s'améliore. »

« Nous les femmes, nous avons de très bon gout, n'est-ce pas ? Mais dis-moi où je pourrais trouver une de ces cartes que tu as mentionnées, celles qui indiquent la prépondérance du facteur rhésus négatif dans le monde. »

« Je pourrais te citer quelques sites Web, si tu veux. »

« Ça serait fantastique, mais malheureusement je ne peux pas me connecter à Internet là où je suis dans le village. »

« Ecoutes, je dois retourner au travail maintenant, » lui dit Andoni. « Mais si tu me ferais le plaisir de dîner avec moi demain soir, je chercherai l'information dont nous avons parlé, et je te ferai des copies. Qu'en penses-tu ? »

« D'accord, » répondit Lisa. « À quelle heure, alors ? »

« Disons à huit heures à la taverne en ville ? »

« Parfait, » répondit Lisa, en souriant. « Jusqu'à demain soir, alors. »

CHAPÎTRE SIX

Sœur Mikele attendait la visite d'un psychiatre engagé par Paskal Sarazúa pour examiner les deux garçons de Carmen – Manolo et Josetxu. Ce monsieur arrivait au couvent dans l'hélicoptère du LIO deux fois par année pour faire l'évaluation du développement spirituel et intellectuel des deux frères. Il lui semblait absurde à Sœur Mikele qu'il leur inflige des examens de ce type aux pauvres enfants, mais ce n'était pas à elle de décider ce qu'il fallait faire.

Le psychiatre arriva dans un nuage de poussière soulevée par l'hélicoptère, ce qui embruma provisoirement le village de Mayagorry avant que la poussière retombe au sol. Quant à Sœur Mikele, ça la dérangeait que les enfants aient été obligés de se soumettre à ces examens, car ils s'ennuyaient à mourir de toutes les questions incompréhensibles que leur posait le psychiatre. Ses petits prisonniers devaient rester assis pendant qu'il évaluait en détail leur compétence intellectuelle, leur sens de mission ou de destin, et leur talent en ce qui concernait la perception extrasensorielle.

Après avoir examiné les enfants pendant tout l'après-midi, le docteur décida qu'il avait recueilli assez de renseignements pour en rendre compte à son patron. Paskal Sarazúa se sentit très déçu quand le psychiatre lui informa qu'il était arrivé à la conclusion que les petits garçons n'étaient pas au-dessus de la moyenne en ce qui concernait le développement intellectuel et la connaissance intuitive. Manolo et Josetxu ne sortaient pas de l'ordinaire en aucun sens hormis leurs propriétés physiques. Même si les deux petits garçons étaient d'âges différents, ils se ressemblaient tellement que l'on aurait dit qu'ils étaient des jumeaux identiques.

Pendant que Sarazúa réfléchissait aux résultats décevants des dernières épreuves, il commença à penser aux basques qui s'étaient éloignés de sa patrie pour explorer d'autres régions du monde où ils espéraient qu'on leur paie des salaires plutôt décents, et où ils trouveraient des conditions plus séduisantes. Mais Paskal Sarazúa n'aimait pas cette tendance à se contenter d'avoir des ambitions tellement mondaines. Il avait envie de traquer tous ces pasteurs pour les rapatrier de force aux Pays Basque. Il fallait combattre les propriétaires des troupeaux en Amérique, en Ecosse, en Nouvelle-Zélande, et au Moyen-Orient en consolidant son monopole sur les meilleurs béliers et les meilleures brebis. Au début il n'était pas facile d'envahir ainsi le marché. Il avait fait un bénéfice assez intéressant en vendant de la semence surgelée de bélier, mais il avait vite surgi de la compétition mondiale assez acharnée, et le LIO commença à mener un combat perdu d'avance.

Quand il avait démarré son entreprise, le Dr. Sarazúa avait ramassé une quantité considérable de capital. Comme il était un homme d'affaires astucieux, il avait écrémé les profits supplémentaires en les cachant dans ses comptes bancaires suisses, en employant les fonds qui lui restaient pour acheter de grands droits de propriété dans les banques basques. Il savait très bien qu'avec de l'argent on peut obtenir tout ce qu'on désire, et ce qu'il désirait c'était d'être en avance de la concurrence globale. Il avait bien anticipé les progrès qui se faisaient dans le monde de la génétique, donc il avait fait des placements impressionnants dans son propre laboratoire, ce qui lui permit de le remplir d'investigateurs et de scientifiques intelligents et talentueux, recrutés des meilleures universités, et auxquels il avait fourni les données précises et le matériel scientifique nécessaire pour bien appuyer leur travaux.

Il eut, en fait, beaucoup de succès avec son entreprise. Il fit adopter des séquences d'ADN ovine supérieures, puis il obtint plusieurs brevets et de divers permis que les compagnies pharmaceutiques ont vendus plus tard aux vétérinaires dans le monde entier pour le traitement des maladies ovines aussi bien que des faiblesses génétiques entre eux. Mais dans le cas d'Andoni Chiriboga, il avait d'autres motifs pour lui faire occuper son poste dans l'administration du LIO.

Le Dr Paskal Sarazúa faisait les cent pas dans son bureau, en se demandant quel serait le meilleur moyen de présenter à son nouveau recru de l'Université de Columbia les projets dans lesquels il allait bientôt se plonger. Il avait prévu lui expliquer que le chemin d'expansion qu'il avait choisi pour le LIO incorporait l'expérience antérieure des techniciens avec les animaux, mais maintenant il s'agissait de transférer cette technologie à l'amélioration de la ligne génétique de la race Manech. Ces applications formaient une partie très importante des projets que Sarazúa avait déterminés pour sa nouvelle arme invisible, laquelle portait le nom d'Andoni Chiriboga.

Andoni, de son côté, avait l'impression que les ambitions de Paskal Sarazúa l'avaient amené assez loin du but. Andoni, d'ailleurs, avait entendu dire quelque part qu'un individu doit travailler au moins 10,000 heures pour qu'il se fasse expert dans le champ de sa spécialisation, mais il lui semblait que son nouveau chef n'avait pas encore consacré cette quantité de temps dans l'étude de la génétique. Sarazúa savait beaucoup en ce qui concernait les affaires en générale, mais en termes relatifs assez peu quand il s'agissait des détails concernant les corporations qu'il avait financées lui-même.

Comme beaucoup d'autres individus de grosses fortunes, Sarazúa était convaincu que ses acquisitions et ses alliances rendaient de grands services au public en même temps qu'elles augmentaient ses coffres personnels. Ce qui avait commencé comme une industrie basée sur l'élevage des béliers, était devenue au bout du compte une industrie qui avait incorporé des banques dans son réseau de compagnies. Sarazúa avait fondé la Banque du Peuple Basque, puis en se servant des bénéfices de ce succès financier il avait investi des fonds dans d'autres banques du Pays Basque, comme par exemple les Banques de Bilbao, Guipúzcoa, San Sébastian, et Victoria, et ensuite dans des institutions financières en Europe et ailleurs.

Un commissaire aux comptes l'aurait trouvé difficile de suivre la piste monétaire sur laquelle Sarazúa avait posé les pieds, mais s'il avait pu le faire il en aurait déduit qu'il ne se passait rien au Pays Basque qui n'ait été contrôlé par cet homme puissant. Il manipulait ses biens en tenant compte d'un seul but : faire du Pays Basque une nation indépendante, gouvernée par lui-même comme capitaine du navire. Bref, le Dr Sarazúa était un homme peu scrupuleux, mais quand il s'agissait d'acharnement il en avait plus qu'il n'en fallait. Il avait atteint la plénitude de ses moyens, et sa présence se faisait remarquer dans les couloirs du Vatican, au Congrès de Madrid, et chez l'Assemblée nationale de Paris aussi bien que dans les rues de Mayagorry, où les villageois réalisaient leurs affaires quotidiens sans rien savoir des activités inconnues de leur bienfaiteur.

Comme il était un homme hermétique, Sarazúa fit tout ce qu'il pouvait pour ne pas mettre en lumière ses affaires. Mais l'amour pour la patrie est sans doute une des émotions humaines les plus fortes, et c'est pour cela qu'il avait pris la décision d'aider aux siens de se faire un exemple pour d'autres pays qui se rencontraient sous la main des économies riches du soi-disant monde libre. Le futur glorieux qu'il avait planifié pour ses compatriotes occupait constamment ses pensées. Il s'acharnait à leur offrir à tout prix la justice et l'hégémonie. Il avait déjà créé un mécanisme organisationnel, pensa-t-il, que très tôt lui permettrait d'atteindre son but sublime.

Il n'y avait qu'une seule chose qui lui faisait de la peine : il ne put révéler ses projets à personne pour peur qu'ils soient renversés par ses ennemis qui, à cause d'une grande variété de motifs, feraient tout ce qu'ils pourraient pour provoquer la ruine du projet principal. Mais tout de suite après avoir nourri ces pensées négatives, Sarazúa s'est réprimandé en se disant qu'il pourrait très facilement s'avancer malgré ses ennemis, surtout parce que ses plans étaient tellement splendides que personne n'aurait pu imaginer qu'ils pouvaient se réaliser. Il en resta seulement une petite partie de son rêve grandiose qui devait se dérouler complètement pour que Sarazúa arrive à son but : il avait besoin d'un chef d'Etat qui avait l'autorité de convaincre le reste du monde, que la position que cherchait le Pays Basque était absolument légitime. Ainsi la ETA se rendrait démodée et alors lui, Sarazúa, pourrait initier une époque de paix et de sécurité pour les basques ainsi que pour le reste de l'humanité. Ce serait sa contribution à l'héritage de ses compatriotes – la race élue – et comme conséquence au monde entier.

Jusqu'à ce moment-là Sarazúa n'avait pas encore parlé sérieusement avec le jeune homme qui lui servirait d'employé polyvalent dans un futur hypothétique. L'heure était venue d'agir. C'était le moment où il devait s'asseoir avec Andoni pour lui expliquer avec précision ce qu'il attendait de lui. Il décida d'élaborer les détails petit à petit et non pas tout d'un coup. La révélation de son projet devrait se faire avec grande circonspection et avec beaucoup de tact, se disait-il, alors qu'il ramassa le mobile pour demander à Andoni qu'il se présente tout de suite devant lui à son bureau.

Sœur Mikele ne pouvait en croire ses yeux quand elle ouvrit la porte au réfectoire. D'habitude ses sœurs étaient assises en silence avec les têtes modestement inclinées vers la table, mais ce soir-là on n'écoutait que les voix criardes des religieuses qui se parlaient très agitées et toutes en même temps. Sœur Mikele hésita pour quelques moments sans franchir le seuil pendant qu'elle essayait de discerner quelle sorte de nouvelle ou de commérage aurait pu susciter ce niveau faramineux de bruit.

Soudain elle sentit que quelqu'un lui tirait par la manche. En se tournant la tête elle rencontra la petite Thérèse, rougissante et tremblante.

« Sœur Mikele, » cria-t-elle à haute voix, en essayant de se faire entendre au-dessus de la cacophonie aigue de voix qui remplissaient le réfectoire. « Pardonnez-moi Sœur Mikele, mais il a eu un autre vol ! Et cette fois il a eu lieu à Oviède ! »

Sœur Mikele ne pouvait que remarquer un scintillement de plaisir presque imperceptible dans le regard de la novice, mêlé de l'expression d'horreur qui accompagnait inévitablement les récits de ces calamités.

« Laisse-moi deviner, Thérèse. Ils se sont enfuit avec une autre relique. »

« Oui, c'est ça. Le reliquaire de la Cathédrale d'Oviède a été cambriolé, et cette fois ils se sont échappés avec *le suaire* ! Ils l'ont annoncé dans une émission de radio. Ils ont volé le tissu qui couvrait la tête de Jésus-Christ pendant qu'il était étendu dans la tombe. Ceci est *l'onzième* vol, Sœur Mikele, et personne ne sait comment ils ont pu le faire, ni pourquoi non plus. Et ça va sans dire qu'ils ne savent pas qui l'a fait. Ils n'ont pas laissé de traces. »

« *Comment, pourquoi, qui…* tu me poses beaucoup de questions auxquelles je ne peux pas répondre, Thérèse. Je suis désolée que ces sacrées reliques aient tombées aux mains des malfaisants, mais il n'y en a rien à faire, n'est-ce pas ? Nous avons besoin de continuer avec les tâches de tous les jours, et il nous faut laisser le reste à la police. Ils sauront quoi faire. »

« Moi je crois que nous devrions aller vérifier si notre propre reliquaire est toujours intacte, » lui dit Thérèse, les yeux dilatés d'angoisse. « Qui sait, le voleur aurait pu passer par ici d'abord. Après tout, il ne faut pas oublier que notre couvent est situé près du Chemin de Saint Jacques. Comment est-ce que nous pouvons rester surs qu'il ne vienne pas ici ? »

« Taches de ne pas t'en occuper. Ça fait longtemps qu'on n'ouvre pas le reliquaire. En plus, personne ne sait où sont les clés. Nous ne pourrions l'ouvrir même dans le meilleur des cas. Nous aurions besoin d'un serrurier. »

« Peut-être le voleur l'a déjà volé. S'il est assez malin pour voler les reliques des autres cathédrales, alors ce serait facile qu'il vole la nôtre. Ne pourrions-nous pas le vérifier ? L'autre jour vous m'avez dit que notre relique était très authentique, même si elle n'était pas la plus authentique de toutes. »

Sœur Mikele poussa un soupir. Elle comprit enfin que c'était tout à fait inutile de lui expliquer une fois de plus en quoi consistait l'authenticité.

« S'il continue à voler les reliques de la croix, il viendra le moment quand nous n'en avons plus. »

« Calmes-toi, Thérèse, et penses un peu à ce que je t'ai dit avant. Si toutes les reliques présomptives étaient vraiment authentiques, alors la croix de Jésus-Christ devrait être plus haute que la Cathédrale de Saint Jacques de Compostelle. »

« Peut-être, mais il y a un autre problème aussi. Peli n'est pas encore revenu de Saint Jacques de Compostelle. »

« Bon, ça m'inquiète beaucoup, en effet. Ça fait longtemps qu'il soit absent. Demain j'irai au LIO et je me présenterai au Dr Sarazúa. Peut-être qu'il me dira ce qui se passe. »

« Merci, Sœur Mikele, » lui dit Thérèse en lui faisant une petite révérence, puis elle se sauva le long du couloir.

« Bonjour, monsieur, » lui salua Andoni avec cordialité au Dr Paskal Sarazúa, en entrant dans son bureau luxueux.

« Assieds-toi, assieds-toi, » lui dit le Dr Sarazúa, en faisant un geste de main pour lui indiquer une chaise à côté de son écritoire. « Veux-tu prendre du café ? »

« Avec plaisir, » répondit Andoni.

« Tout va bien dans le laboratoire ? Tu en es content ? »

« Ravi. J'en suis très impressionné. C'est un laboratoire de très haute catégorie. Je n'aurais jamais imaginé rencontrer rien de pareil ici dans mon petit village. »

« Je ne demande qu'à t'aider, mon jeune ami, » lui dit Sarazúa, en s'installant dans sa chaise d'exécutif. « J'ai claqué pas mal d'argent pour te fournir tout ce qu'il te faut. Et si tu crois que la technologie est trop avancée pour le genre de travail que tu fais avec ton équipe, j'ai une surprise pour toi. »

« Je vous écoute, monsieur. »

« Nous avons sept ans d'avance sur Dolly la Brebis. »

« Sept ans ? » répéta Andoni, un peu perdu. « Mais Dolly, ils l'ont déjà clonée il y a *douze* ans, si je ne me trompe ! »

« Bien sûr, mais ce que je te dis c'est que *nous,* nous avons déjà cloné une brebis sept ans avant les écossais. »

« Vraiment ? Alors pourquoi n'avez-vous pas publié les résultats ? Si vous auriez annoncé que vous aviez cloné une brebis sept ans avant le clonage de Dolly, vous auriez pu accéder aux subventions et aux financements très importants. Par contre, ils ont donnés tous les fonds à l'Institut Roslin en Ecosse au lieu de vous les offrir. C'est vraiment dommage ! »

« Mais pas du tout, voyons ! Moi je n'ai point besoin de financements pour le LIO, Andoni. Nous avons déjà tout ce qu'il nous faut. »

« Quand la chance vous sourit, il ne faut pas la passer. Maintenant vous avez renoncé au droit d'être le premier à cloner une brebis. Vous aurez pu être fameux, et non pas les biochimistes chez l'Institut Roslin. »

« J'aime bien ton esprit, Andoni. C'est justement pour ça que je t'ai offert une place au LIO. Tu as toutes les qualités nécessaires pour réussir dans la vie, mais tu as besoin d'un directeur – un homme d'une certaine expérience. »

« C'est-à-dire que vous voulez que je me mette debout sur les freins. »

« Voilà. Tu as frappé dans le mille. Mais ce qu'il te faut faire maintenant pour gagner la partie c'est de mesurer tes pas comme un coureur de fond. Nous aussi nous serons fameux un jour, ne t'en fais pas, mais notre renommée sera en raison des réussites qui vont aller bien au-delà du clonage de Dolly. Aie confiance en moi. Tu n'as pas de quoi t'inquiéter. »

« Je ne m'inquiète pas, mais j'aimerais bien savoir de quoi il s'agit, notre projet. »

« Appuie sur les freins, Andoni. D'abord je voudrais que tu signes ce contrat qui empêche la divulgation d'information au sujet du LIO, quelles qu'elles soient. »

« Mais bien sûr, monsieur. Pas de problème. »

Andoni ramassa la plume et signa sur la ligne pointillée, tout en se sentant un peu déçu que le Dr Sarazúa lui aurait fait signer un contrat comme s'il n'avait pas confiance en lui.

« Merci,» dit Sarazúa, quand Andoni lui passa le contrat signé. « Maintenant je vais droit au fait. Jusqu'ici nous avons obtenu des résultats exceptionnels basés sur le clonage des substances que nous ont offert des donneurs vivants. Pour qu'ils n'aient pas de malentendus, à partir de maintenant je vais faire référence à cette méthode en employant le terme *clonage du type Dolly*. Mais ce qui m'intéresse vraiment c'est la possibilité de cloner les brebis en employant l'ADN qui se dérive des cellules des organismes qui vivaient il y a beaucoup de temps, en employant la méthode décrit dans la nouvelle *La parque Jurassique*. Ils ont trouvé le sang d'un dinosaure qui avait été maintenu dans un moustique attrapé dans une goutte de sève que plus tard est devenu un morceau d'ambre. Bon. A partir de maintenant je vais faire référence à cette méthode en employant le terme *clonage du type Jurassique.*»

« Je connais le livre de Michael Crichton, monsieur. Mais ce n'était qu'une nouvelle. La technologie qu'il a décrite là-dedans ne peut pas se transférer à la réalité.»

« C'est pour ça que je t'ai offert une position au LIO, Andoni. Je voudrais que tu trouves une méthode de cloner un mouton en employant l'ADN d'une brebis qui est morte depuis très longtemps.»

« Je suis bien content que vous ne me demandiez pas de cloner un dinosaure, parce que ce serait impossible.»

« Impossible ? Pourquoi ?»

« Eh bien, en premier lieu les dinosaures ont disparu, et pour ça il n'y a pas moyen de savoir ce qu'était la séquence de l'ADN de leur génome. Et en second lieu, nous n'avons pas d'œufs de dinosaure pour faire incuber un fœtus viable même si on pourrait déterminer la séquence de l'ADN.»

« C'est tout ?»

« En troisième lieu il n'y a pas moyen de séparer l'ADN du dinosaure de l'ADN du moustique. Il serait aussi tout à fait impossible de savoir quel type de sang le moustique avait sucé avant qu'il se soit attrapé dans l'ambre.»

« Bon, je ne te demande pas de recréer un dinosaure, mais je voudrais bien savoir si le *clonage du type Jurassique* peut se transférer aux brebis qui vivaient il y a très longtemps. C'est-à-dire, je voudrais savoir si nous pouvons employer des séquences incomplètes dérivées des matériaux dans les brebis d'autrefois. On peut faire cela ? »

« En théorie, oui monsieur. »

« Ne me parles pas de théories. Je t'ai demandé tout simplement si on peut le faire. Oui ou non ? »

« Eh bien, nous avons complété maintenant la séquence du génome ovine, et aussi nous avons sous la main beaucoup de brebis qui pourraient nous faire don des ovules et des matrices nécessaires. Alors oui, je dirais qu'il est possible de le faire, pourvu que nous ayons de l'ADN viable. »

« Ça dépendra des échantillons que je te remettrai. »

« C'est ça. »

« Maintenant nous faisons du progrès. Nous aurions gagné du temps si tu m'avais expliqué ça dès le commencement. »

« Mais ils nous restent encore des problèmes. Ça serait très difficile d'utiliser la soi-disant méthode Jurassique pour cloner les brebis d'antan, à moins que les gens de ce temps-là se soient donnés la peine de conserver des cellules pour qu'elles aient survécus jusqu'à maintenant. Mais je doute fort que les gens de cette époque-là aient momifié un mouton, alors je ne sais pas ce qu'on pourrait bien employer comme échantillon. »

« Ne me parles pas en termes négatifs, » lui dit Sarazúa. « Dis-moi tout simplement si nous pouvons arriver à le faire de la manière Jurassique. Oui ou non ? »

« Il ne serait pas du tout facile. On pourrait commencer par séquencer le génome, si nous avions un échantillon. Quand il s'agit des séquences d'ADN, l'âge de la matière organique n'a pas d'importance. Les scientifiques ont déjà séquencé 3,7 billions de pairs d'ADN d'un néandertal, se remontant à une période d'il y a 830.000 d'années. Ils ont employé un système de séquences qui combinait le Roche 454 avec le système *Illumina,* mais comme certaines bases n'apparaissaient pas et d'autres apparaissaient plus qu'une fois, il y avait des trous. Nous n'avons que le 63 pour cent du génome néandertalien.» « Arrête ! » lui interrompit Sarazúa. « C'est à toi cette partie du projet. Ne m'embête plus avec ces détails. Tout ce que je veux savoir c'est si on peut le faire ou non, et je ne veux pas être obligé de te le demander encore une fois.» « En théorie c'est possible, monsieur. Je ne peux pas vous promettre plus que cela.» « D'accord. Maintenant c'est à toi d'adapter la théorie en quelque chose de pratique. Je compte sur toi.»

Andoni hocha la tête et adressa un sourire à Sarazúa, sans parler plus de cette entreprise si surprenante et incertaine. Il aimait bien son travail, après tout, et il ne voulait pas le perdre. D'ailleurs, il convergeait parfaitement avec son désir de tracer l'ADN ovine jusqu'à la période lointaine quand les champs des Pyrénées étaient parsemés de moutons beaucoup plus sains que ceux d'aujourd'hui. Il fallait médicamenter les moutons d'aujourd'hui avec des antibiotiques prophylactiques pour les protéger, tandis que les moutons du passé avaient un système immunitaire assez robuste en raison de la sélection naturelle. L'objectif d'Andoni quand il étudiait les anciennes races de moutons était de chercher les séquences spécifiques de l'ADN des systèmes immunitaires qui se sont perdus quand les éleveurs modernes commençaient à s'intéresser plus au manteau extérieur qu'à la santé intérieur. Bref, la plus grande différence entre les intérêts scientifiques d'Andoni et ceux de Sarazúa était que les investigations d'Andoni se limitaient à la découverte d'une séquence d'ADN très spécifique, et donc assez courte. Il n'aurait jamais imaginé qu'il s'agissait de recréer un mouton entier qui avait vécu il y a deux mille ans.

« Il te faut combien de temps pour faire ce que je t'ai demandé ?» Sarazúa voulait savoir. « Quand est-ce que tu vas me remettre mon mouton d'il y a deux mille ans ?»

« Malheureusement je ne peux pas vous donner de réponse maintenant. Personne n'a jamais rien fait de semblable dans l'histoire du monde, alors je ne peux pas vous assigner une plage horaire en ce moment. »

« Tu vas toucher au but, n'est-ce pas Andoni ? »

« J'espère que oui, mais le projet est très exigeant. C'est possible qu'il me faille beaucoup de temps pour trouver les résultats que vous m'avez demandés. »

« Je n'ai pas beaucoup de temps à mon âge. Le temps passe vite quand on est vieux, tu sais. »

« Eh bien je vais me mettre à travailler tout de suite. Est-ce que vous avez un échantillon d'ADN pour moi ? »

« Bien sûr. Marko l'a mis dans la caisse. »

« Ne me dites pas que vous avez vraiment un échantillon tiré d'un mouton qui a vécu il y a deux mille ans ! Comment est-ce que vous avez pu savoir en quelle époque il vivait ? »

« Ils se sont servis du radio-isotope carbon-14 pour vérifier la date. Des paléozoologues ont découvert les ossements pas loin d'ici. Marko te remettra des échantillons pour que tu puisses vérifier leur viabilité. »

« J'espère que les fameux paléozoologues aient pris toutes les précautions nécessaires. »

« Ne t'en fais pas. Du moment que les investigateurs m'ont informé de la découverte, Marko est arrivé sur la scène pour protéger le terrain contre la contamination. »

« Bon. C'est bien, ça. »

« Alors quand tu auras terminé l'investigation du premier échantillon, j'en ai d'autres que tu peux analyser. Eh bien, au travail ! Je ne veux pas te revoir ici dans mon bureau jusqu'à ce que tu me présentes les résultats que je cherche. »

CHAPÎTRE SEPT

Marko prenait le petit déjeuner à sa station dans le laboratoire. Andoni lui avait demandé de conduire des analyses préliminaires sur l'échantillon que lui avez fourni Sarazúa, mais ses pensées s'égaraient toujours sur d'autres sujets pendant qu'il répétait la routine de tous les jours. Le travail de laboratoire, pensa-t-il avec rancœur, était comparable à la vie même – un sale boulot ponctué de temps en temps de l'émotion satisfaisante qu'apporte une découverte inattendue. Carmen avait été pour lui une de ces découvertes tout à fait inattendues. Ils sont devenus amis depuis le jour où ils se sont connus dans la classe de Sœur Mikele au sous-sol du couvent. Pendant ce premier jour de classe Carmen portait une robe blanche avec un col carré décoré d'un ruban bleu foncé. Elle donnait l'impression d'être une jeune marinière qui avait retourné d'un long voyage à travers des mers lointaines. Pour Marko elle était la quintessence du mystère et de l'aventure, mais elle était tout de même douce et parfois timide, ce qu'il notait surtout quand elle baissait les yeux quand il la regardait. Sœur Mikele avait fait asseoir la nouvelle élève à côté de lui parce que c'était le seul siège disponible dans la salle de classe ce jour-là, et elle était restée près de lui jusqu'à la conclusion de l'année scolaire.

Soudain il paraissait à Marko que la salle de classe avait adopté un aspect complètement différent. Elle n'était plus la petite pièce sombre et ténébreuse d'auparavant, où il avait passé tant d'années sous le regard stricte mais bénévole de Sœur Mikele. Maintenant le petit espace rayonnait de lumière, comme si un magicien aurait transformé la salle de classe en une vision glorieuse en Technicolor.

A ce moment-là Marko avait compris pourquoi il vivait sur la terre – sa raison d'être était d'aimer Carmen de tout son cœur. Il voulait lui offrir les cieux, les étoiles, le bonheur et tout ce dont elle avait besoin, et il aspirait la protéger contre tout ce qui lui faisait peur. Il voulait, plus que n'importe quelle autre chose, partager avec elle toutes les minutes, les heures, et les nuits de sa vie. Il voulait passer le reste de sa vie près d'elle pour se réjouir de sa personnalité radiante. Il espérait aussi qu'elle se sentît fière de lui et qu'elle lui ferait appel pour les conseils, l'amitié, et l'amour. Après avoir subi cette épiphanie, il se consacra aux études avec plus d'enthousiasme que jamais. Il devint le meilleur élève de la classe, réussite qui fut admirée par ses amis et enviée par ceux qui convoitaient le prestige de la position qu'il avait gagné par moyen de son travail honnête.

Alors un jour les lumières du rêve en Technicolor se sont soudain éteintes. Carmen se retira de l'école sans explications, et bientôt dans la ville on disait qu'elle était enceinte. Comme il fallait s'y attendre, les commérages furent répandus grâce à Doña Pascua, qui racontait avec plaisir les détails sordides à tous ceux qui voulaient l'écouter. Personne ne se demandait comment elle aurait pu s'informer de tant de détails de la vie intime de la jeune Carmen. Ce que les villageois voulaient entendre de la bouche de Doña Pascua c'était la révélation lente et délicieuse du drame qui s'élaborait à Mayagorry. Pour les villageois cette épopée était comme un feuilleton télévisé, et ils savouraient tous les détails du spectacle.

Marko voulait bien mourir quand il a appris les nouvelles. Il était trop amoureux de Carmen pour croire aux commérages mais en même temps il ne pouvait pas comprendre pourquoi elle s'était retirée de l'école sans rien lui dire. Il se décida finalement d'aller directement chez elle pour lui demander une audience. La mère de Carmen le précéda au salon, où il avait attendu pour une quantité de temps qui lui parut une éternité.

Quand Carmen apparut enfin devant lui, il ne put croire à ses propres yeux. Elle s'était mis un peignoir et des pantoufles, et son visage était à moitié couvert de ses longs cheveux noirs. Elle avait l'air absent pendant qu'elle regardait le plancher – elle se sentait incapable de le regarder aux yeux.

« Carmen, » lui avait dit Marko d'une voix troublée, « dis-moi qui c'est, pour que je le tue. »

« Ne parles pas comme ça, Marko, » lui répondit Carmen, sans oser le regarder. « Ce n'était personne. »

« Mais qu'est-ce que ça veut dire, *personne ?* »

« Fais-moi confiance, » dit Carmen à voix basse. « Pour le moment je ne peux pas te dire plus que ça. »

Marko fut obligé de conclure que Carmen était amoureuse du père de son enfant. Il ne put trouver autre manière de s'expliquer pourquoi elle s'atteindrait à garder le secret. Il s'est enfin convaincu que Carmen protégeait un misérable lâche par peur qu'il ait gardé lui-même la parole et qu'il ait tué son rival si elle se décida de lui faire une confession. Tout d'un coup ses bonnes intentions sont vite disparues pendant qu'il regardait Carmen devant lui dans le petit salon, en se serrant la ceinture pour se cacher la honte. Il l'a poussée rudement pendant qu'il s'enfuit de sa maison, aveuglé par la douleur et la colère et par d'autres émotions qui étaient trop compliquées pour qu'il les comprenne.

Carmen avait choisi pour son fils le nom de Manolo, le sobriquet de Manuel, ce qui veut dire *Dieu est avec nous.* Quand Marko s'est rendu compte du nom qu'elle avait choisi, il se sentit désillusionné de ce Dieu qui apparemment était auprès d'elle quand elle avait conçu le fils qu'il aurait voulu lui donner lui-même. Sûrement, elle ne consentirait jamais d'être sa femme maintenant. Depuis ce moment-là il serait condamné à vivre pour toujours dans la même ville où vivait la femme qu'il aimait.

« Marko, » lui dit Andoni. « Qu'est-ce qui se passe ? Tu as laissé le petit déjeuner sans le prendre. »

« Ce n'est rien, » répondit Marko. « Je pensais aux erreurs du passé. Il y a des fois quand je pense que j'aurais dû faire les choses d'une autre façon. J'ai fait tant de mauvaises décisions dans la vie. »

« Je comprends très bien ce que tu veux dire. Je me suis senti comme toi beaucoup de fois. Mais il est mieux de ne pas penser trop à ce que tu ne peux pas changer. »

« Il y a des choses qu'on ne peut pas oublier non plus. »

« Tu parles de Carmen, n'est-ce pas ? »

« Oui, malheureusement. »

« Tu voudrais savoir qui pourrait être son amant, non ? »

« Oui, c'est toujours la même chose. Je ne sais pas pourquoi ça devrait m'embêter tellement, mais je ne peux pas m'empêcher de penser à elle tout le temps. C'est fou, tu sais ? Ce qui me trouble plus qu'autre chose c'est que Manolo et Josetxu se ressemblent beaucoup, alors ils doivent avoir le même père. Et si c'est vrai ce que je dis – si elle a deux fils du même père, alors c'est quelque chose de sérieux, ce lien entre eux. Donc elle ne m'a jamais aimé, tu vois ? Mais il y a encore une chose que je n'arrive pas à comprendre. Pourquoi est-ce qu'ils sont si blonds, étant donné que Carmen a les cheveux noirs ? Et où se cache le père ? Je n'ai jamais vu Carmen avec un homme. Jamais. »

« C'est bizarre, je te l'avoue, » consentit Andoni.

« Carmen vient ici au LIO de temps en temps pour faire une analyse de sang et des choses comme ça. Nous nous voyons brièvement quand elle passe par le couloir, mais nous n'avons jamais eu l'occasion de nous parler. J'ai abandonné l'espoir de pouvoir avoir une bonne conversation avec elle. »

« Ne sois pas comme ça, Marko. Animes-toi un peu. Il faut prendre les rênes. »

« J'ai essayé de le faire, crois-moi. Un jour je lui ai fait une visite pour lui dire combien je l'aimais et combien aussi elle me manquait. Je voulais oublier le passé. Elle m'a pardonné de tout son cœur pour avoir nourri des doutes envers elle, et il me paraissait que tout allait bien. Mais la dernière fois que je suis allé chez elle, elle m'a dit que je ne revienne plus. Ses mots étaient durs, mais j'ai vu de l'amour dans ses yeux. Je n'oublierai jamais son expression si tendre mais en même temps si timide et nerveuse. Elle m'aime, j'en suis certain, mais elle ne veut pas m'en parler. Je ne sais plus quoi faire. »

« Il n'y a pas grand-chose à faire, Marko. Il te faut attendre jusqu'à ce qu'elle trouve le moment pour t'expliquer ce qui se passe dans sa vie. Il y a probablement toute une histoire. »

« Tu as raison, sans doute. »

« Bon, au travail! Nous devons faire une analyse de ces moutons d'il y a deux mille ans avant que Sarazúa se fasse impatient. Qu'en penses-tu ? »

« Bonne idée. Je garde l'échantillon dans le coffre-fort. »

Marko se tourna vers le coffre-fort et plaça les doigts sur l'analyseur digital. Quand il entendit le petit coup de sifflet il sortit une carte magnétique et la glissa par le côté gauche du coffre. Finalement il marqua des numéros sur le clavier numérique, et il ouvrit le coffre. Il sortit l'échantillon et le porta jusqu'au banc où ils faisaient leur travail.

« C'est un beau système ce que tu as là, » dit Andoni, bien impressionné. « Analyseur digital, circuit intégré, et plaquette de magasinage de mémoire. »

« Sarazúa est assez exigeant quand il s'agit de ces sujets. La sécurité est toujours sa première priorité. A moi il me semble qu'il dépasse un peu les bornes dans ce sens, mais ce n'est pas à moi de le juger. »

« Il doit y avoir beaucoup d'échantillons d'ADN ovine là-bas dans les champs où travaillent les paléozoologues. »

« On dirait que oui, » répondit Marko, « mais les résultats sont toujours les mêmes. Tous les échantillons se composent d'ADN qui se dérive des êtres humains. C'est bizarre. »

« Ah oui ? Mais alors le site ne peut pas être un abattoir. Ça doit être un cimetière ! »

« En effet. Ça fait dix fois que je fais cet exercice, et je ne trouve jamais d'ADN ovine. A vrai dire, je commence à me fatiguer de tout ça. »

« Et le Dr Sarazúa, il se sent désenchanté ? »

« Désenchanté non, mais ça ne l'étonne pas non plus. »

« En quel état sont les échantillons ? »

« Mauvais. Je n'y ai trouvé que quelques fragments très courts d'ADN. »

« Alors qu'est-ce qu'il cherche, Sarazúa ? »

« Je n'en sais rien, » dit Marko. « Peut-être qu'il cherche le sang qui se dérive des moutons, et il ne veut pas donner l'impression d'être désillusionné quand on trouve le sang qui se dérive des êtres humains. Mais c'est vrai qu'il ne se conduit pas d'habitude comme un homme patient. »

« Probablement il ne veut pas que nous sachions ce qu'il cherche. Il n'a pas beaucoup de confiance en nous, à en juger par les contrats qu'il nous a obligés de signer. »

« Ces contrats n'en valent pas la peine, » déclara Marko, en haussant les épaules. « Mais ne t'en fais pas. Il n'a confiance en personne, crois-moi. C'est pour ça qu'il ne laisse pas les autres techniciens nous aider à faire les analyses. Il veut limiter à nous deux le numéro de personnes qui ont le droit de s'occuper de ses affaires. »

« Je suppose que nous devrions nous sentir très flattés. »

« Flattés ? Plus tu sais, plus facile qu'un jour tu sois tué. Si tu attaches beaucoup de prix à ta vie, tu te tairas. »

« Sarazúa a beaucoup dépensé pour m'obtenir une bonne éducation, » lui dit Andoni. « Je ne vois donc pas pourquoi il voudrait me tuer. Ça ne me parait pas une méthode très sage pour faire un investissement de fonds. »

« Ne le prends pas à la rigolade, Andoni. Ça ne lui fait rien ce que ton éducation impressionnante aurait pu lui coûter. La seule chose qui compte pour Paskal Sarazúa c'est que le LIO lui fasse des bénéfices intéressants. »

Andoni marchait précipitamment le long du chemin rocailleux qui traversait les champs en direction de Mayagorry, où il allait rejoindre Lisa dans la taverne à l'heure du dîner. Il avait passé l'après-midi avec Marko en faisant l'analyse génétique du dernier échantillon du site des paléozoologistes, et ils sont arrivés aux mêmes conclusions qu'auparavant – l'ADN se dérivait des êtres humains, et non pas des moutons. En principe Andoni aurait préféré passer le soir avec Lisa, mais en ce moment-là il se faisait du souci pour savoir quels étaient les vrais motifs de Paskal Sarazúa. Qu'est-ce qu'il cherchait dans tous ces petits morceaux de bois ?

« Salut, Andoni ! » lui dit Lisa pendant qu'il se rapprochait à elle dans la taverne. « Comment s'est passée ta journée ? »

« Je n'en suis pas sûr, pour te dire la vérité, » il répondit, en s'accoudant sur le comptoir. « Comme ci, comme ça... »

« Repose-toi, Andoni. J'ai ici une carafe de sangria froide. Bois-la et tu mourras content. »

« Je te remercie, Lisa. J'en ai bien besoin. »

« Veux-tu prendre un piment farci ? »

« Merci, mais j'aime mieux les anguilles. »

Andoni se sentait beaucoup plus à l'aise après avoir avalé deux ou trois verres de sangria avec des crevettes grillées, tout en décollant les carapaces et les jetant par terre, pendant que Lisa le regardait d'un air amusé. Après avoir passé un certain temps en faisant des drôleries avec les carapaces, Andoni invita Lisa à passer au restaurant pour dîner avec lui.

« Mon Dieu ! » exclama Lisa quand elle entra là-dedans. « Quelle élégance ! Je ne savais pas qu'il existait ici un endroit aussi... élégant ! Je ne trouve d'autre mot pour le décrire. »

« Tu peux remercier Paskal Sarazúa. Ce n'est qu'une de ses contributions au bien-être des villageois de Mayagorry. »

Andoni posa le verre de Lisa sur la table, puis il soutint sa chaise alors qu'elle s'assit. Le serveur s'est vite approché à leur table, et Andoni commanda une paella et une bouteille de Rioja. A Lisa, il lui semblait qu'elle était montée aux cieux.

« Je sais bien que tu veux savoir ce que j'ai appris hier soir au sujet de la géographie du type sanguin rhésus négatif, » lui dit Andoni, pendant qu'ils n'étaient qu'à la moitié du repas.

« Mais bien sûr ! Qu'est-ce que tu en as appris ? »

« J'ai découvert que le facteur rhésus négatif existe partout dans le Moyen-Orient.»

« Ah, oui ? Expliques-le-moi. Ne me fais pas attendre !»

« Après les basques, les *karaïtes* ont atteint le plus haut niveau de sang Rh négatif du monde.»

« Où est-ce qu'ils habitent ?»

« Ils ont fait de longues migrations depuis qu'ils ont formé une secte dans le neuvième siècle. Maintenant la majorité vit en Crimée et en Israël aussi, mais au début, quand ils ont formé leur secte, ils vivaient en Mésopotamie.»

« Sans blague ! *Iraq !*»

« C'est ça. J'imagine que sa présence en Iraq se remonte à la captivité babylonienne.»

« Mésopotamie… ça se trouve entre les rivières Tigrais et l'Euphrate, où se trouva l'Eden, selon Sœur Mikele.»

« A un moment donné,» continua Andoni, « les karaïtes représentaient une portion signifiante du peuple judaïque.»

« Quel est son groupe linguistique ?»

« Je savais que tu allais me demander ça, alors je me suis préparé. Sa langue s'appelle *karaim*, dérivé du *turkic* et du *kypchak* anciens, avec des influences hebraiques.»

« Y en a-t-ils qui parlent la langue originelle, le sais-tu ?»

« Oui, il y en a six,» répondit Andoni.

« Comment ? Seulement *six* personnes ?»

« Ça m'étonne qu'il y en ait six. Personne ne parle le latin ou l'ancien grec aujourd'hui, par exemple.»

« Ne me dis pas que les six sont du type rhésus négatif !»

« J'en sais rien. Mais je dirais qu'il y en a trois, car selon les statisticiens, la moitié d'eux sont de ce type.»

« C'est tout à fait fascinant ce que tu me racontes là.»

« Il y a encore une chose que tu devrais savoir. Après les basques et les juifs de la race karaïte, la concentration plus grande du type rhésus négatif se trouve parmi les berbères.»

« Les nomades du désert !»

« Je te parie que si tu faisais une étude de leurs migrations tu découvrirais qu'ils ont beaucoup en commun avec les karaïte. J'ai lu quelque part qu'ils vivaient à la frontière entre Séria et Iraq il y a quatre mil ans. »

« L'Eden apparait de nouveau, » Lisa murmura.

« Et voici que nous apparaît aussi la paella, » dit Andoni.

« Comme ça sent bon ! Aussi bon que ce qu'ils mangeaient Adam et Eve dans le jardin d'Eden, j'en suis certain. »

« Elle dégage une odeur divine, cette paella, et elle a l'air divine aussi, » remarqua Lisa, en regardant avec appétit les moules noires, les crevettes rosées, les calmars blancs, les poivrons rouges et les petits pois verts – tous blottis dans un nid jaune de riz safrané.

« Il y a autre chose que je voudrais te dire, Lisa. »

La beauté de la paella, quelle qu'en fût la diligence mise en œuvre par les chefs de cuisine, s'est vite évaporée devant l'émotion qu'éprouva Lisa quand elle écouta son prénom pour la première fois sur les lèvres d'Andoni. Elle s'imagina avec lui dans le jardin d'Eden, nus tous les deux et sans pudeur.

« Qu'est-ce que tu as voulu me dire, Andoni ? » elle lui demanda doucement.

« Peut-être je n'aurais pas dû en faire référence, » dit-il.

« Si, si, tu es obligé maintenant de me le dire, autrement tu vas me laisser dans le doute. »

« Eh bien, tu sais déjà que c'est bien établi que la race *homo sapiens* a ses origines en Afrique. Alors, maintenant que les généticiens ont séquencé l'ADN du génome humain, il n'y pas de doute que l'Afrique soit le berceau de toute l'humanité. Les investigateurs qui tracent leurs migrations ont démontré que ces êtres anciens se sont dirigés, pendant une période où se reculaient les océans, dès l'Afrique vers la côte d'Inde jusqu'à l'Australie. D'autres sont allés jusqu'en Chine et en Asie au moment où l'Europe était couvert de glace, et plus tard pendant une période de caléfaction climatique globale ils se sont échappés des sécheresses en Asie pour peupler une Europe tempérée. Tout cela a eu lieu pendant une époque très longue, mais ils nous restent des échantillons d'ADN partout. Il me semble que ça jette par terre ta théorie que les premiers êtres humains avaient leurs origines dans le jardin d'Eden. Il me semble aussi que la légende basque qui propose que notre langue se parlait dans l'Eden est justement cela – une légende. Lisa poussa un soupir. Adieu le jardin où se réjouissaient les amoureux nus et sans pudeur.

« Peut-être l'Eden était situé en Afrique alors, mais dans ce cas-là je ne peux tracer la langue basque plus loin que Noé. »

« Mais en tout cas, même si tu ne peux la tracer qu'aux temps de Noé, cela nous place plein dans le Moyen Orient. »

« En effet, ce que tu m'as raconté en ce qui concerne le facteur rhésus négatif confirme mon hypothèse. Je savais déjà qu'il y avait des connections entre les basques et plusieurs langues de la région caucasienne. J'aimerais bien pouvoir tracer l'euskara jusqu'à la Sumérie. J'ai l'impression très nette que là-bas on pourrait trouver de la terre fertile… peut-être aussi fertile que celle du même Croissant. »

« Espérons que oui. Dis donc, est-ce que tu voudrais bien t'installer dans mon appartement demain pour te servir de ma connexion à Internet ? »

« Oui, avec plaisir, » répondit Lisa avec enthousiasme. « Tu es sûr que ça ne te dérange pas ? »

« Absolument. Ça ne me dérange pas du tout. Mais je dois travailler avec Marko pendant toute la journée sur le projet de Sarazúa, alors je ne peux pas te recevoir. Mais si tu peux arriver à mon appartement à huit heures du matin, je laisserai la porte ouverte pour que tu puisses entrer sans problèmes. Ne vient pas avant huit heures, ou Etxemendi ne te laissera pas entrer. Les portes sont fermées jusqu'à cette heure-là. »

« Gracias, Andoni. J'espère avec impatience l'occasion de trouver en Google des études linguistiques qui fassent des rapports entre le Pays Basque et la Sumérie. »

« Alors tu te débrouilles avec Noé, même si tu ne peux pas arriver jusqu'à Adam ? »

« Bien sûr. Je ne peux rien faire, tu sais, avec les langues antédiluviennes. Et cela sans se tenir compte de ce qui s'est passé dans le cas de la tour de Babel. »

« Si tu prends trop de pas en arrière, tu vas finir par te trouver dans une cave, en étudiant des empreintes de main qui ne te serviront de rien comme langues.»

« Tu as raison – il y a des limites, bien sûr. Même si je pourrais découvrir des pictogrammes anciens, je ne saurais rien des sons qu'ils émettaient quand ils parlaient entre eux, ces anciens êtres humains.»

« C'est pour ça que je me tiens à l'ADN. Il se remonte jusqu'au commencement même de l'existence des humains.»

« Mais l'ADN aussi a ses limitations pour les linguistes, car elle ne nous enseigne rien au sujet de la langue. Ça m'aurait beaucoup plu épier les conversations entre Adam et Eve pour savoir comment la langue sonnait.»

« Et pour savoir de quoi ils parlaient aussi.»

« Ça aussi. De toute façon, c'est toujours intéressant qu'il y a des gens qui pensent que le basque était la langue qui se parlait au jardin d'Eden, n'importe où il se trouvait. Mais malheureusement dans le cas des linguistes, nous ne pouvons pas aller plus loin que la Sumérie. Avant cela ce n'est qu'un voyage de tapis magique aux endroits qu'on ne peut pas décrire sauf par moyen de l'art et de la poésie. Mais si nous arrivons un jour à faire des rapports entre le génie du scientifique et le cœur du poète, nous pourrions nous faire une vision de la réalité en trois dimensions.»

« Explique-moi comment ça se fait,» lui dit Andoni.

« Eh bien les scientifiques ont l'habitude de se demander *Quoi ?* et *Comment ?* quand ils examinent les choses avec le microscope. C'est-à-dire qu'ils se demandent *Qu'est-ce que c'est que ça,* et *Comment est-ce que ça fonctionne ?* Mais les poètes et les théologiens se demandent *Qui ?* et *Pourquoi ?* pendant qu'ils contemplent les étoiles. C'est-à-dire, *Qui a créé l'univers,* et *Pourquoi est-ce qu'il l'a fait ?* Maintenant je me tais avant que le dîner se refroidisse, ou avant que tu croies que je suis complètement folle.»

« Tu es une femme très intéressante, Lisa Maxwell. Les autres femmes en Californie, elles sont toutes comme toi ?»

« Espérons que non. Le pauvre gouverneur de Californie a déjà les mains pleines sans que toutes les femmes là-bas soient comme moi. »

Après avoir payé l'addition, Andoni accompagna Lisa jusqu'au Palomar. Quand ils sont arrivés à la porte d'entrée, soudain Andoni la prit dans ses bras et lui donna un gros baiser. Alors Lisa lui passa sa clé et il ouvrit la porte pour elle. Après avoir échangé deux ou trois petits bisous de plus, ils se sont dit au revoir et puis Andoni se mit à marcher rapidement vers le LIO, aux sandales ailées d'un amour tout neuf.

CHAPÎTRE HUIT

Après avoir dit au revoir à Andoni, Lisa entra dans le Palomar avec l'intention d'aller directement au lit pour pouvoir rêver de lui. Elle éprouvait déjà un bonheur sans bornes – une illusion créée par l'amour qu'elle sentait pour le jeune biochimiste qu'elle avait connu à l'endroit plus aparté et improbable du monde. Qui aurait cru qu'elle trouverait l'homme de ses rêves dans un petit village caché dans les montagnes, un village qui semblait être plutôt une fantaisie ? Tout ce qui lui est arrivé, se dit Lisa, a dû être prédestiné. Elle était sur le point de monter à sa chambre quand elle entendit soudain une voix aiguë et râpeuse.

« J'ai vu ce que vous faisiez devant la porte d'entrée toute à l'heure » déclara Doña Pascua, en sortant des sombres de la réception. « Je l'ai trouvé répugnant. »

« Vous n'aurez pas dû nous espionner alors, » répondit Lisa avec indignation.

« C'est à moi de décider, Mademoiselle. J'ai ici une maison respectable, et je ne permets pas que les gens se conduisent comme vous l'avez fait devant ma porte. »

« Tout le monde dort à poings fermés à ces heures, Doña Pascua. Ne vous en faites pas. Personne n'a rien vu. »

« Ne commencez pas par m'insulter ! Je n'aime pas le ton que vous prenez avec moi. Vous avez une très bonne opinion de vous-même, n'est-ce pas? Vous vous croyez plus sage que tout le monde avec votre doctorat et tout ça, mais vous vous trompez, Mademoiselle. Et vous avez tort si vous pensez qu'Andoni va se marier avec vous. Ici nous ne nous marions pas avec les étrangers. »

« Eh bien, je ne suis pas la seule à insulter les gens ! »

« Je vous l'ai dit pour votre propre bien. Une parole à celui qui se dit sage, n'est-ce pas ? Si, en fait, vous êtes aussi sage que vous pensez l'être. »

Lisa se détourna de la vieille et marcha avec détermination vers les escaliers avec l'intention de monter à sa chambre sans prononcer un mot de plus, puis elle a changé d'avis.

« Les basques ne sont pas tous des xénophobes. »

« Vous vous croyez très intelligente, n'est-ce pas ? » lui dit Pascua avec un petit rire moqueur. « Eh bien, il vaut mieux que vous abandonniez vos prétentions quand vous m'adressez. Je ne suis pas impressionnée par vos mots recherchés. »

« Lequel, xénophobe ? »

« C'est ça. »

« Il se rapporte à quelqu'un qui a peur des étrangers. »

« Alors vous vous êtes mal exprimée, *Professeur,* » elle lui répondit d'un ton sarcastique. « Nous n'avons pas peur des étrangers. Nous ne nous associons pas avec eux, c'est tout. »

« C'est-à-dire que nous n'avons pas le droit d'utiliser les toilettes publiques ? Ou bien est-ce qu'il nous est interdit de nous asseoir trop près de vous dans un restaurant ? »

« Ne soyez pas sarcastique. C'est moche. Rappelez-vous que quand vous indiquez à quelqu'un avec le doigt, vous vous indiquez à vous-même avec les autres trois doigts. »

« Moi j'aimerais bien me marier avec un basque, et je ne vous crois pas quand vous me dites qu'un basque se refuserait à se marier avec moi. »

« C'est parce que vous vous prenez pour une bonne petite bouche. »

« Bon, ça y est, » dit Lisa, en se tournant vers les escaliers.

« Nous avons de bonnes raisons pour faire ce que nous faisons, » ajouta Pascua. « Nous adhérons les uns aux autres parce que nous sommes une race séparée. »

Lisa s'est arrêtée et elle tourna la tête vers Doña Pascua.

« Comment, une race séparée ? »

« Il y a des choses qui nous séparent du monde. »

« Quoi, par exemple ? »

« Nous portons une espèce de crête tout au long de la tête qu'on peut noter si on la touche avec les doigts.

» Pour un bref moment Lisa avait envie de patouiller le crâne de Doña Pascua pour vérifier son affirmation, mais elle décida enfin de s'abstenir de le faire. Elle préférait attendre jusqu'au moment quand elle serait seule avec Andoni pour tâter sa tête.

« Cette crête, » lui demanda Lisa, « ça se connait vraiment ou est-ce simplement un produit de votre imagination ? »

« Tout le monde sait ce que c'est, » insista Pascua, d'un ton irrité. « Ça s'appelle la crête reptile. »

« La crête reptile, » murmura Lisa, pensive. Si le nom avait quelque chose à faire avec de vrais reptiles, alors il décrivait assez bien Doña Pascua. Lisa décida de changer de thème tout de suite. « Est-ce qu'il y a quelque chose d'autre qui vous éloigne des autres êtres humains ? »

« Nous avons le sternum plus épais. »

« Vraiment ? » Lisa jeta un regard à Pascua, mais cette fois elle ne se sentait plus tentée de vérifier ce qu'elle lui avait dit. « Est-ce qu'ils restent encore de différences ? »

« Nous avons une vertèbre en trop à la fin de l'épine dorsale. Il y a des cas où il y en a deux ou trois de trop. Ça s'appelle la *cauda*. Ça veut dire *queue* en latin. Vous ne saviez pas que je pouvais parler le latin, n'est-ce pas ? »

Quand elle regardait Doña Pascua, Lisa avait l'impression qu'elle ressemblait plus à un corbeau qu'à un reptile, bien que ceux-ci étaient de la même famille biologique. Pascua avait parfois les yeux froids comme ceux d'un reptile, mais faire des rapprochements entre les basques et une primogéniture reptile serait une erreur et une affronte à la communauté entière. Mais cela ne faisait rien aux scientifiques, malgré tout, que leurs découvertes pourraient être injurieuses. Ils ne s'intéressaient qu'à la vérité objective. Mais les reptiles ? Il suffisait déjà d'avoir fait mal à de certains individus en leur disant qu'ils descendaient des simiens, mais les reptiles étaient hors de la limite – surtout dans le cas de ceux qui tentaient les jeunes filles innocentes avec de pommes irrésistibles.

« Bonne nuit, Doña Pascua. Je suis très fatiguée. » « Nous avons des dons de voyance aussi, » dit Pascua, sans se gêner de la fatigue dont Lisa venait de se plaindre. « Nous savons ce que pensent les gens. » « Je vais au lit, » lui annonça Lisa à haute voix. « Il fait tard. J'ai beaucoup à faire demain. » « Je le sais bien, » dit Pascua, d'un ton cryptique.

Pendant que Lisa se reposait sur son lit, elle pensait à ses conversations les plus récentes. Les basques n'avaient pas seulement la concentration plus haute du monde du groupe O et du facteur Rh négatif, mais ils avaient aussi des différences physiques très marquées. A part les possibles implications des observations de Doña Pascua au sujet de la crête reptile, ses remarques indiquaient que les basques en effet n'avaient pas l'habitude de se mêler avec les gens d'autres cultures et d'autres régions du monde, et c'était peut-être pour cela qu'ils avaient souffert des mutations à cause du nombre très réduit du groupe. L'autre possibilité était absolument unique et par conséquence inouï : *Les différences qui séparaient les basques du reste du monde étaient dues au fait qu'ils étaient une race d'origine complètement inconnue.*

Lisa se sentait triste quand elle pensait qu'il aurait pu avoir une tradition de xénophobie parmi les basques, jusqu'à ce qu'elle se soit rendue compte que l'incidence très élevée du facteur négatif pourrait bien expliquer le fait que les basques n'avaient pas un grand désir de se marier avec des femmes hors du groupe, la majorité desquelles auraient le facteur sanguin rhésus positif. Les communautés ont de longues mémoires, et la tragédie des femmes basques qui portaient le facteur rhésus négatif, qui perdirent tous ses enfants avec l'exception de l'aîné, avait certes laissé une empreinte très profonde dans la conscience collective du peuple basque.

Le soleil se soulevait sur le village de Mayagorry pendant que Sœur Mikele marchait vers le LIO pour se rejoindre avec Paskal Sarazúa. Elle était arrivée à la conclusion que la jeune

Thérèse avait tout à fait raison de se préoccuper pour son ami Peli, qui ne s'était jamais absenté pour tant de temps sans explication. Il avait été absent pour huit jours déjà, alors Sœur Mikele décida qu'il était grand temps qu'elle fasse appel à Paskal Sarazúa. « Bonjour Zigor, » elle lui dit au chef de sécurité. « Paskal Sarazúa m'attend. »

Comme presque tous les autres villageois de Mayagorry, Zigor Etxemendi avait été un des élèves de Sœur Mikele. Il fut le pire élève de la classe ; en plus, il avait été méprisé et rejeté par la plupart de ses camarades de classe, qui se moquaient de lui sans qu'il le sache. Néanmoins ils n'osaient pas rire au nez de Zigor, parce qu'il était la terreur de la classe. Comme il n'était ni intelligent ni travailleur, il se voyait obligé de voler ce qu'il voulait des autres élèves en employant la force et le subterfuge. Il n'avait pas mis longtemps pour trouver la manière de faire du chantage avec l'aide d'une paire de mouchards qui circulaient parmi les tables dans le réfectoire, en forçant les autres élèves à leur remettre les desserts préférés, quand les religieuses se tournaient le dos.

Ces brutalités se sont terminées brusquement à la fin de la cinquième année, quand il fut suspendu. Il cabotinait pour un temps, en prétendant qu'il n'avait pas de temps à perdre dans la classe de Sœur Mikele, et puis après il s'est absenté pendant plusieurs années. Il ressurgit quinze ans plus tard comme le chef de sécurité du LIO. Personne ne savait avec exactitude qui lui avait offert ce travail, sans même parler de comment il avait pu trouver la manière de se présenter comme le meilleur candidat pour le poste.

« Enchanté de vous voir, Sœur Mikele, » dit Zigor, en lui jetant un regard spéculatif. Elle avait marre de ses regards grossiers et de ses remarques moqueuses et de l'expression irrespectueuse qu'elle pouvait toujours entrevoir sur ses lèvres épaisses. Sœur Mikele nota avec intérêt l'incongruité entre ses lèvres sensuelles et ses petits yeux porcins.

« Sœur Mikele a un rendez-vous avec vous, » dit Zigor, à travers le mobile. « Voulez-vous la recevoir maintenant ? Bon. Très bien, docteur. » Etxemendi fit un signe de tête à Sœur Mikele pour lui indiquer qu'elle pouvait se réunir avec Sarazúa. Comme il ne s'était pas donné la peine de lui dire une seule parole, Sœur Mikele sortit de son bureau sans rien dire. Pendant qu'elle marchait d'un pas décidé le long du couloir, elle sentit le regard insolent de Zigor, qui n'avait point changé depuis le temps quand il était un petit vaurien impoli et inattentif.

« Sœur Mikele, » lui dit Paskal Sarazúa, en l'accueillant dans la réception. Il l'aida à enlever son manteau, puis il l'accompagna à son bureau. « Vous êtes venue pour me parler de Manolo et Josetxu ? Est-ce qu'il se passe quelque chose ? »

« Non, ils vont bien tous les deux, » répondit Sœur Mikele, en entrant dans son bureau avec lui.

« Asseyez-vous s'il vous plaît, Sœur Mikele, » dit-il, en lui indiquant une chaise. « Est-ce que je peux vous aider ? »

« C'est Peli, Dr Sarazúa. »

« Peli ? » il répéta. « Je ne connais pas ce nom. »

« C'est le jeune concierge du couvent. »

« Ah, bien sûr. Est-ce qu'ils se sont installés de nouveau chez vous ces cafards ? »

« Non, l'exterminateur s'est occupé d'eux, » lui dit-elle, irritée par sa manière de faire des conjectures, sans lui donner la parole. Il lui paraissait un peu bizarre que Sarazúa ait oublié le nom du jeune homme qu'il avait envoyé faire une commission pour lui à Saint Jacques de Compostelle. Peli avait déjà raconté à Sœur Mikele avant de partir que c'était une mission très importante, et qu'il avait promis à Sarazúa de rentrer le plus tôt possible, sans rien dire à personne.

« Dr Sarazúa, vous avez vous même envoyé Peli à Saint Jacques de Compostelle pour vous faire une commission. »

Sarazúa la regarda un moment sans expression, comme si il avait oublié ce petit détail.

« Mais bien sûr, » il dit enfin. « Alors il vous a envoyée avec un paquet ? Je ne savais pas qu'il avait une complice. » « Je ne suis pas sa complice, et je n'ai pas de paquets pour vous, » lui dit Sœur Mikele, d'un ton refréné. « Je suis venue ici pour vous dire que Peli n'est pas encore retourné de son voyage. Ça fait une semaine qu'il est absent. J'espérais que vous pourriez nous aider à le trouver. »

« *Moi* ? Je vous assure que je n'ai vraiment aucune idée où il est, » dit Sarazúa avec trop d'intensité.

« Je comprends. Mais vous avez les moyens nécessaires pour le faire trouver. Nous en sommes tous très préoccupés. »

« Je ferais de mon mieux pour le faire trouver, » lui assura Sarazúa, la prenant par le coude avec beaucoup de délicatesse et l'accompagnant à la porte. « Je comprends que vous soyez très préoccupée par son absence. Vous auriez dû m'expliquer toute l'histoire au commencement de la conversation. »

Paskal Sarazúa, tout en fermant la porte derrière Sœur Mikele, cessa d'être un homme selon toute apparence bien équilibré, et se transforma dans un personnage enragé. Il arpentait son bureau de long en large devant la fenêtre en regardant, empreint de ressentiment, vers Galice – le point central de son acrimonie. Car là-bas en Galice, à une distance d'à peu près six cents kilomètres, se trouva la ville de Saint Jacques de Compostelle, l'endroit où vivait l'homme qu'il détestait plus que n'importe quel autre individu du monde entier, et qui s'appelait Pierre Piedmont.

Paskal Sarazúa l'avait haï depuis le moment où il avait découvert, au moyen de quelques relations secrètes, que cet homme avait l'effronterie de croire qu'il était de lignée royale, rejeton de la maison des rois de France qui prétendaient d'être descendus des progénitures d'un mariage clandestine entre Marie-Madeleine et Jésus-Christ lui-même. Sarazúa se sentait dégoûté pas seulement par l'orgueil présomptueux de Pierre Piedmont, mais aussi parce que la déclaration absurde que fit son ennemi juré avait mis en danger ses propres plans pour le Messie.

Sarazúa rejeta la faute nettement sur Dan Brown, l'auteur de *Le Code de Vinci,* un bestseller basé sur des idées épuisées qui pour longtemps s'étaient circulées partout. Mais ce Brown, pensa Paskal Sarazúa avec ressentiment, fit circuler la notion que le groupe de cinglés qui s'appellent les *Illuminati* et qui prétendent descendre directement de la ligne de Jésus-Christ, avait de bonnes raisons pour se féliciter de l'honneur. L'auteur avait persuadé des milliers de lecteurs d'accepter cette notion tout à fait ridicule en employant la fiction littéraire pour les faire croire que les faits putatifs de son roman étaient basés sur la vérité pure et simple. Quand les critiques et les journalistes demandaient des preuves, on leur expliqua que l'Eglise avait déjà pris de fortes mesures pour étouffer le scandale. Depuis lors les ventes du livre eurent des augmentations à deux ou trois chiffres.

Paskal Sarazúa grinçait les dents et faisait les cent pas pendant qu'il méditait de nouveau sur le problème de Peli. C'était un jeune homme adroit et accompli qui avait déjà volé neuf reliques du Messie des coffres de diverses cathédrales du nord de l'Espagne. Par conséquent Sarazúa s'était décidé de l'envoyer à la cathédrale qui avait la plus de promesse – celle de Saint Jacques de Compostelle en Galice, la ville d'origine de Piedmont et son cercle de troglodytes qui se considéraient comme des frères consanguins de Jésus-Christ – mais il était certain que Peli était bien préparé pour voler la relique. Il n'y avait plus de temps à perdre, d'ailleurs. Andoni était bien orienté et il travaillait bien avec Marko. En plus, il avait formé une bonne équipe avec les autres investigateurs du laboratoire. Tout était en place alors pour qu'ils fassent des expériences avec les ossements du demi-frère de Jésus-Christ.

Sarazúa était convaincu que l'odieux Piedmont avait joué le rôle principal dans la disparition de Peli, et il n'avait pas de doute qu'avant de le tuer Piedmont lui avait forcé de confesser qu'il travaillait pour lui, ce que lui aurait intéressé beaucoup à

Pierre Piedmont. Il y avait seulement un petit détail qui le troublait : si Piedmont et ses crapules ont tué Peli, alors qui avait volé le suaire de la Cathédrale d'Oviedo ? Sarazúa avait ajouté lui-même cet article à la liste de Peli. Les associés de Piedmont lui auront forcé à révéler son programme secret avant de le tuer, et Piedmont aurait envoyé plus tard un de ses hommes de main à voler le suaire. Mais il n'aurait pas pu tirer parti du suaire – il n'avait ni le matériel, ni l'imagination, ni l'intelligence, ni les fonds nécessaires pour monter un coup comme celui qu'il avait l'intention d'exécuter lui-même. Il était convaincu que le seul talent qu'avait Pierre Piedmont était de le soûler à chaque opportunité.

Il n'y avait pas de temps à perdre, se dit Sarazúa une fois de plus. Il devrait se préparer à mener Andoni au prochain niveau. Il devrait lui expliquer au moins ce qu'il avait projeté de faire à long terme avec les expériences génétiques. Cela ne lui plaisait pas du tout de lui révéler ainsi les fondements du jeu, mais maintenant que Piedmont soupçonnait quelque chose, il était obligé de prendre les mesures nécessaires pour avancer le travail plus rapidement. Il avait besoin de changer l'horaire et de modifier les procédés. Il était nécessaire aussi qu'il trouve le courage de se sentir plus en confiance avec les êtres faillibles qui travaillaient au LIO. Le château de sable pourrait s'effondrer d'un moment à l'autre. Peut-être il serait même nécessaire que certains individus fassent des sacrifices pour le bien de l'ensemble. C'était possible que Peli ait été le premier à tomber.

Sœur Mikele parcourait le sentier vers Mayagorry quand elle aperçût Lisa qui s'approchait de la direction opposée.

« Sœur Mikele ! » exclama Lisa quand elle l'avait atteinte. « Je ne m'attendais pas à vous rencontrer ici sur le sentier si tôt le matin ! »

« Moi non plus je n'attendais pas à vous rencontrer ici dans les champs tout près des moutons, » répondit Sœur

Mikele, en la serrant dans ses bras. « Vous allez travailler maintenant au LIO ? »

« Oui. Andoni m'a invitée à faire mes investigations chez lui. Il leur manque la connexion à Internet au Palomar. »

« Ça ne m'étonne pas du tout. Il n'y a rien de moderne chez le Palomar. »

« En effet. Et vous ? » continua Lisa. « Vous avez visité le LIO à cette heure du matin ? »

« Oui, c'est ça. Je viens de parler avec Paskal Sarazúa. Je me fais du souci pour Peli. »

« Peli ? »

« C'est le concierge au couvent. »

« Ah, bon. Et qu'est-ce qui se passe, alors ? »

« Il est disparu. Sarazúa l'a envoyé à Saint Jacques de Compostelle pour lui faire une commission, et il n'est pas encore rentré. Ça fait une semaine que nous l'attendons. »

« Et qu'est-ce qu'il en pense, Sarazúa ? »

« Pas grand-chose. Il m'a dit qu'il n'y a pas de souci à se faire, mais je ne vois pas pourquoi il ne s'inquiète pas. »

« Est-ce qu'il va vous aider à le trouver ? »

« Oui, je crois que oui. Mais il parait qu'il ne se souvient pas de lui, ou au moins il s'en souvient très, très peu. J'avais l'impression que ça ne lui faisait rien qu'il n'est pas encore rentré, mais au couvent nous en sommes très inquiètes, surtout la pauvre petite Thérèse. »

« Thérèse ? C'est son amie ? »

« Oui. Ils se sont connus depuis longtemps – depuis l'enfance. Thérèse s'inquiète souvent sans cause, mais cette fois je dirais qu'elle a beaucoup de raison de se soucier. »

« Il y a quelque chose en particulier qui vous fait peur ? »

« Eh bien, vous savez déjà comment ils sont, les gens du LIO. Au fond c'est une opération complètement clandestine – il n'y a pas d'autre manière de la décrire. Mais comme résultat ils donnent une mauvaise impression, parce que quand les gens se conduisent comme ça, souvent ça veut dire qu'ils ne veulent pas que les autorités les prennent la main dans le sac. »

« Je comprends bien. »

« De toute façon, le Dr Sarazúa m'a dit qu'il s'occupe de tout cela, alors pour le moment il n'y a pas beaucoup à faire. »

« Laissez-moi savoir si je peux vous aider. »

« Merci bien, Lisa. Bon, je me sauve. On m'attend au couvent. Les prières vont bientôt commencer. »

« A toute à l'heure, alors. »

« Fais-moi bientôt une visite, Lisa. »

Si Lisa avait levé les yeux vers les vitrines plus hautes du LIO, peut-être elle aurait aperçu le contour de Paskal Sarazúa qui la regardait d'un visage très ennuyé pendant qu'elle s'approchait de l'édifice. De quoi est-ce qu'elles parlaient les deux femmes quand elles se sont rencontrées sur le chemin ? se demanda-t-il. Cette jeune américaine impertinente se mêlait trop des affaires des autres. Il frémissait de colère quand il ramassa le mobile.

« Andoni, viens tout de suite, » il cria d'une voix aigüe. « Je veux parler avec toi. Je m'en fous de ce que tu as organisé avec Marko. Viens ici tout de suite, je te dis. »

Il regardait avec indignation la silhouette de Lisa. A peine le soleil était-il levé et la voilà déjà, se dirigeant résolument vers le LIO comme si elle était la Présidente-Directrice Générale. Il voulait demander à Etxemendi qu'il la détienne quand elle arrivera à l'entrée, mais il a changé d'avis. D'abord il voulait demander à Andoni ce qu'il pensait de cette femme.

« Il doit y avoir un malentendu, » dit Zigor Etxemendi à Lisa quand elle s'est présentée devant lui. « Le Dr Chiriboga m'a informé qu'il va passer la journée entière au laboratoire. Vous êtes sûre que votre rendez-vous avec lui n'était pas pour huit heures du *soir ?* »

« J'en suis certaine, » répondit Lisa, les mains plantées sur les hanches. « Appelez le Dr Chiriboga et demandez-le-lui. Il vous dirait que je peux monter à son appartement. »

Zigor lui lança un regard luxurieux et il marqua un numéro au mobile, en fixant les yeux sur elle pendant qu'il attendait la réponse d'Andoni. Lisa était convaincue que Zigor Etxemendi pensait en ce moment qu'il devait être très agréable qu'Andoni Chiriboga puisse jouir d'un interlude avec une personne du sexe opposé avant le petit déjeuner.

« C'est Zigor Etxemendi qui vous parle, monsieur, » il dit à Andoni quand il avait répondu. « Excusez-moi de vous déranger, Dr Chiriboga, mais j'ai ici avec moi une jeune femme qui me dit que vous l'avez invitée à monter à votre appartement ce matin à huit heures. C'est maintenant qu'elle peut monter, alors, ou c'est pour huit heures du soir ? »

Zigor continua de la regarder sans baisser les yeux pendant qu'il écoutait Andoni.

« Très bien, monsieur, » reprit-il enfin. « Je la laisserai monter tout de suite. »

Aussitôt après le départ de Lisa, Zigor Etxemendi ramassa le mobile et s'est mis à parler avec Paskal Zarazúa.

CHAPÎTRE NEUF

Lisa mit en marche son portable et trouva le fournisseur d'accès d'Internet. Avant de se mettre à travailler, elle décida de se préparer une tasse de café avec du pain grillé. Pendant ce temps-là elle regardait autour d'elle pour chercher des signes de la présence d'Andoni. Il lui plaisait voir ses choses personnelles éparpillées ici et là partout – un livre ouvert sur la table basse (*Longitudes et Attitudes* par Thomas Friedman), une photo ancienne de ses parents (sévère le père ; la mère, modeste), une veste jetée sur une chaise (tissue de laine avec des pièces aux coudes).

Quand enfin le pain fut grillé, Lisa ajouta de la marmelade et l'apporta avec la tasse de café à la table de travail. Elle se mit à naviguer sur Internet, en cherchant des portales sur la culture de la Sumérie. Une heure plus tard elle avait trouvé exactement ce qu'elle cherchait – un article d'Angus J. Huck, qui avait découvert quatre-vingt-trois liaisons entre la langue basque et celle de la Sumérie.

Lisa avait beaucoup de difficulté à contrôler l'enthousiasme. Elle avait enfin entre les mains une étude très bien investiguée qui lui offrit la preuve que l'origine de la langue basque remonta à la première langue connue du monde – une indication de plus que la légende basque au sujet de l'Eden pourrait peut-être avoir une fondation solide. Elle était ravie qu'Andoni ait pu lui faciliter l'accès à Internet. Il y a cinq ans, elle n'aurait jamais pu mener à bien ses investigations, ou au moins jamais avec une vitesse pareille. Elle se reposa sur le fauteuil en se réjouissant de ce moment magique de trouvaille que tant de fois lui offraient ses études linguistiques, mais en ce moment-là elle n'avait pas envie de se mettre à écrire, alors elle s'est mise à chercher une excuse pour ajourner la tâche. Elle ferma l'ordinateur portable, elle se leva du fauteuil, elle bâilla, puis elle décida de se diriger à la salle de bains. Juste quand elle finissait de faire ce qu'elle avait à faire, quelqu'un frappa très fort à la porte de l'appartement. Comme elle ne voulait pas répondre à haute voix de l'intérieure de la salle de bains, elle s'est pressée à terminer aussi vite que possible pour pouvoir se diriger à la porte d'entrée. Elle éteignit la lumière et était sur le point de quitter la salle de bains quand soudain la porte de l'appartement s'ouvrit et elle entendit sonner très fort des pas sur les carreaux du vestibule.

« Où est-elle ? » demanda une voix d'homme.

« Je n'ai aucune idée, » répondit une autre voix d'homme. « Le Dr Chiriboga m'a dit qu'elle était ici de visite. »

Lisa entendit du bruit que faisaient les portes de l'armoire qui s'ouvraient et se fermaient avec beaucoup de force.

« Dépêche-toi, Etxemendi. Je ne veux pas passer toute la journée ici. »

« Oui, bien sûr, Dr Sarazúa. Je vais examiner la salle de bains, et puis nous nous en allons. »

Il frappa à la porte, et tout de suite après Zigor Etxemendi entra dans la salle de bains.

« Il y a quelqu'un ? » cria Sarazúa depuis le salon.

« Non, docteur, il n'y a personne, » répondit Etxemendi depuis la porte ouverte de la salle de bains.

« Appelle les gardiens, alors, et dis-leur qu'ils la cherchent partout, jusqu'aux coins les plus cachés. »

Une fois de plus les pas sonnaient sur les carreaux du vestibule. La porte d'entrée s'est ouverte et puis elle s'est fermée d'un éclat. Les pas des hommes sonnaient de moins en moins forts autant qu'ils s'éloignaient au long du couloir.

Quand elle était sûre que les deux hommes ne revenaient point, Lisa ouvrit le rideau de douche et sortit de la baignoire, en hésitant pour un moment pour penser un peu à ce qu'elle devait faire. Mais avant qu'elle puisse arriver à une décision, on sonna de nouveau à la porte d'entrée, mais cette fois les coups étaient plutôt timides, comme si l'individu qui était de l'autre côté de la porte avait peur d'attirer l'attention.

Lisa s'approcha de la porte à pas de chat et jeta un coup d'œil par le judas. Carmen était dehors, en regardant la porte d'une expression furtive. Lisa ne vit personne derrière elle, alors elle ouvrit la porte et lui dit qu'elle entre tout de suite.

« Lisa ! Qu'est-ce que tu fais ici ? » elle lui demanda d'un ton étonné, en fermant silencieusement la porte.

« Andoni m'a fourni ses services Internet pour m'aider à faire des investigations linguistiques. Au Palomar il n'y a pas de connexion. Et toi, pourquoi es-tu ici ? »

Il lui est venu à l'esprit qu'Andoni et Carmen pourraient être un couple, et soudain elle se sentit très jalouse.

« Je cherchais Andoni pour lui demander qu'il te laisse un message, mais maintenant je peux te le délivrer moi-même. »

Lisa se sentait apaisée quand elle entendit l'explication de Carmen. C'est triste, pensa-t-elle, que même les amis les plus intimes sont capables de se méfier les uns des autres quand il s'agit de l'amour.

« Eh bien, me voici ! » lui dit Lisa, la prenant amicalement par le bras. « De quoi s'agit-il ce message ? »

« J'allais justement dire à Andoni qu'il te demande le petit morceau de bois que je t'ai confié. Alors donne-le-lui aussitôt que possible, et prends garde que personne te voit. »

« T'en fais pas. Tu peux rester un moment avec moi ? »

« Merci, Lisa, mais j'ai à faire, » lui dit Carmen, en se tournant vers la porte. « Tu es en danger, Lisa. Je ne peux pas te dire plus que ça. Fais très attention. »

« A quoi est-ce que je dois faire attention ? »

« Sois consciente des gens qui te suivent dans la rue, et de ceux qui sont assis près de toi à la taverne ou à la cafétéria. Fais attention à ce que tu dis en publique. »

Les deux femmes se sont embrassées, puis Carmen ouvrit la porte d'entrée et disparut rapidement.

* * *

La jeune Thérèse s'est réveillée un bon matin, convaincue que c'était à elle d'accepter la responsabilité de déterminer si la relique plus authentique de Jésus-Christ restait toujours sans problème dans le reliquaire du couvent. Sœur Mikele avait refusé de vérifier la sécurité de la relique, alors pour Thérèse, il lui semblait qu'elle ne put faire autrement que d'arranger l'affaire toute seule. Elle était certaine que si elle ne voyait pas de ses propres yeux que tout était en ordre, elle ne pourrait plus ni manger ni dormir ni faire ses oraisons comme il fallait. Elle se rongeait les sangs à ce sujet parce que Sœur Mikele lui avait dit à plusieurs reprises qu'elle fasse les oraisons avec profonde intensité si elle voulait bien que Dieu l'entende. Dans ce cas particulier, elle espérait de tout cœur que Dieu fasse que Peli rentre sain et sauf chez lui. Ce matin-là elle osa le supplier aussi, avec une intensité aussi profonde que possible, qu'il veuille bien faire que la relique de son Fils se trouve toujours à sa place.

Thérèse avait passé la plupart de la journée en attendant l'arrivée de l'heure de la sieste, et maintenant toutes les sœurs étaient au lit. Elle s'était dirigée à sa cellule en même temps que les autres novices, mais au lieu de faire la sieste elle prit une lampe de poche, ouvrit la porte, jeta un regard le long du couloir pour être certaine que toutes les portes étaient fermées, puis elle sortit en cachette de sa cellule. Elle parcourut à pas de lièvre les sombres couloirs, en jetant des regards craintifs par tous les coins jusqu'à ce qu'elle arriva enfin à la porte du sous-sol. Elle saisit l'anse de fer et tira avec force sur la porte, tout en tremblant de peur devant les protestations angoissées des charnières. Elle ferma la porte et descendit les escaliers en pierre, en s'accrochant aux murs à chaque côté.

Pour Thérèse, ce trajet du début des escaliers jusqu'au reliquaire, était chargé de dangers effroyables et de menaces insoupçonnées. Elle était sûre que par la lumière de la lampe de poche elle put entrevoir le regard menaçant que lançaient plusieurs centaines de rats galeux qui la contemplaient avec de mauvaises intentions pendant qu'elle parcourait le couloir endeuillé. Elle écoutait le grincement de ses petites voix qui annonçaient aux autres membres de leur communauté l'arrivée d'un être humain sans défenses et demi-aveugle – mouche idéale pour l'Attaque des Rats. Mais malgré leur nombre sans doute considérable, Thérèse avait la sensation d'être très seule dans cet endroit lugubre et abandonné par Dieu.

Elle avança dans la pénombre, inspirée par une résolution qui surpassa son intense désir de fuir. Sœur Mikele lui avait déjà dit à plusieurs reprises que si elle le voulait vraiment, elle pourrait décrocher la lune, et que l'élan qui l'inspirerait à le faire avait un nom : il s'appelait le courage.

En cette occasion Thérèse ne put faire autrement que confronter ses terreurs. Elle dirigea la lumière de la lampe entre les barres du reliquaire qui gardait la relique la plus authentique du monde. Pour quelques moments elle est restée stupéfiée, sans pouvoir croire à ses propres yeux. Le coffre-fort en métal, dans lequel auparavant était nichée la relique de la croix de Jésus-Christ, était maintenant complètement vide.

La lampe de la novice tomba par terre et la lumière s'est éteinte, en laissant Thérèse confronter sa peur une fois de plus dans l'obscurité. Elle eut la sensation d'être descendue à l'enfer, où il n'y avait que le néant et l'absence de tout ce qui est bon. Elle trembla quand elle se rendit compte qu'elle devrait se mettre à genoux pour chercher la lampe.

Mais on dit que la peur fait réfléchir. Thérèse décida de profiter de l'occasion d'être déjà à genoux pour envoyer un petit message à Dieu. Elle s'est mise à prier avec le moins d'incertitude possible, malgré la foule de rats imaginaires qui l'entourait. Elle continua avec ses oraisons malgré tout, en notant avec une joie tentative qu'elle commençait à vaincre son peur. Après quelques moments elle trouva sans beaucoup de difficulté la lampe, et elle se sentit très contente de vérifier qu'elle fonctionnait toujours bien. Quand enfin elle trouva les escaliers qui lui permettaient de quitter la cave, elle se mit à courir à bout de souffle pour le cloître jusqu'au bureau de Sœur Mikele. Cette fois c'était Sœur Mikele elle-même qui reçut les nouvelles de Thérèse d'une émotion débridée. « Qu'est-ce que tu me dis-là ? Tu en es sûre ? Tu me dis que notre relique s'est perdue ? Tu me dis qu'on l'a *volée* ? » Sœur Mikele lui avait posé ces questions en voix si haute qu'un petit groupe de religieuses s'est formé autour d'elle pour se renseigner des nouvelles. Thérèse leur raconta tous les détails de son aventure, lesquels se sont réduits à une seule donnée : la relique n'était plus dans le reliquaire. L'angoisse de la jeune Thérèse, laquelle Sœur Mikele avait toujours jugée comme injustifiable, lui semblait maintenant parfaitement compréhensible.

Lisa était assise dans la cuisine d'Andoni, en train de calculer s'il lui restait assez de temps pour se diriger au Palomar pour récupérer le petit morceau de bois. Elle devait retourner chez Andoni à huit heures du soir pour se rejoindre avec lui pour passer la soirée à la taverne. Il lui semblait pourtant un peu difficile d'aller jusqu'au Palomar et puis rentrer au LIO sans être arrêtée par Zigor Etxemendi ou bien par Pablo Sarazúa, puisqu'ils la cherchaient partout dès le matin. Elle n'avait peur ni de Sarazúa ni d'Etxemendi, mais elle ne voulait pas non plus qu'ils sachent qu'elle avait dans sa poche le petit morceau de bois que Carmen lui avait confié. Même si Carmen était trop nerveuse ou même un peu paranoïaque, se dit Lisa, elle voulait s'acquitter de ses obligations envers elle.

Dans le fond elle savait bien qu'il fallait aller au Palomar le plus tôt possible, alors elle ouvrit la porte de l'appartement d'Andoni et se faufila silencieusement au couloir, en regardant avec caution partout. Soudain elle entendit le bourdonnement d'une petite machine placée au coin du mur près du plafond. C'était un caméscope qui avait capté les mouvements de son corps et qui maintenant la scrutait à l'œil électronique.

« C'est tout ce qu'il me fallait, » se dit-elle. « Ils savent maintenant que j'étais dans l'appartement d'Andoni depuis ce matin. Ils vont se demander où je me trouvais pendant qu'ils me cherchaient ici. Qu'est-ce que je vais faire maintenant ?» Elle décida de se comporter d'une manière tout à fait normale. Elle ne manquerait pas de saluer Etxemendi comme d'habitude quand elle passerait près du bureau de sécurité en allant vers la porte d'entrée. Mais si elle se comportait de façon nerveuse ou si elle perdait sa maitrise, elle pourrait éveiller les soupçons d'Etxemendi qui peut-être l'accuserait de nouveau de rôder partout sans avoir l'autorisation de le faire. Alors qui sait combien de temps elle perdrait avec lui dans son bureau pendant l'interrogation inévitable ? Ce qui était pire, il aurait dans ce cas-là l'occasion de lui demander où elle se trouvait pendant qu'il la cherchait dans la suite d'Andoni. D'autre part, peut-être qu'Etxemendi en ce moment était en train de la chercher dans tous les coins de l'édifice, ce qui voulait dire qu'il ne serait pas dans son bureau quand elle passait par là, et aussi qu'il ne pourrait donc pas surveiller les moniteurs électroniques.

En tournant au coin du couloir, Lisa tomba sur un homme qui s'approchait d'elle depuis la direction opposée. Il la saisit par le bras avec une main forte pour l'empêcher de tomber.

« Lisa !» exclama Andoni, en la soutenant dans ses bras. « Qu'est-ce que tu fais ici dans le couloir ?»

« Andoni !» répondit Lisa, essoufflée. « Merci à Dieu que c'est toi ! Ils sont allés me chercher dans ton appartement !»

« Calme-toi alors ! De qui parles-tu ?»

« Il s'agit de Zigor Etxemendi et de Paskal Sarazúa.»

« Je ne comprends pas. Pourquoi est-ce qu'ils ne t'ont pas trouvée là dans mon appartement ? Où étais-tu alors ?»

« J'étais dans la salle de bains quand ils ont frappé à la porte d'entrée, alors je n'ai pas pu répondre en ce moment-là. Puis ils ont ouvert la porte avec une clé et ils se sont laissés entrer, et puis ils se sont mis à me chercher dans l'armoire. Alors j'ai vite décidé de me cacher.»

« Tu t'es cachée ? Mais tu n'avais pas raison de le faire!»

« Eux non plus n'avaient pas raison d'ouvrir l'armoire. Je croyais donc que j'étais en danger. »

« Tu n'étais point en danger, Lisa. Ils voulaient parler avec toi, tout simplement. Mais quand ils ne t'ont pas trouvée dans mon appartement, ils ont dû se demander où tu étais. Ils ont dû croire qu'ils allaient trouver ton cadavre dans l'armoire. »

« Je leur ai fait une très mauvaise impression, alors ! »

« Ecoute, je t'accompagne à la cafétéria et je leur dirai que tu étais là avec moi, s'ils me le demandent. »

« D'accord alors, » dit Lisa, hésitante.

« Viens par ici. »

« De quoi est-ce qu'ils voulaient me parler ? » lui demanda Lisa pendant qu'ils se dépêchaient pour arriver à la cafétéria aussitôt que possible.

« Ce matin quand j'étais avec Sarazúa, je lui ai parlé du grand nombre de basques qui portent le facteur rhésus négatif, et il s'est beaucoup intéressé à ce sujet. Alors je lui ai parlé aussi de l'idée propagée par certaines personnes qui disent que les basques descendent directement d'Adam et d'Eve, lesquels ont été créés par Dieu lui-même. Quand il s'est rendu compte qu'il pourrait mettre à la preuve ta théorie du facteur rhésus négatif, il s'en est intéressé encore plus et il m'a demandé que je lui fournisse plus de détails. Je lui ai dit qu'il s'adresse à toi, parce que tu étais en train d'investiguer cette avenue toi-même. Aussi je lui ai expliqué que tes trouvailles étaient plus solides que les miennes parce que tu avais deux points de référence qui menaient aux mêmes conclusions. »

« Quels sont mes deux points de référence ? »

« Eh bien, la linguistique et la génétique, bien sûr. »

« Moi je suis linguiste, mais c'est toi qui es génétiste. »

« Exactement. Entre les deux, tu vois, nous pourrions faire des investigations fascinantes si nous avions le temps et les fonds nécessaires. Enfin, Sarazúa m'a dit qu'il voulait te voir tout de suite. Juste en ce moment-là Etxemendi passait près de la porte, et les deux sont partis te chercher. Et c'est tout. »

« Pourquoi tu ne les as pas accompagné, Andoni ? Ainsi nous n'aurions pas eu tous ces malentendus. »

« Il ne m'est pas venu à l'esprit qu'il pourrait y avoir de problèmes. Je croyais que Sarazúa voulait t'offrir un emploi. »

« Un emploi ! » exclama Lisa. « Ça me ferais vraiment plaisir ! Imagine-toi ce que nous pourrions faire ensembles ! »

« Et avec des fonds sans limites, aussi. »

Andoni ouvrit la porte de la cafétéria, en s'écartant pour laisser entrer Lisa.

« Mais ton travail est classé top secret, » lui dit Lisa, en se servant une soupe aux fruits de mers.

« Ne me parles pas de ça en publique s'il te plaît, Lisa, » chuchota Andoni.

« Eh bien, ça ne m'étonne pas que la recette pour cette soupe aux fruits de mers soit ultrasecret, » proclama Lisa, d'une voix assez haute pour que tout le monde l'entende.

Après les moments angoissants qu'avait passé Thérèse dans la cave du couvent, Sœur Mikele décida de l'envoyer à sa cellule pour se reposer un peu. Elle s'émerveilla de l'attitude si calme qu'avait manifestée Thérèse quand elle lui contait l'histoire des évènements souterrains. Peut-être désormais, pensa-t-elle, nous pourrons toutes les deux profiter des conversations plus tranquilles et moins inquiétantes.

Quant à Thérèse, elle alla tout de suite à sa cellule, très contente de pouvoir faire un petit somme imprévu. Quand elle ouvrit la porte de la cellule elle ne put en croire ses yeux. Allongé sur son lit, sale et d'apparence abandonné, se trouva son ami Peli. Thérèse est restée bouche bée sur le seuil, sans pouvoir se bouger.

« Peli ! *Peli !* » elle exclama enfin. « Qu'est-ce que tu fais là ? Qu'est-ce qui t'est passé ? Ay, Peli, » elle continua, en pleurant à chaudes larmes. « Où étais-tu ? Tu m'as vraiment donné des soucis ! Qu'est-ce qui est arrivé ? »

« Je vais bien, » lui dit Peli, en s'accoudant sur l'oreiller. « Vraiment, tu peux m'y croire. Ne t'inquiète plus. »

Mais malgré tout Peli avait beaucoup de difficulté à se maintenir appuyé sur les coudes, alors il s'est laissé tomber sur le petit lit d'où il leva les yeux vers Thérèse, qui s'était mise à genoux à côté de lui.

« Peli, ta chemise est couverte de sang ! »

Sans dire un mot de plus, Thérèse ouvrit les boutons de sa chemise et examina sa poitrine. Il avait une blessure assez grave au sternum, avec des contusions et du sang coagulé.

« On a tiré sur moi, » dit Peli timidement, comme s'il était responsable de ses propres blessures. « Je suis désolé. »

« Mais tu n'as pas de quoi être désolé, Peli ! S'ils ont tiré sur toi, ils sont les responsables. Pourquoi ont-ils fait ça ? »

« Je me suis fait prendre pendant que je dérobais quelque chose. On n'aime pas ça. »

« De toute façon, Peli, ils n'avaient pas besoin de tirer sur toi. Ils auraient pu te tuer ! »

« Nous les basques, nous avons les sternums très durs. »

« T'as raison. Dis-moi, qu'est-ce que tu voulais voler ? »

« Un os de Saint Jacques, le demi-frère de Jésus-Christ. »

Thérèse se mit debout, stupéfaite.

« C'est toi qui l'a volé ? Mais pourquoi, Peli ? »

« Je l'ai fait parce que le Dr Sarazúa me l'a demandé. Aussi je l'ai fait pour gagner de l'argent, » ajouta-t-il.

Thérèse nota qu'il avait la tête striée de sang.

« Ils t'ont tiré une balle à la tête aussi, Peli ? »

« Non. Ils m'ont tiré un calice. »

« Comment, un calice ? »

« J'avais le dos tourné, mais il ne m'a pas fait du mal. »

« C'est parce que tu as la tête très dure. »

« Nous les basques, nous avons tous la tête dure. Nous avons ce qu'on appelle la crête reptile. C'est une espèce de renforcement pour le crâne. »

Thérèse se dirigea à son petit évier et trempa une serviette dans de l'eau chaude, puis elle revint au chevet de Peli et lui lava ses blessures. Elle lui mit un désinfectant, puis elle coupa une taie d'oreiller et lui fit des pansements pour ses blessures.

Quand elle eut fini de le soigner, elle vit que Peli la regardait d'une expression tendre et débordante de gratitude.

« Tu devrais être infirmière, » il dit, la prenant par la main.

Thérèse pressa sa main comme preuve d'affection, puis elle entassa les chiffons et les serviettes comme s'il y avait une nécessité immédiate de les jeter dans le panier à linge sale.

« Pourquoi est-ce qu'il t'a exposé le Dr Sarazúa à un tel danger ? » lui demanda Thérèse, d'un ton vexé.

« Il avait besoin de cet os, » Peli répondit simplement, « et il m'a demandé de le retrouver. »

« Mais tu n'es pas un petit chien, Peli. Tu n'es pas obligé d'aller chercher des os quand on te dit *rapporte !* »

« Ça m'est égale. On me paye bien. »

« J'espère que tu ne finisses pas par payer de ta vie. Qui a tiré sur toi, par exemple ? »

« Je ne sais pas. Un vigile qui s'appelait Piedmont m'a attrapé et il m'a quitté l'os. »

« Alors tu es revenu avec les mains vides ? »

« Pas du tout. J'avais un autre caché dans la poche. »

« Dire que tu as un os de Saint Jacques, le demi-frère de Jésus-Christ, caché dans la poche ! »

« Il nous faut prendre soin de cet os. »

« En effet. Alors qu'est-ce qu'il a fait Piedmont après ? »

« Il m'a donné une récompense et puis après il m'a dit de foutre le camp. Un peu plus tard ce type apparait de nulle part et il m'arrache et il me fait traîner par terre jusqu'à un édifice inoccupé et il me pousse là-dedans et il tire sur moi. »

« Je ne comprends pas pourquoi il voulait te tuer, Peli. »

« Il voulait m'escroquer. J'ai perdu connaissance et puis quand je me suis réveillé je n'avais plus rien dans la poche. Le type m'a volé l'argent, j'en suis sûr. »

« Mas pourquoi est-ce qu'il t'a donné une récompense, ce Piedmont ? Pour avoir volé un des os de Saint Jacques ? »

« Non, c'était pour avoir trahi Sarazúa, » lui confessa Peli. « Piedmont me demanda que je lui dise son nom, et j'ai dû le faire. Il m'avait par le cou, et il avait un pistolet aussi. »

« Alors qui t'a donné le coup de calice ? »

« Ça s'est passé à Oviède. Je ne sais pas qui me l'a lancé à la tête, mais il n'était pas content que j'aie volé le suaire. »

« Ne me dis pas que c'était toi, Peli ! » cria Thérèse. « J'ai écouté les nouvelles à la radio. Ils ont convoqué un vigile pour un entretien qui s'appelait Marta Vandenberg. »

« Marta ? Quelle mère appellerait son fils *Marta* ? »

« C'était une femme, barjot. C'était sans doute elle qui t'a donné le coup de calice. »

« Mon dieu. Elle avait le bras très fort pour une femme. »

« Heureusement tu as cette crête sur le crâne. »

« N'est-ce pas ? J'ai eu de la chance de m'en tirer vivant. »

« Dis-moi, Peli, comment est-ce que tu es allé depuis Saint Jacques de Compostelle jusqu'à Oviède avec une blessure de balle au sternum ? »

« J'ai suivi le Chemin de Saint Jacques. Je faisais autostop quand le sentier se faisait une route goudronnée, mais la plupart du temps je marchais. »

« C'est dangereux faire l'autostop, Peli. »

« Sur le Chemin de Saint Jacques il n'y a pas de danger. Les touristes étaient très sympathiques. De temps en temps ils me donnaient à manger. »

« J'aurais peur moi, je crois. »

« C'est parce que tu n'as pas autant d'expérience que moi, Thérèse. Quel âge as-tu ? »

« J'ai dix-neuf ans, » dit-elle, orgueilleuse.

« Tu es adolescente, » dit Peli d'un ton supérieur.

« Quel âge as-tu, alors ? »

« Vingt ans. J'ai eu vingt ans le mois passé. »

« Alors tu es un homme mûr, » dit-elle avec un clin d'œil.

« Moi je suis un homme mûr qui est épuisé, » répondit-il. « A cause du va-et-vient des pèlerins sur le chemin, il était très difficile de trouver de chambres libres dans les auberges. »

« Tu peux rester au lit à côté du mien, et je te soignerai. »

« Mais que diront les commères si elles trouvent un homme mûr dans ta cellule ? »

« T'en fais pas. Il ne vient jamais personne à ma cellule. »

« Est-ce que tu as quelque chose à manger ici, Thérèse ? Un tout petit peu de pain avec un morceau de fromage, et peut-être un verre d'eau, si c'est possible. »

« Mais bien sûr, Peli. J'aurais dû y penser moi-même. »

« Si j'ai de la chance, peut-être tu me permettras de faire la sieste ici juste pour quelques moments. Je ficherai le camp avant que tu dois aller au lit ce soir. »

« Je comprends, Peli, il n'y a pas besoin de me l'expliquer. Repose-toi maintenant, et dors un peu. »

« Merci, Thérèse. Est-ce que je pourrais te demander un grand service maintenant ? »

« Mais oui, voyons. »

« Tu peux me garder le suaire de Jésus-Christ y l'os de son frère jusqu'à mon retour ? »

« Eh bien oui, je suppose… » dit-elle, douteuse.

« Il y a quelque chose qui t'inquiète ? »

« C'est que le suaire de Notre Seigneur et l'os de son frère sont tellement… tellement sacrés que je n'en sais quoi faire. »

« Je les garde si tu préfères...»

« No, Peli, je m'en occupe. Ils seront plus sûrs avec moi qu'avec toi. Ils te cherchent à toi, pas à moi. »

Peli lui remit le sac dans lequel se trouvèrent les reliques, et Thérèse fit le signe de la croix pour démontrer son amour et son respect. Puis elle mit le sac sous son lit en se faisant une promesse silencieuse de répéter cinquante fois l'*Agur Maria* pour expier le péché du sacrilège qu'elle avait commis au moment de cacher les sacrées reliques sous son lit. La cellule d'une novice, pensa-t-elle, n'était surement pas un lieu idéal pour cacher des trésors de telle importance.

« Tiens, Thérèse, j'ai failli oublier quelque chose que j'ai trouvé pour toi, » lui dit-il en soulevant la hanche. Il mit la main dans sa poche arrière et sortit un carton écrasé qui contenait la fameuse galette galicienne. « Elle n'a pas l'air très appétissante, mais elle devrait toujours avoir un bon goût ! »

« Peli, tu aurais pu la manger sur le chemin. Tu avais très faim, » lui dit Thérèse, avec des larmes aux yeux.

« Non, je voulais te l'offrir à toi, Thérèse. Et j'ai une autre confession, » il chuchota. « J'ai volé notre propre relique du reliquaire d'en bas. »

Thérèse le regarda scandalisée.

« Quoi ? Quand est-ce que tu as fait ça ? »

« Il y a – je ne me rappelle plus – il y a plusieurs semaines, je crois. C'était mon premier cambriolage d'un reliquaire. Il me paraissait plus prudent de pratiquer l'art du voleur à la maison que dans une cathédrale lointaine. Notre relique n'était qu'un petit morceau de bois vernis. Je l'ai remis à Carmen pour qu'elle le donne plus tard à Marko… »

« Ay, Peli, » murmura Thérèse, en le regardant aux yeux tristes. « Tu as passé tant de mauvais moments. »

Peli lui répondit avec un ronflement délicat.

CHAPÎTRE DIX

D ans son bureau au LIO Paskal Sarazúa faisait les cent pas comme d'habitude, mais cette fois il n'était pas motivé par sa rage contre ses prétentieux rivaux qui paraissaient sortir des pages de *Le Code de Vinci*. Non, il se sentait accablé d'une expectation tellement passionnante qu'il avait de la difficulté à garder son équilibre.

Il venait de passer la plupart de l'après-midi avec Lisa Maxwell, qui lui avait tourné la tête avec de nouvelles idées et des projets qui semblaient avoir des possibilités sans limites. Pierre Piedmont et ses parasites pourraient bien se vanter de ses rêves invraisemblables, mes ces prétendants au trône de Dieu Tout-Puissant n'avaient jamais réalisé rien de notable. Où étaient leur pouvoir et leur autorité ? Ils prétendaient descendre du fruit d'une union entre Marie-Madeleine et Jésus-Christ. Et alors ? Depuis deux mille ans d'endogamie, ils étaient probablement fous à lier. A sa connaissance ils ne faisaient qu'assister aux enclaves secrètes où ils passaient le temps en papotant aux sujets de devinettes et de connaissances arcanes et d'énigmes mystérieux, en se réjouissant de leur sens de supériorité immérité. Mais au fond, où est-ce que cela pourrait bien finir ?

Sarazúa regarda par la fenêtre en direction de Galice, le siège de la Cathédrale de Saint Jacques de Compostelle, où se trouva l'ossuaire dans lequel se reposaient les ossements de Saint Jacques, le demi-frère de Jésus-Christ. Il fronça les sourcils quand il se mit à considérer l'audace des membres de la brigade de Pierre Piedmont, qui se sont appelés *L'Ordre de la Montagne*. Ils se faisaient passer comme des descendants de

Jésus-Christ, mais avaient-ils la sagesse, les connaissances, ou la perspicacité pour améliorer le monde ? Si non, pourquoi pas ? Et s'ils avaient en effet toutes ces excellentes qualités, comment est-ce qu'ils les employaient pour le bénéfice de l'humanité ? Autant que Paskal Sarazúa pût en juger, ces soi-disant montagnards passaient leur temps comme des détectives, en déchiffrant des informes équivoques qu'ils avaient découverts dans des ruines, ou bien en décodant des messages arcanes tout en arrivant à des conclusions totalement absurdes, comme par exemple celle qui leur fit croire que Saint Jean l'apôtre, celui qui apparaît dans *La Cène* de Leonardo, était en réalité Marie-Madeleine. Sarazúa voulait bien confesser que la figure de Saint Jean dans la peinture de Da Vinci semblait un peu efféminée selon les normes d'aujourd'hui – toujours était-il que l'imberbe disciple était le plus jeune de tous, et en tout cas on savait que c'était une âme sensible, donc il n'était guère étonnant qu'il se ressemble un peu à une femme. De toute façon, personne du temps de Leonardo Da Vinci ne confondait le disciple Jean avec une femme. Il fallait donc que plusieurs siècles se soient passés avant qu'un romancier d'aujourd'hui ait suggéré que Jean aurait pu être en réalité Marie-Madeleine. Même si le fameux romancier avait raison, et Jean fut en effet la mère de Jésus-Christ, cela voudrait dire qu'il n'y avait qu'onze disciples dans la peinture de Leonardo, et non pas douze. Pourquoi donc n'y avait-il personne qui se fut rendue compte que la substitution de Marie-Madeleine pour le disciple Jean à la table de *La Cène* fut la cause de graves problèmes ? En plus, comment était-il possible que tant de gens aient pu être tellement crédules ?

A l'heure actuelle, pensa Sarazúa avec ressentiment, il y a beaucoup de gens qui savent convaincre le monde entier des mensonges les plus flagrants imaginables. Malheureusement dans le monde de l'informatique, il n'est pas difficile que les nouvelles virtuelles passent pour des faits actuels et légitimes. Aujourd'hui on encontre au moindre recoin de cyberspace une quantité de blogs et de sites sur Internet qui finissent par être des baratins ou des cruelles illusions ou bien des sophismes pathétiques. Et c'est ça qu'on appelle la sagesse des foules !

Et puis au milieu de tout ça, pensa Sarazúa, Lisa Maxwell – une blonde de l'Université de Californie à Berkeley – jaillit soudain de cette foule de soi-disant sages, et elle lui explique une nouvelle théorie qui pourrait mettre en question toutes les faibles prétentions de la société secrète de Pierre Piedmont. En voici une jeune femme bien préparée et bien équilibrée (et bien formée aussi, se dit Sarazúa), produit d'une université de très bonne réputation, qui lui présente une théorie tout à fait originelle qui pourrait changer pour toujours les notions de l'origine des êtres humains. S'il en résultait que les basques, sans l'aide des grands singes, sont descendus directement d'Adam et d'Eve, qui à leur tour furent crées par Dieu lui-même, alors ça serait une découverte d'une importance inestimable.

A Sarazúa, ça lui paraissait ironique qu'une linguiste aurait pu découvrir une nouvelle manière d'interpréter le peuple basque et son destin évident. D'ailleurs, il était lui-même le président-directeur général et en plus, le seul propriétaire d'une entreprise qui jouissait de toute l'adresse professionnelle et aussi des moyens nécessaires pour prouver l'hypothèse de Lisa Maxwell avec exactitude scientifique. Il lui sembla que la convergence de la linguistique avec la technologie génétique était plus qu'une coïncidence. Peut-être que derrière tous les évènements qui s'élaboraient au LIO agissait la main de Dieu.

Les fantaisies de Paskal Sarazúa furent interrompues par un coup à la porte.

« Entre, Andoni ! Où étais-tu ? »

« Au laboratoire, » répondit Andoni, à bout de souffle. « Je suis venu le plus vite possible. J'ai dû analyser des trucs avec Marko avant de venir ici. »

« Ne t'en fais pas. Viens ici et assieds-toi a côté de moi. Je viens d'avoir une conversation très intéressante avec Lisa. Elle m'a dit que la langue basque se remonte à la première langue, celle qui se parlait dans le jardin d'Eden. La légende remonte elle-même à un passé assez lointain, bien que les légendes comptent pour peu de chose ces jours-ci, sauf pour les académiques ou bien pour les romanciers. Mais si on pouvait prouver cette hypothèse d'une manière scientifique, la théorie de Lisa pourrait bien changer le cours de l'histoire. »

« Attendez un moment, monsieur, » lui dit Andoni. « Ne vous laissez pas enlever par ces théories. Lisa ne peut pas suivre la piste de la langue basque au-delà de la Sumérie. Quant à l'Eden, jusqu'ici personne n'a rien prouvé. »

« C'est justement pour ça que j'ai besoin de toi, Andoni. Je veux que tu me fasses l'épreuve génétique qui fera que tout le monde voie les basques tels que nous le sommes – comme ça nous pourrons faire les premiers pas vers la création d'un nouveau monde heureux ou règnent la paix et la prospérité. La linguistique nous a montré le chemin, mais la génétique va nous donner la preuve nécessaire pour nous assurer que nous avons choisi en effet le bon chemin. Alors tu vois ? Je dépends de toi, Andoni. Tu es le scientifique. C'est à toi maintenant de nous faire toutes les épreuves dont nous avons besoin. »

« Je devrais vous rappeler, monsieur, que jusqu'ici nous ne savons même pas s'il a existé l'Eden. Et même s'il a existé, nous n'avons pas la moindre idée d'où il se trouvait. »

« Si la Bible nous dit qu'il a existé, alors ça doit être vrai. Quant à l'endroit exacte, peu importe que nous ne sachons pas avec précision où il se trouvait. »

« Les rapports génétiques les plus récents, comme vous le savez très bien, monsieur, situent en Afrique les premiers êtres humains, ce qui est déjà très loin de la terre promise qui se trouve au Moyen Orient. »

« Ce sont des détails, rien que des détails, » lui dit Sarazúa. « Tout d'abord, ça ne me fait rien qu'on ait prouvé que l'Eden s'est trouvé en Afrique. Disons que Dieu a créé Adam et Eve et il les a situés en Afrique. Et quoi ? Plus tard ils ont péché, puis Dieu les a rejetés du jardin, et alors ils se sont promenés jusqu'au Moyen Orient. Ou disons qu'ils avaient trouvé des animaux qui ont aidé à porter leurs biens et leurs enfants, qui sait ? Enfin, même si le voyage avait duré des milliards d'années, ils sont arrivés éventuellement au Moyen Orient.»

« Mais personne,» protesta Andoni, « même pas la douée Lisa Maxwell, ne peut tracer les origines de la langue basque jusqu'à cette aube lointaine de l'histoire humaine.»

« Bien sûr. Elle a été le réverbère qui a allumé le chemin, et c'est elle que nous devrions remercier. Mais maintenant c'est à toi de me faire la preuve. Les gènes remontent jusqu'au commencement de nos jours ici sur terre, et je compte sur toi d'envisager cette époque-là pour le bien de l'humanité. Tu peux commencer par répondre à cette question : Lisa m'a dit que vous vous êtes réunis à la taverne hier soir, et que tu lui avais dit que nous les basques nous avons l'agglomération du facteur Rh négatif plus concentrée du monde. Ça me fascine, surtout si tu prends en compte que le basque est la seule langue du monde dont les origines ne se connaissent point.»

« Eh bien, en Sumérie…»

« Oublie la Sumérie. Les anciens basques ont laissé tomber quelques paroles en Sumérie pendant qu'ils passaient par le quartier. Avoue-le, Andoni. Notre langue n'est pas seulement peu courante, elle est tout à fait unique. Ils n'existent pas d'autres langues qui ressemblent à la nôtre.

« Eh bien, moi je pense que…»

« Cela veut dire que nous les basques, nous sommes un peuple unique. Tu m'entends ? Nous sommes *uniques.* Et ça signifie que nous sommes des gens tout à fait différents – un peuple à part. Moi je vais me consacrer à découvrir quelle est notre origine et quel est notre destin. Je ne peux pas imaginer un but plus noble pour moi et pour la race basque, et ça devrait être ton but aussi.»

« J'aimerais bien adopter ça comme but, monsieur, mais je ne sais pas très bien où commencer.»

« Commençons avec le facteur rhésus négatif. J'ai déjà expliqué à Lisa que le terme *rhésus négatif* se réfère à l'absence d'une protéine qui se trouve uniquement chez les grands singes, ou plutôt les macaques du type *rhésus*. Et maintenant je vais te poser une question, et je veux que tu m'écoutes bien. Nous les basques – fais bien attention – pourquoi est-ce que nous n'avons pas cette protéine particulière qu'ont les grands singes et qu'ont aussi presque tous les êtres humains sur la face de la terre sauf nous et certains d'autres ? Explique-le-moi. »

« Eh bien, personne le sait avec certitude, mais on croit que c'est une mutation qui a eu lieu il y a longtemps. »

« C'est-à-dire que nous avons perdu la protéine des singes du type rhésus. »

« C'est ça. »

« Lisa m'a dit que tu lui as expliqué cette hypothèse de la même manière, mais moi je crois qu'il peut y avoir d'autres explications. Il me semble qu'il y en reste au moins une qui a du sens. Ce que je veux savoir c'est le suivant : Est-il possible que nous les basques *nous n'avons jamais porté le facteur rhésus*, et pour ça *nous ne descendons pas des grands singes* ? »

Andoni fixa le regard sur lui, sans savoir quoi dire.

« Tu n'as jamais pensé à ça, hein ? » lui dit Sarazúa.

« Jamais, en effet. Et je n'ai jamais entendu parler de cela non plus. Est-ce que vous comprenez les implications de votre théorie, et les conséquences aussi ? »

« Mais bien sûr. Les implications et les conséquences me semblent bien claires. Alors si tu me permets de t'offrir un bon verre de vin basque, je te ferai un dessin. »

Andoni le regarda en silence pendant qu'il déboucha une bouteille de Ganache et versa le vin lentement et avec soin dans une carafe en crystal taillé de Baccarat. Après avoir rempli deux verres, il en offrit un à Andoni.

« Je voudrais célébrer cette occasion notable en portant un toast à Mademoiselle Lisa Maxwell, même qu'elle ne soit pas avec nous en ce moment, » annonça Paskal Sarazúa, en levant son verre en son honneur. « A Lisa Maxwell, » ajouta-t-il, « qui nous a montré un nouveau chemin vers l'avenir. »

« A Lisa, » répéta Andoni, en levant son verre à son tour. « C'est vraiment dommage qu'elle ne soit pas ici. » « T'en fais pas, elle sera bientôt avec nous. Je l'ai envoyée au Palomar à faire ses valises. Elle déménage ici ce soir. » « Vraiment ? » « Je lui ai offert un poste ici, et elle l'a accepté avec plaisir. Elle va rester dans la suite pour les invités d'honneur jusqu'à ce qu'on puisse préparer son appartement personnel. Je veux qu'elle se sente à l'aise pour que ses travaux aillent bien. »

« Je suis vraiment très content qu'elle vienne ici pour faire ses investigations à côté de nous, » lui dit Andoni avec un gros sourire. « Qu'elle jouisse de beaucoup de succès en tout ce qu'elle entreprend, » il ajouta, en levant de nouveau son verre.

« Ainsi soit-il, » acquiesça Paskal Sarazúa. « Et maintenant revenons à nos grands singes. Je suppose que nous devrions leur offrir un tchin-tchin aussi, qu'en penses-tu ? »

« Eh bien, je ne sais pas s'ils… »

« Un toast pour les grands singes qui après la Chute ont trouvé que les enfants de Dieu étaient séduisants. Ceux-ci ont fini par améliorer la race des grands singes hybrides en leur régalant le type de gorge nécessaire pour articuler les sons qui éventuellement ont formés les blocs de construction dont on a besoin pour forger une langue. Ce qui est intéressant c'est que la formation de nos gorges nous donne non seulement la capacité de parler, mais aussi la possibilité de nous étouffer ou de nous étrangler quand nous mangeons, ce qui n'arrive jamais aux grands singes. Je parle, bien sûr, des grands singes d'aujourd'hui – les descendants de ceux qui ne voulaient pas ou qui n'avaient pas l'occasion de s'entremêler avec les enfants de Dieu. »

« Mais monsieur, tout ça me semble incroyable… »

« Incroyable ou pas, mon ami, c'est la vérité pure et simple. Il n'y a pas d'animal sur terre qui s'asphyxie quand il mange. J'ai lu tout ça dans un livre sur la linguistique par Bill Bryson intitulé *La langue anglaise et comment elle parvint à l'être,* si je m'en souviens bien. C'est un détail fascinant, non ? »

« C'est bizarre, ce titre. Comment ça se dit en anglais ? »

« *The English Language and How It Got That Way.* »

Andoni regarda son patron d'un visage incrédule, en se demandant quel type de folie aurait pu s'emparer de lui ce jour-là. Le voici qui buvait à la santé d'une race de grands singes hybrides, en les félicitant de n'avoir point de difficulté à avaler ce qu'ils mangeaient, et puis tout de suite après il prétend que les basques ne sont pas descendus des grands singes comme tout le monde. Il semblait à Andoni que son chef était plus qu'un excentrique – c'était un homme fou.

« Je sais que tu crois que je suis cinglé, » lui dit Sarazúa, « mais pense-y un peu, Andoni. Si j'ai raison et il s'avère que mon hypothèse est vraie, ça serait la preuve que l'évolution et la création ont toujours existées côté à côté, et que les deux théories sont correctes. La majorité des êtres humains descendent des grands singes, et le reste ont été créé par Dieu à son propre image. Les individus qui portent le facteur rhésus négatif méritent aussi un toast pour le bon goût qu'ils ont démontré quand ils ont choisi de ne pas mélanger leur sang avec celui des grands singes. Alors je propose un toast aux enfants expulsés de l'Eden mais qui avaient le bon goût de ne pas se lancer à des aventures avec les grands singes. »

Andoni ne put s'empêcher de rire tout bas en écoutant les théories de Sarazúa, ce qui lui fit s'étrangler avec le vin.

« Tu vois ? Tu exemplifies ma théorie à la perfection. »

Andoni se raclait trop la gorge pour pouvoir répondre, alors Sarazúa profita de l'occasion pour continuer son discours.

« Depuis le moment quand la théorie de l'évolution s'est faite populaire, les gens passaient leur temps à se demander qui sommes-nous et d'où venons-nous et comment se fait-il que nous sommes apparus là où nous nous trouvons. Mais moi, je préfère me demander où je vais, ou bien où j'irais, si tu veux, plutôt que de me préoccuper de la descendance. *Quo vadis ?* C'est ça que nous devrions considérer surtout. »

« Vous avez tout à fit raison, monsieur. »

« Mais bien sûr. Il faut en finir avec les disputes entre les créationnistes et les évolutionnistes. Maintenant ils doivent se consacrer à quelque chose qui vaut la peine. Il était temps ! C'est une découverte vraiment monumentale, celle de Lisa Maxwell. Le monde sera gouverné par les basques, avec un peu d'aide de la part des juifs et des arabes. Après tout, ils sont du même arbre familial que les basques, à travers le lignage plus ancien du monde – celui qui nous amène directement à l'Eden, où personne portait le facteur rhésus positif. »

« Vous dites que les gens rhésus positif sont condamnés ? »

« Je n'en sais rien, Andoni. Demande-le à Sœur Mikele. Quant à moi, je crois que Dieu ne condamne pas les gens pour être descendus des grands singes. Ce n'est pas de leur faute. »

« C'est sans doute vrai. »

« Maintenant je veux que tu rentres au laboratoire et que tu continues ton travail. Nous avons trop parlé déjà. N'oublie pas que tu as signé un contrat qui t'oblige par la loi à ne divulguer à personne ce que tu fais au LIO. N'oublie pas non plus de l'importance de protéger toujours la propriété intellectuelle. Et quand tu verras Lisa, dis-lui que je veux la voir tout de suite pour qu'elle signe aussi un contrat comme le tien. »

« Bien, monsieur. Mais avant de m'en aller, je voudrais vous rappeler qu'il se peut qu'il y ait des investigateurs qui trouvent un jour des anciens documents qui prouvent que vos théories sont fausses. Alors il est toujours possible que vous regrettiez avoir perdu tant de temps et de fonds à la poursuite de ces questions tellement… invraisemblables. »

« Tu fais bien ton travail, Andoni, mais tu manques de vision, » répondit Sarazúa, en avalant la dernière goutte de vin de son verre. « Les documents son seulement des documents. Ils peuvent s'égarer, ou se copier mal, ou bien ils peuvent se dégrader ou se détruire avec le temps. Ce qui est pire c'est que les gens qui écrivent tes fameux documents sont des individus imparfaits. Ils peuvent se tromper, ou tricher, ou falsifier les faits, ou mentir. Mais la vérité que nous cherchons se trouve dans les gènes, mon jeune ami. Les gènes ne mentent pas. Les gènes contiennent plus d'information au sujet d'un seul individu que la Bibliothèque du Congrès. Les gènes sont les clés qui peuvent ouvrir tant le futur comme le passé.» Après qu'Andoni fût rentré au laboratoire, Sarazúa regarda par la fenêtre d'un visage méditatif, en se laissant emporter par son imagination. Il existait beaucoup de mélange de sang dans le monde, mais en générale les basques, les juifs, et les tribus berbères avaient maintenu les lignes assez pures, donc on pourrait toujours reconnaître, par moyen du facteur rhésus négatif, la race élue par Dieu. Eh bien, adieu les *Illuminati* et leurs affirmations ridicules !

Sarazúa était convaincu que dans un futur pas très lointain l'inconnu deviendrait aussi clair que le connu. A ce moment-là il n'avait qu'à fournir à Mademoiselle Maxwell, l'étoile du projet, l'argent et le temps nécessaires pour mettre en œuvre ses investigations pour qu'elle puisse trouver, côte à côte avec Andoni, les solutions qu'il cherchait avec tant d'ardeur. En attendant il continuerait à diriger le projet, et si tout allait bien, bientôt il ferait apparaître un président d'Etat omnipotent qui l'aiderait à réaliser son rêve, de mettre la paix et la sécurité à la disposition d'un monde souffrant.

Maintenant tout ce dont il avait besoin c'était de chercher un autre os de l'ossuaire de Saint Jacques de Compostelle, de trouver le suaire que jusqu'alors se situait dans le reliquaire de la Cathédrale d'Oviède, et de trouver aussi une relique authentique de la croix de Jésus-Christ pour qu'Andoni et Marko puissent continuer avec le projet. Sarazúa lui avait demandé à Peli qu'il exécute la première étape de la mission, mais il savait bien maintenant qu'il serait plus difficile qu'il ne s'y attendait, car quelqu'un avait déjà volé le suaire de la Cathédrale d'Oviède, et Peli était ou perdu ou mort.

Quant à l'identification d'une relique authentique de la croix de Jésus-Christ, il faisait longtemps qu'Andoni et Marko se dévouaient à cela sans savoir de quoi il s'agissait. Pour protéger la sécurité de son entreprise Paskal Sarazúa, comme d'habitude, était déterminé à ne pas leur laisser s'informer de rien. Andoni et Marko avaient déjà mis en séquence l'ADN qu'ils trouvèrent dans les reliques de la sacrée croix qu'avait volé Peli, mais jusqu'à ce moment-là il n'y avait pas moyen d'établir leur authenticité sans avoir à main au moins un point de référence, et de préférence deux ou trois. S'ils pouvaient trouver des séquences correspondantes dans le suaire et dans les ossements de Saint Jacques, le demi-frère de Jésus-Christ, alors on pourrait être certain de l'authenticité de n'importe quelle autre relique qui portait les mêmes séquences.

Sarazúa avait aussi l'intention de faire une concordance parallèle avec l'ADN du suaire de Turin, lequel pourrait peut-être lui fournir un autre point de référence. Les résultats aussi serviraient pour établir la date une bonne fois pour toutes. La datation au carbone 14 avait indiqué que c'était un artéfact du treizième ou du quatorzième siècle, mais cette conclusion semblait fausse à plusieurs scientifiques quand ils découvrirent que seulement une partie très petite du drap s'était soumise à la datation au carbone 14. Ce petit morceau avait été ôté d'une région du drap qui s'était brulée auparavant dans un incendie, et remplacé d'un nouveau tissu (celui qui avait été soumis à la datation) plusieurs siècles plus tard.

Paskal Sarazúa, cependant, avait très bien compris que la certitude de l'authenticité du drap ne dépendait pas seulement de la datation au carbone 14. Même si la date fut correcte, le suaire pourrait être d'une provenance inconnue. D'abord il y avait du sang dans des endroits du suaire qui auraient pu correspondre en effet aux clous du Messie, mais il était aussi possible qu'ils fussent ceux d'un criminel quiconque qui avait été crucifié par les romains. Deuxièmement, on voyait très bien sur le drap l'évidence d'une blessure à l'arme blanche dans le flanc du mort, mais les soldats romains avaient l'habitude de poignarder à mort les crucifiés pour abréger leur supplice, donc une fois de plus c'était possiblement le cas d'un criminel quiconque.

Mais de l'autre côté il y avait des signes affirmatifs. La position des marques du sang qui provenaient de la couronne d'épines était persuasive, étant donné que les autres crucifiés ne portaient pas de couronnes. Aussi les blessures causées par les clous se trouvaient là où ils devaient être, aux poignets du mort et non pas aux creux des mains, comme ils l'étaient dans les tableaux des peintres qui ne savaient rien de l'anatomie humaine. Mais la preuve définitive devrait se trouver dans la corrélation de l'ADN dans un nombre suffisant de reliques pour établir des points de référence conclusifs, et c'était de cette façon que Sarazúa voulait le faire, avec l'aide d'Andoni.

Sarazúa saisit le mobile et marqua un numéro.

« Etxemendi ? Je veux que vous trouviez Peli aussitôt que possible. Je l'ai envoyé à faire une commission il y a dix jours, mais il n'est pas encore rentré. Vous avez appris des nouvelles à propos de lui ? »

« Non, monsieur. Pas encore. »

« Eh bien, cherchez-le et prévenez-moi quand vous aurez des nouvelles. Mais soyez prudent. Il ne faut pas attirer l'attention des médias. »

« Je comprends, monsieur. A moi aussi ils me font sortir de mes gonds. »

Paskal Sarazúa se frottait les mains. Il attendait avec une impatience insoutenable le moment quand il verrait Pierre Piedmont à genoux devant lui pendant qu'il fut lui-même assis à la main droite du nouveau líder du monde. Cet image lui plaisait tellement qu'il se leva de sa chaise d'exécutif et, comme d'habitude, il se mit à arpenter le plancher de long en large, en regardant parfois par la fenêtre vers Galice. Il n'était pas motivé par ses frustrations de tous les jours, mais par une sensation d'exultation. Ou était-ce plutôt l'exaltation ? Cela n'eut pas d'importance pour lui. De la fenêtre il regarda les sommets des montagnes escarpées, et il arriva à la conclusion que les deux mots lui servaient très bien.

CHAPÎTRE ONZE

Les colombes blanches de Mayagorry prirent leur envol, effrayées par l'hélicoptère que se dirigeait vers le LIO. Elles volèrent à travers le ciel bleu céleste et au-dessus de l'étang où se rafraîchissaient des brebis aussi blanches que les colombes. Les pasteurs regardèrent le ciel pendant que l'hélicoptère passa dans la direction du LIO, où peu de temps après il atterrit sur la piste de l'héliport.

Un homme très bien habillé apparut à la porte de sortie de l'hélicoptère. Il portait un costume Natazzi bleu marine à la coupe impeccable et une chemise bleu ciel avec une cravate de rayures argentées et grises. Il regarda de haut en bas les gens qui l'attendaient sur la piste, puis il descendit de l'hélicoptère avec insouciance et tendit la main à Zigor Etxemendi.

« Bon après-midi, Dr Montevecchio, » lui dit Etxemendi, lui prenant la main. « Vous avez fait bon voyage ? »

« Oui merci, Zigor. »

Lorenzo Montevecchio se dirigea tout de suite au bureau de Paskal Sarazúa sans être accompagné. Étant le pédiatre de Manolo et Josetxu, il avait souvent visité le LIO. D'habitude il passait du temps avec Sarazúa à discuter de la condition des petits garçons, puis après avoir conduit leur bilan de santé il se dirigeait à la suite des clients exécutifs pour prendre une bonne douche chaude et se changer de vêtements. Plus tard il rejoignait Paskal Sarazúa au restaurant d'entreprise, où ils continuaient leur conversation pendant qu'ils buvaient du whisky Highland Park et fumaient des cigares cubains. Cette routine lui plaisait bien à Montevecchio parce que Sarazúa, malgré ses excentricités, était un compagnon divertissant, et son chef de cuisine se contait parmi les meilleurs de l'Europe.

A cette occasion, toutefois, Lorenzo Montevecchio avait l'impression très nette que les choses ne se déroulaient pas comme d'habitude. Paskal Sarazúa ne l'avait pas salué avec l'enthousiasme habituel, et il n'avait pas l'air de se préoccuper beaucoup de la santé des enfants. Il lui paraissait distrait, et il ne lui prêtait pas l'attention qu'il aurait voulue.

« Ecoute, Paskal, » lui dit Montevecchio, convaincu que c'était inutile à ce moment-là de lui parler des enfants, « je vais à ma suite maintenant pour me rafraîchir avant le diner. Nous pouvons continuer cette discussion plus tard. »

« Ce que tu appelles *ta suite* n'est pas à toi ce soir, » lui dit Sarazúa, de mauvaise humeur. « Je ne peux pas la laisser toujours vide pour ton utilisation personnelle. Elle est déjà occupée maintenant. »

« Ah, oui ? » répondit Montevecchio, d'un ton irrité. « Que veux-tu que je fasse, alors ? Où est-ce que tu vas me placer ? »

« Etxemendi t'a réservé une chambre dans une auberge au village. Elle s'appelle *El Palomar.* »

« Très bien alors, » lui dit Montevecchio, d'un ton faux. « J'y serai bien à l'aise, j'en suis sûr. »

« Tu seras obligé d'y aller à pied, Lorenzo, je le regrette. Pardonne-moi l'inconvenance. Malheureusement il n'y a pas de chemin qui mène au village – il n'y a qu'un petit sentier rocailleux qui passe par les champs. »

« On aurait cru que tu pourrais facilement construire une chaussée recouverte d'ici jusqu'au village, surtout comme il y des gens qui vont tous les jours au LIO pour travailler. »

« Ça ne m'intéresse point de faciliter aux autres villageois de visites inopportunes. »

« Ne t'en fais pas alors. J'aime bien me promener. Ça fait longtemps que je n'ai l'occasion de profiter de la nature dans un lieu si… » il hésita un moment pour chercher le mot juste, un mot qui ne fut ni trop condescendant ni trop hypocrite de sa part, « …dans un lieu si *bucolique* comme celui-ci, » dit-il enfin, d'un air à la fois bénigne et cordial, pour dissimuler l'irritation provoquée par l'affront de Paskal Sarazúa.

Sarazúa se leva de son fauteuil et lui serra la main. « Etant donné les circonstances actuelles, il vaut mieux que tu ailles au village aussitôt que possible, avant qu'il se fasse nuit et que tu te perdes dans le noir. »

« Des conseils excellents, Paskal, » répondit Montevecchio avec beaucoup d'effort. « J'irai à Mayagorry tout de suite après avoir examiné les petits garçons. »

« Bonne idée, » dit Sarazúa, en l'accompagnant à la porte.

Quand il se trouva seul, Sarazúa se mit à faire les cent pas pendant qu'il rêvait de ses projets pour le futur. La profonde indignation provoquée par les prétentions de Pierre Piedmont au sujet de son soi-disant lien consanguin à Jésus-Christ s'était déjà remplacée par l'émotion générée de Lisa Maxwell et par les investigations que très bientôt allaient se dérouler au LIO. Il espérait que les deux voies investigatrices – la linguistique et la génétique – finissent dans l'Eden. S'il se trouva que son hypothèse fut correcte, prouvant que les basques étaient d'une race à part et créée par la main de Dieu, alors Sarazúa avait l'intention de construire un plan pour couvrir cette vallée de larmes d'un voile de paix et de sécurité. Tout ça s'effectuerait avec l'aide d'un invité très spécial, qui établirait une époque toute neuve pendant laquelle règnerait le Messie à côté de lui. Il porterait les titres de régent, mentor, secrétaire, et factotum général. Alors il aurait le plaisir de donner une bonne leçon bien méritée à Piedmont sur les dangers de l'orgueil démesuré.

En attendant il avait d'autres choses à faire, et celle qui lui était de plus importance c'était de persuader Lisa de signer un contrat restreignant la divulgation d'information.

Les ombres crépusculaires se faisaient de plus en plus longues pendant que Carmen se dirigeait vers le LIO en tenant par la main ses deux petits garçons. C'était l'heure du bilan de santé, et il faisait déjà tard. Manolo et Josetxu avaient manqué la sieste pour assister à la célébration de l'anniversaire d'un de ses amis qui eut lieu dans la piscine publique. Le LIO ne se trouvait pas très loin, mais les garçons étaient très petits pour marcher vite au long du sentier rocailleux. Le rendez-vous avec le pédiatre était pour six heures, mais il était presque six heures vingt quand ils sont arrivés au LIO.

Carmen contemplait les petits garçons avec inquiétude en attendant qu'Etxemendi puisse vérifier leur rendez-vous avec le docteur. Ils avaient l'air d'être vieux et fatigués, conditions que Carmen partageait parfois avec eux. Mais ils n'étaient que des garçons très jeunes, et cependant dans leurs petites mines elle pouvait noter quelque chose qui lui faisait penser à ses grands-parents. Ils avaient les yeux cernés et le visage émacié, et ils marchaient aux pas lents et aux mouvements rigides des vieux.

« Bon, » déclara enfin Etxemendi, en dévisageant le petit groupe d'un regard arrogant. « Vous pouvez vous dirigez maintenant au bureau du Dr Montevecchio. »

Carmen se dépêcha le long du couloir, et puis elle tourna à droite, en coiffant les petits garçons avant de les présenter au médecin. Il lui sembla que les cheveux s'amincissaient. Josetxu était le plus jeune des deux, alors ça ne lui étonnait pas que ses cheveux blonds fussent minces, mais elle était sûre que Manolo avait les cheveux beaucoup plus épais il y avait peu de temps. Elle nota avec surprise qu'il y avait une quantité considérable de cheveux dans le peigne.

Quand elle regarda ses fils de plus près, Carmen observa des rides sur les fronts et aux coins des bouches. Comment fut-il possible ? Elle se rappela qu'ils avaient passé beaucoup de temps à la piscine, alors ils avaient sûrement la peau ridée par l'eau. Elle s'est grondée pour se porter comme une mère typique, toujours trop préoccupée par les enfants.

« Ah, vous voilà, » dit la jeune réceptionniste quand ils se présentèrent devant elle. « Le Dr Montevecchio était sur le point de s'en aller. Il n'est pas accoutumé aux clients qui le fassent attendre, » ajouta-t-elle, avec un petit clin d'œil. « Il est de mauvais humeur aujourd'hui, pour que tu le saches. »

« Je te demande pardon pour arriver en retard, » répondit Carmen. « Les garçons jouaient dans la piscine avec leurs amis, et j'ai mis plus de temps que d'habitude à les préparer pour cette visite. Ils ne peuvent pas se dépêcher comme avant, et ils se plaignent quand je les habille.»

La réceptionniste leur donna un bisou à chacun, mais tous les deux firent des grimaces de douleur quand elle les serra dans ses bras. Elle supposa qu'ils se considéraient sans doute très grands pour qu'elle leur offre de telles démonstrations d'affection, mais elle les ramassa malgré tout dans ses bras et les accompagna à tous les trois à la salle d'examen.

« Ils pèsent très peu,» lui dit-elle à Carmen pendant qu'ils étaient en route. « Ils sont plus légers qu'une plume,» elle ajouta, sans remarquer les grimaces qu'ils faisaient.

« C'est peut-être parce qu'ils ne sont plus dodus, comme les bébés,» observa Carmen. « C'est ça, non ?»

« Dans le cas de Manolo je dirais que oui, mais Josetxu est toujours mon petit bébé, n'est-ce pas, mon amour ?»

« Je ne suis pas un bébé,» répondit Josetxu, indigné.

Quand ils entrèrent dans la salle d'examen, Carmen nota que le Dr Montevecchio était assis à son écritoire, en étudiant les documents qui apparaissaient à l'écran de l'ordinateur.

« Bonsoir, Carmen,» il lui dit, en écrasant sa cigarette et jetant un coup d'œil rapide à sa montre.

L'arôme de la fumée de la cigarette qui remplissait la salle ne plaisait point à Carmen. Il lui semblait bizarre, en plus, qu'un médecin ait la mauvaise habitude de fumer.

« Comment allons-nous cet après-midi ?» lui demanda Montevecchio, sans lever la tête.

« Ils vieillissent,» remarqua Carmen.

« Ça nous arrive à tous,» répondit Montevecchio, en levant enfin la tête. « Est-ce qu'il y a quelque chose d'autre ?»

« Ils souffrent de douleurs partout. Ils me rappellent mes grands-parents, qui souffraient des douleurs arthritiques.»

« Ils ont du mal à faire les activités de tous les jours ?»

« Oui, ils ne jouent pas autant qu'avant avec leurs amis. Ils souffrent de douleurs articulaires aux jambes et aux bras, et mêmes aux doigts aussi.»

« Il est facile que les articulations s'ankylosent à cause de l'inactivité. Est-ce qu'ils boitent ? »

« Oui. Je crois que oui. Je crois qu'ils boitent un peu. »

« Est-ce qu'ils souffrent d'enflures des articulations qui durent plus que six semaines ? » il lui demanda, en notant ses réponses sur ordinateur.

« Je pense que oui. Je n'ai pas compté les semaines, mais il fait assez longtemps qu'ils s'en plaignent. »

« Est-ce qu'ils se sont blessés récemment ? »

« Non, pas que je sache. »

« Est-ce qu'ils ont été atteints d'infections virales ou bien bactériennes pendant les dernières semaines ? »

« Oui, en effet. Est-ce qu'ils ont besoin d'antibiotiques ? C'est ça le problème ? » lui demanda Carmen, en éprouvant une étincelle d'espoir.

« Je dois recopier sur disquette toutes vos réponses avant de vous faire une diagnose, » lui dit Montevecchio.

« Bien sûr, docteur, » répondit Carmen, gênée.

« Revenons aux douleurs des articulations. Ils ont mal à moins de quatre articulations ou à plus de cinq ? »

« Eh bien, voyons voir… genoux, chevilles, hanches, coudes, poignets, épaules, cous… Je crois que ça fait sept en totale, » elle répondit, en faisant le calcul avec ses doigts.

« Poliarticulaire, » dit-il, d'un air très savant. « Maintenant, les symptômes articulaires se présentent seulement d'un côté du corps, ou est-ce qu'ils sont présents aux deux côtés ? »

« Pouvez-vous me répéter ce que vous venez de me dire ? »

Montevecchio lui répéta la question en la lisant sur l'écran. A Carmen il lui paraissait un peu bizarre qu'un médecin ait dû lire la question sur ordinateur comme s'il s'était embrouillé comme elle l'avait fait elle-même.

« Dites-moi une chose maintenant, » il continua, « est-ce qu'ils ont souffert des yeux enflammés ? »

« Oui, mais je croyais que c'était à cause du chlore dans la piscine. Je voulais les encourager d'aller se baigner autant que possible. Je croyais que ça leur ferait du bien. »

« Iridociclitis,» il murmura, sans rien dire du chlore. « Est-ce qu'ils ont de la fièvre de temps en temps ? »
« Parfois. J'ai eu tort de les laisser se baigner ? »
« Non, Carmen. Vous avez bien fait. Et maintenant je dois effectuer une prise de sang sur tes petits garçons.»
Montevecchio prit du sang d'une veine de Manolo, puis il fit la même chose à Josetxu, qui se mit à pleurnicher.
« Voyons!» exclama Montevecchio quand plus tard il s'échappa un petit sourire des lèvres de Manolo. « Tu as déjà perdu une dent, et tu n'as que quatre ans! La majorité des enfants ne perdent pas les dents avant l'âge de six ou sept ans au moins.»
« Moi j'ai une dent qui est déchaussée,» annonça Josetxu. « Mais j'ai peur de l'arracher.»
« Tout problème a une solution,» lui assura le bon docteur, en prenant une boite en carton de son secrétaire. « Si vous voulez bien manger ce touron tous les deux, vos dents vont tomber sans que vous ne fassiez rien, et vous ne vous rendrez compte de rien non plus.»
Manolo et Josetxu n'en croyaient pas leurs yeux. Le docteur leur offrait du touron en plein été! D'habitude on ne mangeait le touron que pendant la période de Noël. Les petits garçons acceptèrent la boite de touron avec un plaisir énorme, les yeux écarquillés. Ils ne savaient pas bien s'ils pouvaient manger le touron en ce moment-même, ou bien s'ils devaient attendre la fête de Noël.
« N'oubliez pas de remercier le docteur,» leur dit Carmen.
« Merci, Dr Montevecchio,» lui dit Manolo.
« Merci, Dr Montevecchio,» répéta Josetxu.
« Il n'y a pas de quoi,» il répondit. « Bon, avez-vous d'autres questions ? » demanda-t-il à Carmen.
« Eh bien, il y en a une...»
« Je vous écoute.»
« J'ai l'impression que les garçons s'envieillissent très vite. Ils ont l'air de... eh bien, de vieillards, disons.»

« Ça c'est très normale,» lui assura Montevecchio. «Tous les enfants deviennent adultes à leur propre rythme. Retournez le mois prochain,» il lui dit, en allumant une cigarette. «Alors je vous donnerai des médicaments pour la douleur, et nous pourrons parler de ma diagnostique et de leur pronostique.» « Très bien, docteur. Quel jour ?» « Discutez-le avec la réceptionniste, et dites-lui qu'elle vous assigne la même heure qu'aujourd'hui. Je voudrais que vous soyez ici à six heures tapantes. Je suis très occupé, et j'exige que mes clients arrivent à temps. A propos,» il ajouta, en indiquant avec le menton son ventre gonflé, «je suppose que quelqu'un vous attend.» « Oui. J'ai un gynécologue, merci.»

Carmen fronça les sourcils pendant qu'elle attachait les lacets de soulier pour Josetxu. Quel homme plus irritant que ce Dr Montevecchio, elle s'est dit. Et pourquoi est-ce qu'il fumait tant ? Comme médecin, il aurait dû savoir mieux que personne d'autre qu'il faut éviter de fumer.

À la tombée du jour, pendant que les ombres couvraient les Pyrénées d'un agréable clair-obscur, Lisa se hâta le long du sentier rocailleux qui menait à Mayagorry. Elle venait de signer le contrat du Dr Paskal Sarazúa (avec un codicille qui prohibait la divulgation d'informations) dans lequel elle consentit de faire ses investigations sous les auspices du LIO. Elle avait le droit d'utiliser les installations informatiques pour déterminer si les basques descendirent des locataires originales de l'Eden, comme l'avait suggéré Sœur Mikele. Elle avait aussi le droit de continuer ses études de la langue basque, laquelle continua sans origines linguistiques très bien définies, même qu'elle ait vérifié qu'il y avait de certains liens avec la langue qu'on parlait en Sumeria et d'autres langues anciennes de la région Caucase – le lieu supposé de l'Eden.

Supposé était le mot-clé pour Lisa depuis le moment de l'initiation des discussions avec Andoni et Paskal Sarazúa. S'il résultait que l'Eden se trouva en Afrique, alors la linguistique ne lui servirait à rien. Une chose c'était de suivre la piste de la langue basque pour des milliers d'années jusqu'à Sumeria, mais c'était une chose complètement différente de vérifier que le point de départ aurait pu être en Eden. A Lisa il lui semblait probable qu'il soit au bout du compte une entreprise tout à fait impossible, car les premières articulations humaines dans les langues anciennes furent enregistrées en forme visuelle, et elles ne révélaient rien en ce qui concernait les sons des articulations. Ça va sans dire que les inscriptions phonétiques n'apparurent que beaucoup plus tard.

Lisa doutait la vérité de l'hypothèse de Sarazúa, laquelle maintenait que le facteur Rh négatif représenta le sang originel des premiers êtres humains créés par Dieu. C'était sans doute une spéculation intéressante, mais ce n'était pas possible de la démontrer – il n'y avait pas de preuves ni pour ni contre. En plus, la plupart des gens seraient irrités par les individus Rh négatifs qui se mettraient à se pavaner partout en se vantant de ne pas descendre des grands singes. Lisa ne voyait pas très bien comment pourrait donc l'hypothèse *Sarazuana* améliorer les relations humaines. Puisqu'on ne pouvait rien prouver, sa théorie finirait par être un thème pour les humoristes.

En ce moment-là il ne vint pas à l'esprit de Lisa de se demander si elle faisait bien d'accepter un salaire et bénéfices pour l'investigation d'une hypothèse qui ne pouvait pas se prouver, et elle n'avait aucune idée non plus de comment cela pourrait affecter sa crédibilité ou bien sa future carrière. Pour elle la vie à Mayagorry était comme un roman d'aventures qui lui avait permis de se rapprocher à Andoni Chiriboga pendant qu'elle cherchait l'évidence génétique de la singularité de la race basque. Ce qu'il serait agréable de travailler à côté de lui, en cherchant les symboles mystérieux et les indices élusives qui pourraient les porter jusqu'à l'ADN mitochondrial d'Eve et le chromosome Y grecque d'Adam !

Lisa avait le cœur léger pendant qu'elle se rapprochait du Palomar. Elle voulait monter à sa chambre tout de suite pour faire ses valises et déménager à la suite des clients qui était à côté de l'appartement d'Andoni.

« Eh bien, ça fait longtemps que je ne vous vois pas, » lui dit Doña Pascua quand Lisa apparut à la porte d'entrée. « Je croyais que vous ne viviez plus ici. »

« C'est vrai ce que vous croyiez, Doña Pascua, » répondit Lisa, en lui présentant ses excuses. « Je quitte la chambre tout de suite. On m'a invité à travailler au LIO, et j'ai accepté le poste. Je vais faire mes valises maintenant et puis j'y vais. »

« Ah, oui ? » dit la vieille propriétaire d'un air pensif, en se demandant quelles pourraient bien être les qualifications qui la permettaient de travailler au LIO. « Eh bien ne me sollicitez pas de remboursements, parce qu'il n'y en a pas question. Ça ne sera pas facile de trouver un autre client pour occuper votre chambre. Ce n'est pas comme si les touristes arrivent ici tous les jours pour me demander le gîte et le couvert. »

« Je vous ai déjà payé pour le mois entier… vous pouvez garder le reste, ç'a ne me fait rien, » répondit Lisa, en montant les marches de l'escalier deux par deux.

« Les jeunes gens, » se dit Doña Pascua. « J'en ai marre. »

Lisa rassembla ses affaires, en remplissant le sac à dos avec du linge sale et du linge propre tout à la fois. Plus tard elle aurait le temps de séparer le bon grain de l'ivraie, se dit-elle, et puis elle pourrait faire la lessive à la belle laverie moderne du LIO comme lui avait enseigné Andoni au moment de faire le tour du bâtiment. Elle se dépêchait d'enlever tous ses effets personnels de la chambre pour la laisser vacante aussitôt que possible. Elle était très impatiente de s'installer dans la suite des clients du LIO tout à côté de l'appartement d'Andoni. Combien de linguistes y a-t-il, se demanda-t-elle, qui ont pu profiter de l'occasion de se loger dans un appartement de luxe avec climatisation, une belle vue des montagnes, et un compte sans limites ? C'était peut-être dommage, pensa-t-elle, qu'elle ne put travailler à Washington DC, ou à New York, ou à Los Angeles, où les frais de représentation inclurent des costumes de Prada, le filet de bœuf de Kobe, et les billets d'avion de la classe exécutive. Mais les postes comme ceux-là ne s'offraient jamais aux linguistes, et d'ailleurs en y réfléchissant elle s'est rendue compte qu'elle était bien contente de ses T-shirt et de son sac à dos. D'ailleurs elle pourrait ainsi mettre de l'argent de côté pour rembourser son père. Quant à la cuisine du LIO, Andoni avait remarqué en beaucoup d'occasions que les plats de la cafétéria se trouvaient parmi les meilleurs du monde.

Quand elle eut ramassé ses affaires, elle jeta un regard en arrière pour s'assurer qu'elle n'avait rien oublié, et puis elle ferma la porte à clé et descendit les escaliers au galop. Doña Pascua était à la réception avec le dos tourné. Elle avait dans la main le récepteur d'un téléphone démodé qui était fixé au mur. En ce moment-là elle parlait d'une voix melliflue avec quelqu'un au sujet d'une réservation.

« C'est un très grand honneur pour moi de le recevoir comme client du Palomar, » disait-elle. « Son habitation sera bientôt préparée, ne vous en faites pas. La locataire préalable vient de déménager. Comment s'écrit-il son nom ? Oui, allez-y. M-o-n-t-e-v-e-c-c-h-i-o. Voilà. Je l'ai bien écrit, je crois. Alors c'est un monsieur italien, il me semble. Je suis une catholique pieuse, moi aussi. Je vais à la messe deux fois par semaine, et je prie pour le pape tous les jours sans faute. »

Dès que Doña Pascua ouvrait la bouche, c'était pour entrer dans des discussions à n'en plus finir. Personne n'osait lui couper ni la ligne ni la parole, parce que ça coûtait cher de se trouver sur sa liste noire. On pourrait passer le reste de la vie en redressant les accusations mensongères et en s'occupant des rumeurs sans fondement.

Après avoir lancé plusieurs regards à sa montre, Lisa décida de s'en aller sans signer. Elle avait déjà payé la note à Doña Pascua, et elle ne voyait pas l'importance de signer des documents inutiles qui se perdraient pour toujours au fond d'un tiroir. Elle fit un geste de main pour faire ses adieux à la propriétaire, et puis elle se dirigea au LIO à la lumière diffuse du coucher du soleil.

Pascua se retourna vers Lisa et la regardait s'éloigner.

« Elle vient de s'en aller, » elle dit à son interlocuteur. « Elle ne m'a pas donné de ballots ni de gros ennuis, mais c'est parce que je la vigilais de très près. Je ne sais pas si vous aurez tant de chance que moi. Elle est dans cette époque de la vie quand la citerne à combustible est pleine de gazole, mais la tête est aussi vide qu'un sac d'aspirateur dans le dortoir d'un étudiant universitaire. »

Pendant qu'elle se précipita le long du sentier qui menait au LIO, Lisa se sentait tellement émue par les changements dans sa vie qu'elle avait oublié la chose la plus importante de toutes : elle avait fermé à clé la porte de sa chambre au Palomar, et elle était partie sans dénicher le petit morceau de boit vernis qu'elle avait caché sous la planche dévissée du parquet.

CHAPÎTRE DOUZE

L isa Maxwell débordait de joie quand elle rêvait de la célébrité et de la fortune qu'elle allait partager avec Andoni Chiriboga comme résultat de ses recherches sur l'origine de l'être humain. Quand ils iraient en Suède pour remporter le prix Nobel, ils offriraient une grande partie de l'honneur à Paskal Sarazúa, pourvu qu'il puisse accepter cette ovation publique sans craindre les conséquences possibles de la révélation des secrets qu'il gardait.

Pendant qu'elle parcourait le sentier pierreux de Mayagorry en direction du LIO, Lisa se sentait tellement contente qu'elle alla jusqu'à nourrir des sentiments chaleureux envers Doña Pascua, qui sans doute parlait toujours au téléphone avec le même individu au sujet du nouveau locataire qui bientôt allait occuper sa chambre antérieure au Palomar. Pascua n'était pas mauvaise personne au fond, se dit Lisa. Peut-être qu'elle avait supporté des peines et des désillusions à travers les années qui l'avaient poussée à devenir une cancanière cynique.

Comme Lisa portait des bottines de cowboy, le chemin rocailleux qui menait au LIO ne l'ennuyait pas du tout – mais la situation était bien différente dans le cas du monsieur qui s'approchait d'elle à travers les champs dans la direction opposée. Il était en costume cravate très élégant, coupé sur mesure au style italien, et il tenait dans sa main une valise en peau de chamois noir. Il portait aussi des souliers en cuir noir, aux semelles glissantes, qui l'obligeaient à marcher avec soin sur les petits cailloux du sentier.

« Bonsoir, » dit-il à Lisa, en s'approchant d'elle.

« *Buona sera,* » répondit Lisa, en lui donnant la main.

« Comment saviez-vous que je parlais italien ? »

« Je n'en étais pas sûre, » lui confessa Lisa. « Je faisais des conjectures. Vous portez un costume taillé sur mesure au style italien, alors j'ai pensé que l'homme qui portait le costume pourrait être italien, lui aussi. »

« D'habitude les gens n'ont pas le courage de confesser de telles choses à quelqu'un qu'ils ne connaissaient point. »

« Eh bien moi je le trouve amusant, et d'ailleurs, quel mal y a-t-il à ça? Le pire qui peut se passer quand on dit *buona sera* à quelqu'un qu'on ne connait pas c'est qu'il dise *comment ?* »

« Je ne suis pas d'accord. Je crois que c'est plus probable qu'il dise *cosa ?* »

« Pas s'il est italien, » insista Lisa.

« Pourquoi pas ? *Comment* veut dire *cosa* en italien, n'est-ce pas ? »

« En effet, mais si je dis *buona sera* à un italien, je vous parie qu'il me répondra *buona sera,* et non pas *cosa ?* »

« Peut-être. Eh bien, on recommence ? »

« Bon, allez-y. »

« D'accord. *Buona sera, Signorina.* »

« *Buona sera, Signor Montevecchio. Come sta ?* »

« Comment savez-vous que je m'appelle Montevecchio ? » il lui demanda, soupçonneux.

« Bon, assez de jouer des jeux, » répondit Lisa, qui était sincèrement désolée de l'avoir embêté. « Moi je m'appelle Lisa Maxwell, et je suis en route au LIO, où je vais faire des investigations. Je vais passer une saison là-bas dans la suite aux clients exécutifs. »

« Ah, c'est vous alors qui occupe cette suite. Eh bien, je suis enchanté de vous connaître, Mademoiselle Maxwell. Mais vous ne m'avez pas encore expliqué comment vous savez que je m'appelle Montevecchio. »

« Eh bien, c'est pas compliqué. J'étais juste sur le point de quitter le Palomar quand j'ai surpris une conversation entre la propriétaire et quelqu'un à l'autre bout de la ligne qui était en train de lui faire une réservation de votre part. Et alors Doña

Pascua, la propriétaire, elle voulait savoir comment s'écrivait votre nom pour l'inscrire dans le registre, et elle répétait à haute voix les lettres pendant qu'elle les annotait. Alors quand je vous ai vu maintenant sur le chemin, vêtu d'un costume de taille italienne, ce n'était pas difficile pour moi de deviner que c'était de vous qu'il s'agissait. »

« Maintenant je comprends, » lui dit Montevecchio, content de son explication si claire et directe.

« De toute façon, » dit Lisa, « moi aussi je suis enchantée de vous connaître, mais maintenant je dois vous dire au revoir. Je voudrais arriver au LIO avant la tombée de la nuit. Vous aussi, vous devriez vous diriger tout de suite au Palomar. »

« Très bien, Mademoiselle. Je ferai ce que vous voulez, » il lui dit, en prenant un pas en arrière pour la laisser passer.

« Dites bonjour aux suisses de ma part quand vous rentrerez chez vous. Je vous imagine en Ticino, chantant à la tyrolienne depuis les cimes des montagnes. »

Comme Montevecchio n'a rien dit, elle s'est tournée vers lui pour voir ce qu'il faisait. Il était toujours à côté du sentier en la regardant bouche bée.

« Qu'est-ce qui se passe ici ? » il lui demanda, d'un ton laid.

« Rien du tout, je vous le jure. J'ai noté votre accent suisse, et je n'ai pu m'empêcher d'en faire une remarque, mais je n'avais aucune intention de vous vexer. C'est que j'aime bien deviner d'où sont les gens, et ça me fait plaisir toujours de chercher à savoir si je me mets dans le mille. »

« Mais vous avez mentionné Ticino… Comment est-ce que c'est possible d'identifier le lieu exact ? Est-ce que vous avez beaucoup voyagé en Europe, *Signorina ?* »

« Oui, en effet. Je suis linguiste, voyez-vous, et j'adore étudier les langues de tous les points de vue possibles. »

« Vous m'avez dit que vous allez faire des investigations au LIO. Depuis quand ont-ils besoin d'une linguiste au LIO ? »

« C'est toute une histoire, mais il se fait tard maintenant. Peut-être on aura l'occasion d'en parler plus tard. »

« J'attends avec impatience ce moment-là, *Signorina.* »

Montevecchio la regarda soigneusement pendant qu'elle continuait sa promenade en direction du LIO. Elle était une jeune femme très attractive, pensa-t-il, mais beaucoup trop astucieuse pour son propre bien. C'était une madame je-sais-tout qui prenait trop de libertés. Une jeune femme comme elle pourrait causer de gros problèmes. Il lui faudrait la vigiler beaucoup pendant qu'elle se trouvait à Mayagorry. En ce qui lui concernait, les gens comme la Maxwell étaient casse-pied ou peut-être même franchement dangereux. Il aurait besoin de penser bien à ce qu'il devait en faire.

« Elle doit être américaine, » se dit-il, pendant qu'il suivait le chemin qui menait au Palomar.

Carmen avait promis à Sœur Mikele qu'elle passerait par le couvent pour lui faire une courte visite après le bilan de santé des petits garçons avec le Dr Montevecchio. Elle ne voulait pas rester trop longtemps avec Sœur Mikele, car les garçons étaient très fatigués, mais elle voulait y rester assez longtemps pour qu'ils fassent un petit somme avant de continuer à pied chez eux, à l'autre côté du village.

« Entrez, entrez mes enfants » leur dit Sœur Mikele, en ouvrant la porte. « Vous êtes arrivés juste à temps pour le dîner. J'ai un bon petit ragoût de queue de bœuf pour vous, » elle ajouta, en indiquant la table.

« Ragoût de queue de bœuf ! » exclama Josetxu.

« C'est mon plat favori ! » ajouta Manolo.

« Un régal pour le nez, » remarqua Carmen.

« Thérèse l'a préparé, » dit Sœur Mikele. « C'était à son tour de faire la cuisine pour toutes les sœurs aujourd'hui. Eh bien, servez-vous tous les trois. Ne soyez pas timides ! »

« Un grand merci, Sœur Mikele, » lui dit Carmen, en contemplant la cocotte fumeuse. « Dites-lui merci à Sœur Mikele, Manolo. Toi aussi, Josetxu. »

« Merci, Sœur Mikele, » lui dirent les deux simultanément.

Après le repas Mikele accompagna les petits garçons à son alcôve. Elle ôta le dessus-de-lit pour leur faciliter la sieste avant d'entreprendre le retour chez eux.

« Ça m'étonne combien les enfants se ressemblent, » dit Mikele en s'asseyant près de Carmen dans l'alcôve à manger. « Josetxu est le vive retrait de Manolo. On dirait qu'ils étaient de vrais jumeaux. Le père doit avoir des gènes très dominants pour que les petits garçons soient sortis comme des copies carbones ! Qu'est-ce qu'il en pense, le père ? »

Carmen savait bien que Sœur Mikele, comme tous les villageois, se mourait pour savoir qui était le père, mais c'était la première fois qu'elle lui avait posée une question directe. Carmen se demanda pourquoi elle avait choisi ce moment même pour planter le problème.

« Je ne peux pas vous parler de ce sujet, » lui dit Carmen.

« Eh bien, je ne veux pas être indiscrète, mais je te pose la question parce que je suis très occupée pour la santé des petits garçons. Je sais que tu les accompagnes toujours aux bilans de santé, mais il va être difficile pour toi de continuer comme ça, surtout quand le troisième sera né. Je ne comprends pas comme tu vas t'arranger. Tu auras besoin de te reposer et de t'appuyer sur quelqu'un. Comment vas-tu en ce moment ? »

« De temps en temps je me sens un peu fatiguée, mais en générale je me sens très bien, merci. »

« Est-ce que le père t'aide avec les petits garçons ? » lui demanda Sœur Mikele, d'une manière très directe.

« Je vous demande pardon, Sœur Mikele, mais je vous ai déjà dit qu'on ne me permet pas de parler de ces choses, » lui répondit Carmen d'un ton sec.

« Je ne vois pas comment il peut être de Mayagorry, » continua Sœur Mikele. « Les hommes d'ici sont déjà mariés, ou bien ils ont des amies. Ils sont tous comptés, disons. »

« J'ai de bonnes raisons pour ne pas parler de lui ni de vous révéler qui c'est, » insista Carmen, se rendant de plus en plus nerveuse. « Ayez confiance en moi, s'il vous plaît. J'ai promis de ne jamais révéler son identité à personne. »

« Bien sûr, Carmen. Je comprends. Mais s'il est déjà marié c'est égoïste de sa part de vous laisser toute la responsabilité. Et toi, une jeune femme avec tant de choses à faire. J'espère qu'il s'occupe de tes besoins financiers. C'est terrible d'être obligée de s'occuper de l'argent quand on a des petits enfants. Et puis se trouver enceinte par-dessus tout le reste… »

« Tous les comptes sont payés, et on me fournit de l'argent de poche aussi. Il n'y a pas de quoi s'occuper. »

« J'en suis très contente, » dit Sœur Mikele avec un soupir. « Mais il me reste une question de plus. »

Carmen la regarda sans rien dire.

« Le père, » continua Sœur Mikele, « est-il de la famille de Paskal Sarazúa ? »

Carmen rougit jusqu'aux oreilles. « Pourquoi est-ce vous me le demandez ? » murmura-t-elle en voix basse.

« Parce que le Dr Sarazúa arrange les bilans de santé pour les garçons, et il s'intéresse beaucoup à leur bien-être. »

« Je ne peux pas parler de lui ni de personne d'autre, Sœur Mikele. J'ai fait un promis, vous ne vous rappelez pas ? »

« D'accord, je ne te pose plus de questions. Je crois que je comprends maintenant tous les détails du sujet. »

« Quels détails ? Je ne vous ai rien dit ! »

« Ecoute-moi, Carmen, » lui dit Sœur Mikele, en se sentant près d'elle. « Je crois que tu pourrais être en danger. »

Carmen devint rigide. « Moi ? En danger ? Pourquoi ? »

« Tu passes beaucoup de temps au LIO. Qu'est-ce que tu fais là-bas, alors ? »

« Je subis des essais cliniques. Je suis très bien payée, et j'en ai besoin. Ils me donnent des bénéfices médicaux aussi. »

« Sais-tu de quoi ils s'agissent les essais cliniques ? »

« Non. Ce n'est pas à moi de le demander. »

« Mais ton corps est à toi, ma petite. Tu as le droit de savoir ce qu'ils te font avec ces expériences. Comment est-ce que tu te rends enceinte, Carmen ? Ils te le font par moyen des essais cliniques ? »

« Sœur Mikele, sauf votre respect, c'est à moi de juger. »

« Bon, Carmen, je ne veux pas te forcer la main. Mais en ce qui concerne les essais cliniques, il ne s'agit pas seulement de ton corps. Les essais peuvent affecter les petits garçons aussi. Je sais bien combien tu les aimes, et ils t'adorent aussi. Mais ils n'ont pas belle allure, et je voudrais savoir pourquoi. Il se peut qu'il ait quelque chose à voir avec les expériences qu'ils font avec ta personne et celles de tes enfants. Est-ce qu'ils t'implantent des matériaux expérimentaux ?

« Vous ne comprenez pas, Sœur Mikele. Si je vous parle de ce qui se passe au LIO, il y aura une bagarre magistrale. Alors je serais vraiment en danger. Les scientifiques là-bas sont sur le point de réaliser une avancée décisive, et il faut protéger les nouveaux développements et la nouvelle technologie. Il y a beaucoup d'argent en jeu, croyez-moi. Beaucoup plus qu'on peut imaginer. Alors si je laisse s'échapper un seul mot de mes lèvres, et si la compétition s'en doute… eh bien je ne sais pas ce que je deviendrai, mais ça ne sera pas joli. »

Carmen se sentait vraiment bouleversée, et elle parlait d'une voix aigüe. Ce qui l'étonna c'était que Sœur Mikele se mette dans ses affaires, mais ce qui était pire c'était l'idée qu'elle ait pu elle-même mettre en danger ses propres enfants en leur laissant subir les maudits essais cliniques. Et en plus, est-ce qu'elle était en danger aussi elle-même, à cause de ces essais ? Si quoi que ce soit lui arrive, que deviendront ses enfants ? L'ironie c'était qu'elle voulait être indépendante pour pouvoir s'en occuper elle-même, et pour le faire elle était obligée d'accepter ce qu'on lui offrait : assurance-maladie, primes excellentes, assistance médicales gratuites, une bonne récompense… Elle connaissait des gens qui donneraient les yeux de la tête pour une situation comme la sienne. Elle ne voulait pas non plus reprocher le Dr Sarazúa pour s'occuper tellement de la confidentialité. Il était à la tête de la première ligne dans un camp très concurrentiel et il avait beaucoup en jeu, alors s'il la menaçait un peu de temps en temps, ce n'était que pour mettre l'accent sur l'importance de garder le silence. Elle avait tout compris depuis le commencement. Si elle courait de vrais dangers, pensa-t-elle, c'était parce que Sœur Mikele voulait l'obliger à lui révéler des choses interdites.

« Carmen, ma chérie, » lui dit Sœur Mikele, « les petits garçons se sont réveillés. »

Carmen ramassa les enfants dans ses bras et les couvrit de leurs manteaux, puis elle s'enfuit en toute hâte de l'habitation de Sœur Mikele, en oubliant de lui dire au revoir.

Lorenzo Montevecchio était de très mauvaise humeur quand il arriva enfin au Palomar. Il avait éraflé ses chaussures en cuir noir sur le chemin rocailleux, et en plus il était épuisé à force de coltiner la valise depuis le LIO jusqu'au Palomar. Après s'être inscrit à l'auberge, pensa-t-il, il se rafraîchirait dans sa chambre et puis il se dirigerait vers la taverne pour boire quelque chose de très fort.

Doña Pascua le regarda avec grand respect pendant qu'il s'inscrivait. Elle venait de se rendre compte qu'il avait comme titre *Docteur,* et pour son adresse elle avait vu qu'il était d'une ville de nom italien. Comme elle ne savait pas que *CH* était l'abréviation pour la Suisse, elle avait donc conclu qu'il devait habiter tout près de Rome et qu'il était docteur en théologie, donc elle le traitait comme s'il était un émissaire du pape.

« Dr Montevecchio, » lui dit-elle, en lui clignant les yeux dans un effort de lui paraître très féminine, « est-ce que vous vous rendez compte que vous mettez les pieds en terre sainte ici à Mayagorry ? Notre terre est presque aussi sainte que celle du Vatican même. »

« Non, Madame, je ne m'en suis pas rendu compte, » il lui répondit d'un ton sec.

« Un monsieur religieux comme vous devrait savoir très bien que l'apôtre Saint Jacques, le frère de notre Seigneur Jésus-Christ, est celui qui a fini par convertir les basques. Il a voyagé partout dans la péninsule ibérique, prêchant aux gens et les baptisant au nom du Seigneur. A un moment donné il se dirigeait vers Galice quand il arriva un jour à Mayagorry. »

« Madame, je vous en prie… » lui dit Montevecchio.

« Peu de temps après il est tombé malade, » continua-t-elle, sans lui faire attention. « Pendant ce temps-là une jeune fille basque l'a soigné. Pendant qu'elle s'occupait de lui, Jacques – et je dis *Jacques* tout court parce qu'il n'était pas encore un saint – alors Jacques l'a convaincu qu'elle suive dans les pas de son frère, en lui expliquant que c'était le bon berger qui se dédiait à soigner ses moutons. »

« Je vous répète, madame, je voudrais... »

« Eh bien, la jeune fille basque – qui était aussi bergère, notez – elle aimait bien cette histoire, et à son tour Jacques aimait bien la jeune fille. Alors pour lui remercier de l'avoir soigné pendant sa maladie, Jacques lui offrit une relique. »

« Madame, donnez-moi la clé de ma chambre. »

« Ne me parlez pas de ce ton, monsieur. Je n'ai pas encore fini. Vous ferez bien d'écouter la fin de l'histoire. Maintenant, où en étais-je ? » lui dit-t-elle, en se redressant à sa pleine taille d'un mètre et demi.

« Vous parliez d'une relique... » lui rappela Montevecchio, ayant abandonné tout espoir de monter à sa chambre.

« Oui, c'est ça. C'était un petit morceau de bois qu'il avait sauvé de la croix où son frère, Jésus-Christ, est mort. Plus tard il l'a plongé dans un pot de vernis pour bien l'entretenir. Nous sommes tous très honorés d'avoir dans le reliquaire de notre petit couvent une vraie relique de notre Seigneur. »

« Vous avez bien fini ? » lui demanda Montevecchio.

« Je sais pourquoi vous êtes ici, » lui dit Pascua soudain, lui parlant confidentiellement.

« De quoi parlez-vous ? » il lui demanda brusquement.

« On voit des choses très étranges ici à Mayagorry. »

« Ça n'a rien à faire avec moi, » lui assura Montevecchio.

« Si, si. Ça à faire avec vous, ou vous n'auriez pas venu ici. Mais n'ayez pas peur. Vous pouvez avoir confiance en moi. »

« Pourriez-vous me montrer ma chambre maintenant ? »

« S'il vous manque quelque chose, ou si vous avez besoin d'aide, vous pouvez compter sur moi. »

« Vous m'avez confondu avec quelqu'un d'autre. Je suis pédiatre. Je ne suis pas détective ni émissaire du pape. »

« Je comprends, » lui dit-elle, avec un clin d'œil exagéré.

Lisa était au septième ciel. Quand elle trouva enfin le temps de lire son contrat, elle nota avec surprise que Paskal Sarazúa lui avait offert le triple de ce qu'elle recevait de l'Université de Californie à Berkeley. Elle attendait avec impatience pour annoncer à son père qu'elle pourrait rembourser, jusqu'au dernier dollar, tout ce qu'il lui avait prêté pour l'entreprise qu'il avait nommé sa petite aventure aux Pays Basque. Lisa savait qu'il se laisserait abasourdi quand elle lui raconterait l'histoire de son travail au LIO. Il n'aurait jamais imaginé dans ses rêves les plus extravagants, qu'une petite linguiste de son âge aurait pu se trouver dans une catégorie salariale pareille à la sienne. En gardant à l'esprit que c'était sûrement la seule fois de sa vie qu'elle gagnerait tant d'argent comme simple linguiste, de toute façon un jour elle jetterait un regard en arrière pour se réjouir du moment quand, pour une fois de sa vie, elle s'était considérée comme suffisamment importante pour avoir gagné un salaire enviable.

Quand Zigor Etxemendi ouvrit la porte de la suite qu'on avait préparée pour Lisa au LIO, elle ne pouvait pas croire ses propres yeux. En entrant là-dedans elle se trouva presque à bout de souffle quand elle regarda autour d'elle. La suite était élégante et spacieuse, avec de longues fenêtres orientées vers le sud et donnant sur des champs fertiles, entourés de hautes montagnes taillées à coups de serpe. Elle n'aurait jamais cru que cette suite pourrait dépasser en beauté et en opulence à la suite des clients où elle était restée auparavant.

« C'est un véritable palais, » elle murmura à voix basse. Muette de surprise, elle ne savait quoi dire ni quoi faire. Telle était sa confusion qu'elle a failli embrasser Etxemendi, mais elle s'en est empêchée juste à temps.

Lisa n'a pris que cinq minutes à défaire ses valises, et puis elle s'installa confortablement au creux d'un sofa moelleux, en regardant avec attention l'ambiance qui l'entourait. Le parquet était construit en bois de frêne poli, avec des escaliers en chêne qui menaient au deuxième étage. Les murs et les tapis étaient d'un vert bleuâtre très clair, en panneaux d'un bois marron foncé qui présentait un beau contraste avec le reste. La cuisine disposait de toutes les commodités modernes, avec des appareils domestiques en acier inoxydable et une petite table où elle pouvait prendre une tasse de café. Tout d'un coup son mobile sonna une aria du *Fantôme de l'Opéra*. Elle était très contente de pouvoir utiliser enfin le mobile, grâce à la tour réceptrice du LIO.

« Elle te plaît la nouvelle suite ? » lui demanda Andoni.

« Je suis au ciel, il n'y en a pas de doute, » répondit Lisa avec enthousiasme. « Je n'ai jamais vécu dans un appartement aussi luxueux comme celui-ci. Toutes les suites de l'édifice sont différentes les unes des autres. C'est incroyable ! »

« Ecoutes, j'avais l'intention de t'amener à la taverne ce soir pour célébrer ton boulot, qu'en penses-tu ? »

« Ça me ferait plaisir. »

« Vas-y tout de suite, alors, si tu veux. J'ai à faire au LIO, mais on peut se rejoindre bientôt là-bas. »

« D'accord. Il y aura un Txacolí qui t'attend. »

« Merci, Lisa. À toute à l'heure. »

Juste au moment de tourner le coin d'une des sombres rues de Mayagorry, Lisa s'arrêta soudainement. Une ombre sinistre était apparue dans la rue, et elle s'approchait lentement vers Lisa en traversant silencieusement le long des pavés pendant qu'elle avançait toujours plus proche. Lisa s'est pressée contre le mur d'un édifice à côté, dégoutée par la sensation des pierres dures et froides contre la peau. Elle n'osa pas bouger, néanmoins, pour crainte d'attirer l'attention du propriétaire de l'ombre. Quand la tête de l'ombre fut sur le point de toucher ses pieds, elle hésita pour quelques secondes, comme si elle s'était mise à calculer la meilleure manière de lancer une attaque surprise contre cette jeune femme.

« Lisa ? C'est toi ? » lui demanda l'ombre, avec hésitation.

« C-Carmen ? » répondit Lisa, en balbutiant.

« Oui, c'est moi. Tu m'as fait peur, collée contre le mur comme ça, en me crevant les yeux comme si tu étais au bord de la catastrophe. »

« Moi aussi j'avais peur de toi, » lui confessa Lisa.

« Nous sommes toutes les deux une boule de nerfs, » dit Carmen, avec un petit rire. « De toute façon, tu n'as jamais fait la connaissance de mes petits garçons, n'est-ce pas ? Eh bien, je te présente Manolo et Josetxu. »

« Bonne nuit, Manolo et Josetxu, » leur dit Lisa.

Ils la regardaient timidement, sans rien dire.

« Excusez-leur, Lisa. Ils sont épuisés, tous les deux. La journée a été très longue. Ils sont allés à la piscine, puis au LIO pour un bilan de santé, et ensuite chez Sœur Mikele pour un ragoût de queue de bœuf, et maintenant ils vont au lit. »

« Eh bien, je ne veux pas vous retenir, tous les trois. En tout cas nous nous verrons souvent au LIO maintenant que je suis déménagée à une belle suite là-bas. Il nous faut nous rejoindre pour le déjeuner un de ces jours, d'accord ? »

« On t'a donné du travail au LIO ? » lui demanda Carmen d'une voix qui tremblait. « Qu'est-ce que tu vas y faire ? »

Lisa ne put la voir très bien dans l'obscurité, alors elle ne savait pas si elle était nerveuse ou si elle avait froid.

« Je vais travailler avec Andoni pour voir si nous pouvons suivre la piste de la race basque jusqu'à ses origines, » lui dit Lisa. « Moi j'étudie la situation du point de vue linguistique, et Andoni va examiner les aspects génétiques de la question. »

« Ne dit rien à personne de ce que tu fais, » dit Carmen.

« Eh bien, je n'ai pas l'intention de révéler les détails, » répondit Lisa d'un ton soumis. « En tout cas, je ne connais personne qui s'intéresse à ce que nous faisons. C'est un sujet assez assommant pour ceux qui ne savent rien de nos champs de spécialisation. »

« Cependant il vaut mieux que tu ne dise rien de ton travail au LIO. Gardes la bouche fermée et il ne te passera rien. »

« Mais je l'ai déjà mentionné à Doña Pascua. »

« À Doña Pascua tu l'as dit que tu travailles au LIO ? »

« Je suis bête, moi. Je sais bien qu'elle est jaseuse. »

« Nous en parlerons plus tard. Maintenant je dois mettre ces enfants au lit avant qu'ils tombent dans la rue. Ah, et dis-moi autre chose... est-ce que tu as remis à Andoni le petit morceau de bois vernis ? »

« Ah, non ! » exclama Lisa, en se tapant le front. « Je l'ai laissé dans ma chambre au Palomar. Je l'ai tout à fait oublié, ce petit morceau de bois vernis ! »

« Eh bien, vas le chercher vite, alors ! »

« Je ne peux pas. J'ai déménagé cet après-midi. Doña Pascua a déjà loué ma chambre au Dr Montevecchio. J'ai entendu parler Doña Pascua au téléphone avec quelqu'un sur ce sujet, alors il ne me reste que de frapper à sa porte pour lui demander qu'il me laisse entrer pour le chercher. »

« Non ! Ne fais pas ça ! Ne lui mets pas la puce à l'oreille. Il se rendra méfiant. Il voudra savoir ce que c'est que tu as laissé dans sa chambre. »

« Eh bien, s'il me demande ce que je cherche, je lui dirai qu'il s'occupe de ses propres affaires, voyons !

« Il va insister, crois-moi, » Carmen la prévint.

« Mais le Dr Montevecchio est pédiatre. Qu'est-ce qu'il peut lui importer un petit morceau de bois ? »

« Où est-ce que tu l'as caché ? »

« Sous un plancher desserré près de l'armoire. »

« Mais alors quand il te voit le quitter de la cachette, il va se douter de toi. Est-ce que tu sais forcer une serrure ? »

« Non, mais ça ne sera pas nécessaire, car j'ai toujours la clé. Je ne l'ai pas encore rendue à Doña Pascua. »

« Parfait. Alors tu peux rentrer dans la chambre quand il n'est pas là. Mais ne laisse pas Doña Pascua te voir. »

« Il faudra que j'attende lors du prochain bilan de santé de tes fils. Comme ça je saurai qu'il n'est pas dans la chambre. »

« Non ! Tu ne peux pas attendre jusqu'à ce temps-là. Il sera trop tard. Andoni a besoin du morceau de bois sans délais. »

« Je vais dîner avec lui ce soir à la taverne. Montevecchio dînera sans doute là-bas lui aussi, puisque le restaurant est près du Palomar, et en plus c'est le meilleur restaurant du village. »

« A quelle heure est-ce que tu vas te joindre à Andoni ? »

« Tantôt, dans dix ou quinze minutes. »

« Bon. Quand Montevecchio commencera à dîner, lève-toi et va-t'en. Si tu as de la chance, il ne se doutera de rien. »

« Il sera difficile que je monte à sa chambre sans que Doña Pascua me voie. Mais elle a toujours le dos tourné vers la réception quand elle parle au téléphone. Je demanderai donc à Andoni qu'il lui donne un coup de téléphone juste au moment quand j'arriverai au Palomar. Comme ça elle aura le dos tourné vers moi, et elle ne me verra pas monter. »

« Ça me parait très judicieux, ton plan. Bonne chance, et à la prochaine ! »

Les deux jeunes femmes s'embrassèrent chaleureusement, puis Carmen se sauva, en amenant les petits garçons par la main. Puis elle bifurqua à droite et elle disparut, suivie de très proche par l'ombre silencieuse.

CHAPÎTRE TREIZE

Dans la taverne ce soir-là il y avait beaucoup de gens. Tous étaient de bon humeur – ils bavardaient, ils riaient, et ils se parlaient en voix haute. Malgré la foule, Lisa trouva une place contre le mur de laquelle elle put regarder la salle entière dans les miroirs suspendus du mur derrière les tables. Elle s'assit à la table en faisant face au miroir, avec le dos tourné vers la salle à manger pour pouvoir épier discrètement au Dr Montevecchio dans le miroir, puis s'échapper du restaurant au moment convenable. En attendant elle commanda une bouteille de Txakolí – un vin jeune, fruité, un peu acide, mais de grande qualité avec un bas contenu en alcool. Elle voulait avoir la tête lucide pour réussir comme espionne et plus tard comme cambrioleuse.

Quand Andoni entra dans le restaurant, il découvrit Lisa assise à sa table. Il la salua de la main à la porte d'entrée, et se dirigea tout de suite vers elle.

« *Kaixo,* Lisa, » il lui dit, en s'asseyant près d'elle.

« Bon soir mon ami, » elle répondit joyeusement.

« Pourquoi est-ce que tu t'es assise avec le dos tourné vers la salle ? Ne veux-tu pas voir les gens qui t'entourent ? »

« J'ai besoin de parler avec toi, Andoni, » elle lui dit à voix basse. « Quelque chose est arrivé, et j'ai besoin d'aide. »

« Pas de problème. Qu'est-ce que tu voudrais ? »

« Ecoute-moi bien, » dit-elle, en lui chuchotant d'un ton conspirateur. Andoni sourit et s'inclina vers elle.

« Le jour où je suis arrivée à Mayagorry, » dit-elle, « j'ai fait la connaissance de Carmen dans la rue. Elle m'a confié un petit morceau de bois vernis, et elle m'a dit que je le garde jusqu'au moment où elle pourrait se mettre en contact avec moi. Alors je l'ai caché dans ma chambre au Palomar pendant que j'espérais de nouvelles d'elle. »

« C'est donc toi qui gardait ce petit morceau de bois ! » exclama Andoni. « Ça fait longtemps que nous l'attendons, Marko et moi, mais Carmen ne voulait pas nous dire où elle l'avait caché ou quand elle allait nous le donner. »

« Oui, c'est moi qui le gardais. Mais laisse-moi continuer. Il y a quelques jours elle m'a demandé que je te le donne, mais j'étais tellement surexcitée par le déménagement au LIO que j'avais complètement oublié de l'apporter avec moi quand j'ai quitté la chambre. »

« Mais qu'est-ce que tu vas faire maintenant ? »

« Ne t'en fais pas. Je vais le récupérer ce soir. »

« Comment ce soir ? Et comment vas-tu le faire quand Montevecchio occupe maintenant ta chambre ? »

« Tu vas voir. J'ai toujours la clé de ma chambre. »

« Tu es restée avec la clé ? Je ne comprends pas. »

« Je venais de payer le compte quand Doña Pascua a reçu un coup de téléphone. Tu sais comme elle aime jaser. On ne peut pas retourner la clé sans signer le registre, alors j'ai fiché le camp avec la clé, avec l'intention de la rendre plus tard. »

« Bon, d'accord. Mais même avec la clé, comment peux-tu entrer dans la chambre de Montevecchio sans qu'il t'invite ? »

« J'y vais sans qu'il soit là. »

« Et comment peux-tu savoir quand il ne sera pas là ? »

« Il ne sera pas là quand il est ici à la taverne. »

« Et qu'est-ce qui te fait penser qu'il viendra ici ? »

« Il n'a pas de choix. La taverne est tout près du Palomar, et le restaurant est le meilleur de Mayagorry. Il viendra. »

« Alors tu vas entrer dans sa chambre à l'heure du dîner ? »

« C'est ça. Je ne peux pas garder la clé pour toujours. »

« Alors je monterai à sa chambre moi-même. Je ne veux pas que tu sois en danger. »

« Merci, Andoni, mais ça ne va pas du tout. Si Doña Pascua te surprend dans la chambre de Montevecchio, c'est encore plus compliqué que si elle me trouve à moi dans ma chambre d'auparavant. Je peux lui dire n'importe quoi, mais ta présence dans la chambre ne s'expliquerait pas si facilement. »

« Alors qu'est-ce que je peux faire pour toi ? »

« Tu seras le veilleur de nuit. Quand Montevecchio arrivera ici, tu peux le surveiller pour moi, puisque j'aurai le dos vers lui. Tu me diras ce qu'il fait, et quand il lira la carte, ou quand il ira aux toilettes, ou quand il parlera avec quelqu'un, alors je me sauve et je vais au Palomar. »

« Et qu'est-ce que je fais s'il ne vient pas ici ? »

« Il viendra, tu verras. Où est-ce qu'il va sortir dîner sinon ici ? Mais s'il n'apparaît pas, je m'en occupe plus tard. »

« C'est comme un roman policier. Mais comment est-ce que tu peux passer devant Doña Pascua sans qu'elle te voie ? »

« Je l'ai déjà fait une fois, quand je suis sortie dans la rue sans lui rendre la clé. Elle parlait au téléphone avec quelqu'un au sujet de la réservation de Montevecchio, et elle avait le dos tourné vers moi. C'est le type de téléphone vieux jeu qu'on accroche au mur, et c'est pour ça qu'elle avait le dos tourné. »

« Mais comment peux-tu être certaine que Doña Pascua sera en train de parler au téléphone quand tu y arriveras? »

« C'est ta grande entrée à la scène. Quand Montevecchio arrivera ici, j'irais tout de suite au Palomar. Après deux ou trois minutes tu vas parler avec Doña Pascua au téléphone sur n'importe quel sujet. Alors quand elle aura le dos tourné vers la réception, je monterai l'escalier et ça y est. »

« Tu l'a bien planifié, Lisa. »

« Je l'espère bien, » dit-elle, avec un petit rire nerveux.

En ce moment-là le serveur c'est approché à la table avec un plateau d'apéritifs accompagnés de quelques échantillons de vin et de bière. Lisa fut agréablement surprise par la grande variété d'apéritifs que leur offrait le serveur.

« Je peux vous en offrir? » lui demanda le serveur.

« Voyons voir, j'ai l'embarras du choix, » répondit Lisa, pensive. « Je prends les croquettes de veau et les artichauts farcis, s'il vous plaît.»

« Très bien, mademoiselle. Et pour vous, monsieur ? »
« Les crevettes, s'il vous plaît. »

Les deux étaient tellement occupés avec les apéritifs et les plans actuels et les plans imaginaires et les plans alternatifs qu'ils n'ont pas remarqué le monsieur qui avait entré au restaurant et qui s'était assis à une petite table dans le coin. Il ne portait plus le costume Natazzi et la cravate de rayures argentées et grises – il portait maintenant un pull-over de bleu marine et des pantalons gris foncé.

« Qu'elles sont savoureuses tes crevettes ! » exclama Lisa.
« Elles sont les crevettes les plus succulentes du monde. »
« Ça va très bien avec de la bière, » commenta Andoni.
« Goûte celle-ci. »

Une gorgée de bière avec ceci, autre petite gorgée de vin avec cela, et en peu de temps Andoni et Lisa se regardaient aux yeux, en se parlant en voix haute pour pouvoir s'entendre bien malgré la cacophonie de voix. Finalement ils cessèrent de se parler, parce qu'ils s'enrouaient à force de crier.

Il est probable qu'il n'existe personne au monde entier qui n'ait jeté un regard à quelqu'un sans y penser dans une salle bondée, pour se rendre compte ensuite que l'individu eut été en train de fixer le regard sur lui pour un certain temps sans que l'autre le sache. Celui qui prend cet individu au dépourvu se sent d'habitude un peu étrange quand il se rend compte que c'était précisément le regard fixe de l'autre qui l'a fait tourner la tête, comme si c'était par télépathie ou par la perception extrasensorielle. Personne ne sait comment ou pourquoi ça se fait, mais il arriva à Lisa juste au moment quand elle fut sur le point d'avaler la troisième crevette, cadeau d'Andoni. Elle la soulevait à ses lèvres quand soudain elle eut envie de regarder les autres clients dans le miroir. Elle put entrevoir un homme assis dans le coin, et qui la fixait d'un regard pénétrant. Elle avait l'impression qu'il faisait longtemps qu'il la regardait, parce qu'elle notait chez lui cette expression de concentration qu'on voit aux yeux des gens qui ont contemplé quelqu'un pour un long moment. Quand l'homme en question se rendit compte que Lisa le regardait dans le miroir, il baissa les yeux et se mit à contempler les apéritifs.

Au début Lisa ne reconnut pas le Dr Montevecchio. Après tout, elle ne l'avait rencontré qu'une seule fois auparavant, et en ce moment-là elle aurait dit plutôt un homme d'affaires, vêtu comme il l'était d'un costume très élégant. Mais cette fois il était vêtu à peu près du même style que les autres villageois, donc Lisa probablement ne l'aurait pas remarqué si son regard ne s'était posé sur elle pendant si longtemps.

« Andoni, le Dr Montevecchio est ici. Je ne te dis pas où, pour que tu ne le regardes pas sans vouloir et qu'il se rende compte qu'il m'a attiré l'attention. Tu me promets de me regarder à moi et non pas à lui si je te dis où il se trouve ?»

« Je te le promets,» lui dit Andoni, en secouant la tête.

« Il est assis à une petite table dans le coin à ta droite,» elle lui dit. « Mais ne le regarde pas ! Fixe tes yeux sur moi.»

« Ce n'est pas difficile. J'aimerais bien pouvoir fixer mes yeux sur toi tout le temps.»

« Fais semblant d'être complètement absorbé dans moi.»

« Je n'ai pas besoin de faire semblant, Lisa. Est-ce que tu me permets de te donner un tout petit bisou ? Comme ça il sera persuadé que je suis totalement absorbé dans toi.»

« Ecoute-moi bien. Je vais me lever pour aller aux toilettes. Après, je vais marcher au bord de la salle, là où il y a des gens qui attendent qu'on les accompagne à la table, et alors je m'échappe par la porte d'entrée quand j'aurai la voie libre.»

« Bon, d'accord.»

« El Palomar est à deux pas d'ici. Au bout de cinq minutes, donne un coup de téléphone à Doña Pascua et parle avec elle autant que possible pour que je puisse passer derrière elle et monter à la chambre sans qu'elle me voie. D'accord ?»

« C'est quoi le numéro de téléphone chez le Palomar ?»

« Attends… Le voici. Je l'ai noté pour toi ici, sur ce petit morceau de papier.»

« Merci,» dit Andoni, en le gardant dans sa poche.

« Fais ce que tu peux pour rallonger la conversation avec Doña Pascua, pour me faciliter le temps dont j'aurai besoin dans ma chambre, d'accord ? »

« Bien sûr. Tu peux compter sur moi. »

« Bon, j'y vais. Je te laisse le sac à dos. Ça me gêne. » Après que Lisa soit allée aux toilettes, Andoni porta son verre à ses levres et regarda par-dessus du bord à la table au coin où s'était assis Montevecchio. Il était toujours là avec ses apéritifs et sa bouteille de vin. Andoni ne l'aurait pas reconnu si Lisa ne l'avait pas porté à son attention. Il l'avait vu avant au LIO au moment d'un bilan de santé des enfants de Carmen, mais à ce moment-là il était vêtu d'une blouse blanche et il portait un stéthoscope, tandis que maintenant il était habillé comme tout le monde.

Quand il vit Lisa sortir des toilettes en se dirigeant vers la porte de sortie, Andoni jeta un coup d'œil vers Montevecchio pour savoir s'il l'avait aperçue, mais il s'occupait toujours de ses canapés. Tout se déroulait bien, pensa-t-il.

Andoni attendit quelques moments selon les instructions de Lisa, puis il sortit son mobile de sa poche ainsi que le petit morceau de papier que lui avait donné Lisa, et il marqua le numéro de téléphone du Palomar. Rien. Tout d'un coup il se rendit compte qu'à Mayagorry il n'y avait pas de service pour le mobile. Il serait obligé de se rapprocher au comptoir pour demander à la barmaid le téléphone à ligne fixe.

Il s'ouvrit un passage à travers la foule jusqu'au comptoir, où il trouva un homme aux épaules larges et en chemise de couleur rose qui parlait au téléphone à poste fixe. Andoni commanda une bière et se mit à attendre que l'homme à la chemise rose finisse sa conversation, mais il continua à divaguer interminablement au sujet d'une ouverture dans une clôture. Andoni devenait de plus en plus hors de lui-même. Il n'y avait pas manière de lui tirer l'attention quelle qu'en fut la diligence mise en œuvre par Andoni, qui avait envie de lui arracher le téléphone. Mais juste à ce moment-là l'homme raccrocha avec violence et retourna à sa table.

Andoni saisit le téléphone et marqua le numéro du Palomar, seulement pour trouver que la ligne était occupée. Que faire ? Alors tout d'un coup il se rendit compte que ça lui convenait parfaitement. Il y avait quelqu'un qui occupait l'attention de Doña Pascua, en lui facilitant ainsi le passage à Lisa pour monter à sa chambre pendant que Pascua avait le dos tourné.

Andoni retourna à sa table où il but du Txacoli à grandes gorgées pour se calmer un peu. Après quelques minutes il commença à se sentir mieux. Il porta son verre à ses levres et regarda encore une fois par-dessus du bord pour s'assurer que Montevecchio était toujours là. Il découvrit à son plus grand désarroi qu'il n'était plus assis à sa table. Il se frotta les yeux et jeta encore un regard, mais Montevecchio avait disparu.

Hors de lui, Andoni regarda partout, mais Montevecchio n'était nulle part dans la salle. Andoni se mit à pied d'un bond, et ouvrit un passage à travers la foule à force de coups de coude jusqu'à ce qu'il soit arrivé au toilettes pour hommes, mais Montevecchio n'était pas là non plus.

« *Agur Maria, graziaz betea, Jauna da zugaz,* » murmura-t-il en voix basse pendant qu'il sortit sur la rue à toutes jambes.

Quand elle entra au Palomar, Lisa nota avec plaisir que Doña Pascua parlait au téléphone comme ils l'avaient planifié. Lisa passa furtivement derrière elle et monta silencieusement les escaliers. Elle pouvait entendre la voix de Doña Pascua qui discutait d'un ton agité au sujet d'un trou dans une clôture. Lisa était très contente qu'Andoni ait pu inventer une histoire tellement originale.

Quand elle arriva à son ancienne chambre, elle hésita pour quelques secondes pour écouter à la porte. Quand elle était certaine qu'il n'y avait personne, elle introduisit sa clé dans la serrure et entra dans la chambre. Elle se dirigea directement à la cachette près de l'armoire, et elle souleva la planche mal fixée. Le voilà, il était là le petit morceau de bois, toujours à sa place. Elle le saisit et l'enfonça dans sa poche, très contente que la mission secrète se soit terminée sans complications.

Juste au moment quand elle allait ouvrir la porte pour sortir de la chambre, elle entendit une clé qui s'introduisait dans la serrure. Elle regarda stupéfaite autour d'elle, mais elle savait déjà qu'il n'y avait aucun endroit où se cacher. L'armoire était trop petite, le lit était trop bas, et l'écritoire ne servait à rien. En ce moment-là la porte s'ouvrit pour révéler le contour de Lorenzo Montevecchio au seuil. Quand il se trouva face à face avec Lisa il resta muet pendant qu'il la contemplait d'un regard spéculatif. Lisa, à son tour, le regardait épatée, comme un lapin pris dans les phares. Montevecchio fut le premier à trouver sa voix.

« Vous n'avez pas le droit d'entrer dans ma chambre ! Que faites-vous ici ? » il lui demanda d'un ton sévère.

« Dr Montevecchio ! Je vous demande pardon. Je viens d'évacuer cette chambre, mais j'ai dû rentrer pour chercher quelque chose que j'avais laissé ici ce matin. J'ai toujours ma clé. Je ne savais pas que vous occupiez déjà la chambre. Je suis très gênée. Je ne sais pas quoi dire. »

« Vous en avez déjà dit assez, » lui répondit Montevecchio.

« Est-ce que vous avez trouvé ce que vous cherchiez ? »

« Non. Je ne l'ai pas trouvé, malheureusement. »

« Est-ce que vous avez farfouillé dans mes tiroirs ? »

« Non ! Je n'ai touché à rien de ce qui vous appartient. »

« Qu'est que vous cherchiez dans ma chambre, alors ? »

« La courroie de mon sac à dos, c'est tout.»

À Lisa son explication lui semblait un peu louche, mais c'était la première idée qui lui était venue à l'esprit, alors il n'y avait rien d'autre à faire que maintenir son histoire.

« Cette courroie m'importe beaucoup, » continua-t-elle. « Je ne peux pas m'arranger sans elle. C'est pour ça que je ne l'ai pas avec moi maintenant – je me réfère au sac à dos. J'ai dû le laisser au LIO parce que je ne peux pas me le mettre au dos sans deux courroies, n'est-ce pas ? C'est pour ça qu'il est vraiment nécessaire que je la retrouve, voyez-vous ? »

Lisa pensa qu'elle devait se taire avant que Montevecchio se rende compte qu'elle mourait d'inquiétude. Elle lui décocha un petit sourire timide, dans l'espoir qu'il la prenne pour une femme stupide et désorganisée et qu'il se sente un peu adouci, mais les choses ne se déroulent jamais comme on le voudrait.

« Vous êtes entrée dans ma chambre sans ma permission, » il lui dit d'une voix menaçante. « Ce que vous avez fait est contre la loi. Je suis obligé de porter plainte contre vous. »

« S'il vous plaît, ne faites pas ça. Les choses deviennent très compliquées pour les étrangers qui s'embrouillent dans des querelles judiciaires. Je ne sais rien du procès juridique du Pays Basque, mais je suis sûre que ça finirait mal pour moi. Et tout ça parce que je suis venue ici chercher ma courroie ! Ne me soumettez pas à ça s'il vous plaît, Dr Montevecchio. »

Montevecchio la contempla d'un regard triomphant, ravi que cette jeune femme américaine, si suffisante et avec tant de confiance en soi, était devant lui maintenant en lui demandant grâce et miséricorde.

« Peut-être que tu es venue ici pour faire quelque chose de très intéressant avec cette courroie, » lui dit Montevecchio, d'un regard lascive. « Il s'agit de ça, n'est-ce pas ? Parce que si non, il ne me parait pas très logique ce que tu me contes. »

Il se jeta contre elle, en employant le tacon de son soulier pour la faire tomber sur lui, en la rapprochant à sa poitrine pendant qu'elle perdait l'équilibre.

« S'il vous plaît, Dr Montevecchio, vous me faites mal, » protesta Lisa, en essayant de s'échapper de ses bras désireux. Il exhalait une odeur de cigarettes et d'anguilles.

« C'est pas nécessaire de jouer de petits jeux avec moi, » il chuchota dans son oreille. « Vous les femmes américaines, vous êtes toutes pareilles. Vous venez en Europe avec l'espoir de faire la bringue dans un environnement sûr, là où personne ne vous connaît. Mais ton éducation puritaine, Lisa, ne te permet pas de demander directement ce que tu désires, donc tu te donnes beaucoup de mal pour trouver le moyen d'obtenir une rencontre sexuelle. C'est ça ce que tu cherches, n'est-ce pas ? Ça te ferait plaisir de jouer au docteur avec moi ? Nous pourrions tramer des scènes très piquantes. Toi, tu peux jouer le rôle de l'infirmière séduisante, et moi je t'enseigne ce que nous savons faire les docteurs. Je parie que tu as toujours rêvé d'un homme qui connait bien les femmes, n'est-ce pas ?» Lisa savait bien qu'elle se trouvait face à une situation très dangereuse. Si elle l'insultait ou si elle portait atteinte à sa vanité, il l'accuserait d'invasion illégale.

« Je t'ai vue à la taverne,» Montevecchio lui dit en voix rauque. « Tu me regardais dans le miroir. Tu avais marre de ce roux qui t'accompagnait, n'est-ce pas ? Tu t'ennuyais comme un rat mort. Tu attendais que je m'en aille pour te rejoindre avec moi, pas vrai ? Mais tu es allée trop vite à la besogne – tu es arrivée ici avant moi. Maintenant j'y vois très clair.»

Lisa faisait de son mieux pour manipuler la situation en sa faveur, pour éviter d'être en fin de compte la cible d'amères représailles. Montevecchio pourrait très bien lui faire souffrir de mauvaises conséquences, car la crédibilité d'un médecin surpasserait sans doute la sienne dans ces circonstances. Il se verrait comme une personne de haut rang, pendant qu'on lui prendrait à elle pour la petite coquette blonde qui arriva seule un bon jour à leur village avec l'intention évidente d'être la ruine du sexe masculin de Mayagorry. Andoni lui apporterait son soutien, elle n'avait aucun doute, mais elle ne voulait pas le soumettre aux interrogatoires publics. Quant à le Dr Paskal Sarazúa, la situation pourrait créer beaucoup de tension pour lui – il ferait une crise cardiaque s'il y avait la moindre possibilité de provoquer des scandales qui pourraient attirer l'attention sur le LIO.

« Qu'est-ce que tu attends ?» lui demanda Montevecchio avec impatience. « Viens ici pour que je te démontre ce que nous en savons, les médecins. Viens à mes bras.»

Lisa ne savait pas quoi en faire. Comment est-ce qu'elle pourrait le rejeter sans faire de lui un ennemi très dangereux ?

Soudainement la porte s'ouvrit d'un seul coup, et Doña Pascua apparut sur le seuil. Elle se dirigea directement vers le Dr Montevecchio et se planta devant lui avec les bras croisés.

« Je ne permets pas que les femmes montent aux chambres des hommes, vous m'entendez, Dr Montevecchio ? » elle lui dit d'une voix très haute. « Vous connaissez bien les règles de la maison. Je vous les ai expliqués très clairement quand vous vous êtes présenté à la réception. Et vous, un émissaire du *Pape,* rien que ça ! Qui l'aurait cru ? »

A l'énorme surprise de Lisa, Montevecchio baissa la tête, comme s'il fut un petit garçon devant la mère supérieure. « Ce n'est pas une maison de passe que je gère ici ! » lui dit-elle en se redressant à pleine taille. « C'est une auberge respectable, Le Palomar. Je m'explique bien ? »

« Oui, madame, » lui dit Montevecchio en voix basse, sans oser se lever les yeux.

« Et vous, mademoiselle, recueillez vos affaires et suivez-moi. Il nous faut ajuster les comptes. Vous êtes partie ce matin sans signer le registre. Oui, je sais que vous avez déjà payé pour la chambre, mais il faut quand même signer le registre. Ça peut vous étonner, mademoiselle, mais ici il faut suivre les règles de la maison. »

Montevecchio, plongé dans un silence bourru, regarda d'un visage sombre les deux femmes qui descendaient les escaliers pour se joindre à Andoni, qui les attendait en bas.

« La voilà qui arrive ! » exclama Andoni. « Je suis ravi de te voir saine et sauve, Lisa ! » il dit, la prenant dans ses bras. « Je m'inquiétais beaucoup pour toi, mais en fin de compte tout s'est bien passé grâce à vous, Doña Pascua. Vous êtes une vraie héroïne. Je ne sais pas ce que j'aurais fait sans vous. »

« Oublie-le, » lui dit Doña Pascua d'un regard sévère, mais Andoni ne s'était pas fait roulé, car il avait bien noté qu'elle le tutoyait pour la première fois de sa vie.

« J'ai passé un très mauvais moment, » continua-t-il, en se retournant vers Lisa. « J'avais oublié qu'on ne pouvait pas utiliser le mobile dans le village, alors je me suis présenté au comptoir où j'avais l'intention de faire usage du téléphone à ligne fixe, mais j'ai rencontré un type qui le monopolisait et je ne pouvais rien faire avec lui. J'avais envie de le tuer… »

« Ne t'en fais pas, Andoni, » lui dit Lisa, en lui faisant les yeux doux. « Tout est bien qui finit bien. »

Andoni la prit dans ses bras et l'embrassa, et puis il lui donna un baiser un peu plus langoureux.

« Eh ! » exclama Pascua avec indignation, en les séparant avec des doigts très forts pour une vieille femme de son âge. « Je ne tolère pas la mauvaise conduite ici. Si vous allez vous porter mal, il faudra que vous le fassiez ailleurs. »

« Doña Pascua, » lui dit Andoni. « Vous êtes une dame très honorable. Je respecte les règles de votre maison, et je vous remercie pour avoir rappelé au Dr Montevecchio qu'il avait besoin de les respecter aussi. Je n'oublierai jamais l'aide que vous nous avez offert ce soir, et je reconnaitrai toujours que je vous dois beaucoup... que *nous* vous devons beaucoup. »

Pendant qu'Andoni sortait du Palomar avec Lisa sous le bras, il tourna la tête et jeta un coup d'œil à Doña Pascua, qui les regardait d'un visage entre surpris et tendre, mais elle ne dit rien pour répondre à son compliment.

Pour la première fois de sa vie, Doña Pascua se trouvait sans paroles.

CHAPÎTRE QUATORZE

Il fit grand plaisir à Andoni de recevoir le petit morceau de bois vernis si soigneusement gardé par Carmen et Lisa. Quand Paskal Sarazúa avait envoyé Peli – le jeune bedeau du couvent du Sacré Cœur – à de différentes cathédrales pour cambrioler leurs reliquaires, l'idée vint à l'esprit de Peli qu'il devrait acquérir de l'expérience en volant une relique près de la maison avant de parcourir le monde en terrains lointains.

À la grande surprise de Peli il découvrit que les voleurs spécialisés dans les reliques ont parfois plus de succès qu'on aurait cru. Les objets de grande valeur comme les bijoux ou les peintures sont toujours sous haute surveillance dans les musées ou dans les collections privées d'œuvres d'art, mais les reliques religieuses attirent d'habitude beaucoup moins l'attention. Ils se gardent en lieu sûr derrière les barreaux, mais Peli trouvait qu'il était souvent assez facile d'ouvrir les carrures peu modernes des reliquaires. Mais ce qui l'étonnait surtout c'était le haut niveau de capacité et de détermination que démontraient les gardes de sécurité dans les cathédrales de Saint Jacques de Compostelle et aussi celle d'Oviède. Il avait toujours mal à la tête à cause du coup de calice qu'il avait reçu pendant son encontre avec la garde à Oviède, et quant à Saint Jacques de Compostelle, il avait sauvé sa peau d'un cheveu. Pourquoi est-ce que les deux gardes étaient-ils si dédiés à leur travail ? Soit qu'ils gagnaient des salaires extraordinaires, ou que les autorités de l'Eglise avaient pris de mesures spéciale-ment sévères contre le voleur ou les voleurs qui avaient tramé tant de brigandages aux autres cathédrales de l'Espagne. Peli ne put s'empêcher d'admirer les autorités ecclésiastiques qui se dédiaient avec tant de détermination à protéger les reliques du nazaréen.

Après que Peli eut parti de chez lui pour se lancer dans sa vie de voleur, Carmen apprit que Marko séquençait avec Andoni l'ADN des morceaux de bois que les paléozoologues avaient trouvés dans une excavation pas loin du LIO. Marko avait assez de confiance en Andoni pour lui raconter l'histoire que lui avait racontée Carmen au sujet du petit morceau de bois vernis que Peli avait volé du couvent et qu'il avait, par la suite, confié à la garde de Carmen. Andoni et Marko étaient d'accord sur le fait que la relique n'était probablement pas authentique, mais malgré tout, ils étaient désireux de faire une analyse pour arriver à savoir ce que le prélèvement pourrait bien révéler en ce qui concernait les séquences de l'ADN.

Ils se sont vite rendus compte qu'il était question encore une fois d'un échantillon qui comportait de l'ADN d'origine humaine, mais cette fois ils furent excités par la possibilité que ce fût en effet l'ADN du *corpus Christi*. Les habitants de Mayagorry connaissaient très bien l'histoire de Jacques, le demi-frère de Jésus-Christ, qui avait pris la précaution de conserver, avec du vernis, le petit morceau de bois qu'il avait pris de la croix comme souvenir, et qu'il avait présenté plus tard à la jeune femme qui l'avait soigné quand il avait tombé malade pendant son voyage à travers le Pays Basque. Pour Andoni et pour Marko ce serait une expérience palpitante de découvrir quelque chose dans l'ADN qui pourrait leur fournir de nouveaux renseignements au sujet du fils de Dieu.

« La plupart des soi-disant reliques sont fausses, » dit Marko d'un ton solennel. « Mais qu'est-ce que j'en sais, moi ? On ne sait jamais. Il se peut qu'une d'elles soit authentique. »

« Mais n'oublie pas que ce serait difficile de prouver son authenticité, malgré les documents qu'on puisse trouver, » dit Andoni. « La preuve irréfutable devrait trouver son origine dans des sources – plusieurs sources, remarque ! – qui aient déjà beaucoup de crédibilité, et puis on serait obligé de faire la comparaison des séquences pour chercher à savoir si elles se correspondaient. Je ne sais pas, moi. Ça pourrait être une perte de temps désolante.»

« J'aime bien perdre le temps en me dévouant à un projet aussi important que celui-ci,» déclara Marko. « Comme ça on s'ennuie moins. Jusqu'ici nos investigations nous ont indiqué que l'ADN de cette relique est assez bien conservé. Il y a plus de séquences dans cet échantillon que dans les autres.»

« C'est probablement à cause du vernis,» répondit Andoni. « Après avoir enlevé la contamination de surface, j'ai gratté la relique par-dessous la chape pour en sortir de l'ADN. J'en ai trouvé une bonne quantité.»

« Peut-être que le vernis avait servi de la même manière que l'ambre qui avait conservé l'ADN du sang de dinosaure qui se trouvait dans le moustique Jurassique.»

« Il se peut. C'est même possible que l'ADN soit viable.»

« Serait-il possible que c'était Saint Jacques lui-même qui ait ajouté le vernis à la relique pour la conserver ?»

« C'est toujours possible,» répondit Andoni. « Au moins ça pourrait être quelqu'un qui aurait voulu faire de la relique une espèce de *memento mori* à celui qui a vaincu la mort.»

Quand Paskal Sarazúa apprit qu'Andoni et les techniciens avaient trouvé de l'ADN viable dans le dernier échantillon, il en était tellement excité qu'il avait beaucoup de difficulté à garder la maîtrise. Il supposait que l'échantillon en question se dérivait d'un des morceaux de bois qu'avaient découvert les supposés "paleozoologues" qu'il avait fabriqués pour cacher à Andoni et aux techniciens du LIO la vraie origine des reliques que Peli avait volées, pour qu'ils ne puissent révéler ses projets secrets à ses concurrents.

Le dernier des derniers, pensa Sarazúa amèrement, étaient les prétendants au trône de Dieu qui maintenaient que leurs lignages remontaient directement à une union inconcevable entre Marie-Madeleine et Jésus-Christ. Ils proclamaient à tous ceux qui étaient disposés à leur écouter que le Saint Graal n'était pas le calice de la dernière cène, mais le sang royal qu'ils avaient eux-mêmes dans les veines. L'erreur, selon eux, fut à cause d'une faute d'étourderie de la part d'un scribe qui avait écrit *sang réal* au lieu de *San Gréal* (Saint Graal). Un scribe inattentif qui se trompa sur la position correcte d'une espace, pensa Sarazúa avec mépris, et voilà qui nous arrive toute une armée d'idiots qui se vantent d'être les descendants directs et les frères consanguins du Messie.

Il mettrait bientôt un terme, pensa-t-il, aux fausses idées qui furent embrassées par les prétendants et par les romanciers hallucinés, lesquels formaient la base des revendications qui se présentèrent dans l'infâme best-seller, *Le Code de Vinci*. Il attendait avec impatience leur réaction quand il révèlerait au monde ses nouvelles si extraordinaires et sans précédents – et elles n'étaient pas basées, se dit-il avec profonde satisfaction, sur les erreurs d'un scribe qui se mourait de sommeil. Il sortit son mobile et marqua le numéro d'Andoni.

« Laisse ce que tu fais là et viens tout de suite à mon bureau, » il lui dit d'une voix autoritaire. « Il est grand temps maintenant que je te parle des choses sérieuses. »

Après avoir passé une bonne partie de l'après-midi à parler avec son patron, Andoni avait la tête qui tournait à cause de tout ce que lui avait expliqué Paskal Sarazúa au sujet de ses plans et de ses projets, réels ou imaginés.

« Aidez-moi à bien vous comprendre, monsieur, s'il vous plaît, » lui dit Andoni, en se grattant la tête. « Vous me dites qu'il ne suffit pas de lire les séquences d'ADN que nous avons trouvées dans le morceau de bois vernis. Vous me dites qu'il est nécessaire de *cloner* Jésus-Christ, si on peut prouver que la relique soit authentique. »

« C'est ainsi, » dit Sarazúa, sans hésiter.

Andoni se sentait déçu quand il se rendit compte qu'il s'était laissé entraîner par une situation tellement déraisonnée qu'il risquait de se faire la risée des scientifiques les plus connus des cercles internationaux. Dans ce cas-là sa carrière dans le camp de la biochimie serait réduite en cendres. Même s'il commençait de nouveau dans un camp tout à fait différent, il serait connu toujours comme celui qui s'était impliqué dans la tentative absurde de cloner Jésus-Christ.

« Ça m'étonne que tu ne te sois pas rendu compte de ce que j'ai organisé pour toi, » lui dit Sarazúa. « Je croyais qu'on se comprenait bien, toi et moi. »

Andoni se sentait enragé. Comment est-ce qu'une personne d'intelligence normale peux savoir ce qu'il y a dans la tête d'un homme qui souffre d'une bouffée délirante ? Il faudra convaincre Sarazúa d'abandonner ses rêves – entreprise peut-être même plus difficile que le projet de cloner Jésus-Christ.

« Comme je vous ai dit avant, *Jurassic Park* est seulement un roman, et c'est tout. On ne peut pas se laisser influencer par ce que racontent les auteurs de fiction. On doit tracer une ligne bien claire entre la fiction et la réalité. »

« Est-ce que tu n'as jamais lu *The Boys from Brazil* ? » lui demanda Sarazúa d'un ton triomphant, comme si en lui posant la question c'était lui qui avait eu le dernier mot.

« C'est justement ça que je viens de vous expliquer. Ce roman-là était très captivant, mais il ne peut pas se transposer à la vie de tous les jours. »

« En ce temps-là on ne disposait pas de la technologie dont nous profitons aujourd'hui, » déclara le Dr Sarazúa. « Mais maintenant nous savons faire des miracles. Je t'ai facilité les instruments scientifiques dont tu as besoin, mais c'est à toi de concevoir un plan. »

« Dans le monde de la fiction, tout est possible. Mais vous et moi, nous ne sommes pas des personnages dans un roman. Comme je vous l'ai dit avant, nous vivons dans le monde réel, où la vie est parfois très ordinaire et prosaïque comparée avec la fausse réalité créée par les auteurs de la fiction. »

« Tu m'as déçu, Andoni. Je t'ai pris pour une personne de beaucoup d'imagination. Est-ce que tu connais la différence entre un scientifique et un technologue ? »

« Expliquez-le-moi alors, » lui dit Andoni.

« Le technologue c'est comme une abeille ouvrière qui est capable de beaucoup travailler, mais sans savoir ce qu'elle fait ni pourquoi elle le fait. Mais le vrai scientifique est original. Il a de l'intuition et de la perspicacité, et une acuité qui lui permet de conceptualiser le tableau tout entier. Le scientifique dispose d'une imagination créative, et il a le courage de s'en servir librement. Est-ce que je m'explique bien ? »

« Oui, monsieur, » dit Andoni d'une voix lasse. « Mais en tous cas c'est mon devoir comme ami de vous ébaucher des raisons pour lesquelles on ne peut pas cloner Jésus-Christ. »

« Bon alors, vas-y. »

« Tout d'abord, il serait très difficile d'arriver à savoir si une relique de la croix soit authentique. Je sais que la majorité d'elles sont bien documentées, mais il nous faudrait trouver des épreuves scientifiques avant de poursuivre le projet de cloner Jésus-Christ. Il nous faudrait être certains que l'ADN était en effet de Jésus-Christ et qu'il n'était pas celui d'un criminel quiconque, crucifié par les romains. »

« Je suis allé bien au-devant de toi, mon ami. J'ai déjà demandé à Peli qu'il aille à Saint Jacques de Compostelle pour me rapporter un os de Saint Jacques, le frère de Jésus-Christ, qui a été son apôtre et plus tard s'est fait saint, et qui portait l'ADN de son père Joseph, et aussi celle de sa mère, Marie. »

« Jacques était le *demi-frère* de Jésus-Christ, plutôt que son frère, » lui rappela Andoni.

« Je le sais très bien, » répondit Sarazúa, irrité. « C'était un demi-frère utérin, plus précisément. C'est-à-dire que Jacques et Jésus avaient la même mère mais de pères différents. Mais le fait que Marie soit sa mère suffit pour établir l'authenticité de l'ADN qui se trouve dans la relique. »

« Mais dans ce cas-là nous aurions la preuve que Jésus-Christ était le fils de Marie, mais ça nous le savons déjà. »

« Bon, je suis allé encore une fois bien au-devant de toi. J'ai envoyé Peli à Oviède pour voler le suaire de Jésus-Christ. Si nous découvrons que l'ADN de Marie se trouve dans les taches de sang, nous saurons que les séquences d'ADN dans les autres reliques étaient aussi de Jésus-Christ, et nous aurons fait la découverte plus importante du siècle, ou plutôt de tous les siècles depuis le début de l'histoire des êtres humains. Et si nous arrivons à déchiffrer la séquence de l'ADN de Jésus-Christ, qui sait où nous finirons ? Il n'y a pas de mots pour le décrire, voyons !»

« Vous avez tout à fait raison. Ce serait dix mille fois plus important que le premier voyage à la lune.»

« Voilà. Tu commences maintenant à comprendre.»

« Mais cela ne veut pas dire qu'on pourrait tirer parti de l'ADN de Jésus-Christ pour le cloner. Tout d'abord l'ADN ne serait probablement pas viable, et même si il l'était il y aurait beaucoup de brèches dans les séquences.»

« Eh bien remplis-les alors, Andoni. Michael Crichton a rempli les brèches des séquences du dinosaure avec de l'ADN d'une grenouille, si je ne me trompe pas.»

« Mais ça n'arrive que dans les romans, monsieur. Dans le meilleur des cas on finirait par créer un messie qui pourrait battre le record du saut en longueur.»

« Ça n'a rien de drôle, Andoni. Tu peux remplir les brèches avec mon propre ADN.»

« Peut-être, mais il y a beaucoup d'autres problèmes aussi. Le clonage est illégal, par exemple.»

« Je n'arrive pas à comprendre pourquoi tu t'inquiètes de la loi quand le clonage de Jésus-Christ est hors de la loi !»

« Hors de la loi ? Je ne vois pas comment...»

« Ne vois-tu pas que notre projet est unique, qu'il est inouï, qu'il est au-delà de toutes les choses qui se soient rêvées ou imaginées ou conçues ou envisagées dans le monde entier ? Il faut saisir les opportunités quand elles se présentent, pour l'amour de Dieu !»

Andoni sourit intérieurement à l'idée qu'ils devaient saisir ces opportunités pour l'amour de Dieu.

« En plus,» ajouta Sarazúa, « le clonage de l'être humain n'est pas illégal. Il y a longtemps que l'ONU fait de grands efforts pour établir un accord international contre le clonage reproducteur de l'être humain, mais jusqu'ici le projet n'a pas été entériné. Il y a aussi la Convention Internationale sur les Droits Humains et Biomédecine, laquelle interdit le clonage de l'être humain, mais ce protocole n'a été entériné que par Grèce, Espagne, et Portugal, et tu peux t'imaginer la mauvaise impression que ça me fait par rapport à l'Espagne. A mon avis les espagnoles devraient apprendre à ne pas se mettre dans les affaires des autres. »

« Je suis d'accord, monsieur. »

« Très bien. En plus, il y a Le Congrès sur la Biomédecine et les Droits Humains de l'Union Européenne, lequel interdit le clonage reproductif humain, mais ce congrès manque aussi de pouvoirs légaux – tout ce que font les membres du congrès c'est d'offrir aux enseignants et aux pratiquants en Europe l'occasion d'entrer dans des discussions à ce sujet. Alors pour le moment, c'est le dernier de mes soucis. »

« Et s'il s'entérine le Traité de Lisbonne ? »

« Alors le congrès aura le droit de contrôler les développements dans les camps de biomédecine et de droits humains, » répondit Sarazúa. « Pourtant pour le moment ils continuent tout seulement avec les discussions, alors ils n'ont rien décidé. Je souhaite de tout cœur que ça continue pour longtemps. Jusqu'ici il n'y a pas de restrictions légales contre nous. »

« Je comprends maintenant pourquoi vous voulez à tout prix nous faire jurer le secret, » remarqua Andoni. « Il est question de nous défendre contre ceux qui conçoivent les lois mêmes, parce que si on savait ce que nous faisons ici au LIO, on ne mettrait pas longtemps à ratifier le Traité de Lisbonne. »

« Regarde. Tu vois cette photo accrochée au mur ? Celle qui représente un scorpion planté sur un disque. Lis-moi ce qui a été écrit en bas. »

« Protéger les données, » dit Andoni, en louchant.

« C'est ça. Je vais en faire des copies pour tout le monde. »

« Très bonne idée, monsieur. »

Andoni savait bien que son emploi lui offrait l'occasion très attractive de travailler pour un aventurier qui s'entêtait à le diriger comme l'aurait fait un conquérant. Si Andoni, d'autre part, pouvait réussir à diriger Sarazúa de telle façon qu'il ne se rende pas compte qu'il manipulait ses investigations, il serait possible, pensa-t-il, qu'il garde son travail en même temps qu'il maintienne sa réputation comme personne sérieuse dans la communauté scientifique.

« Bon alors, » lui dit Sarazúa, « est-ce qu'il te reste d'autres obstacles et impédimentas dont tu veux me parler ? »

« Eh bien oui, il me reste encore un problème. Si nous continuons avec le clonage des organismes – que ce soit le clonage des animaux ou des êtres humains – alors les défauts et les imperfections intrinsèques se multiplieraient à travers les années. À la longue il serait une vraie catastrophe. Ça pourrait même mettre en question la survie de la race humaine. Tous les êtres vivants dépendent de la diversité génétique pour maintenir la santé, donc ceux qui sont reliés réciproquement pendant plusieurs générations souffrent de la dégénération, c'est-à-dire qu'ils ont les gènes endommagés. Ça va sans dire que ces résultats ne sont pas du tout désirables. L'endogamie a toujours été dangereuse, mais le clonage est parmi les pires situations qu'il peut y avoir au présent et dans l'avenir. »

« Bon Dieu, Andoni, ne vas-tu jamais en finir ? Toutes ces générations de clonage mal conçu dont tu m'as parlé, je n'ai pas le temps de m'en inquiéter. J'ai l'intention de faire un seul clonage, et puis c'est tout. Je ne suis plus jeune, tu ne t'es pas rendu compte ? Ma vie touche à sa fin, alors je n'aurai point le temps de créer des générations d'êtres humains en péril. Ecoute-moi bien – les mauvais résultats ne m'intéressent pas. Je ne veux discuter que de résultats positifs. »

« Mais qui décide quels sont les résultats négatifs et quels sont les résultats positifs ? Croyez-vous que nous faisons ce qu'il faut auprès de Jésus-Christ en le clonant ? Est-ce que nous faisons le bon choix en ce cas ? »

« Ne soulèves pas de questions d'ordre éthique ou morale avec moi, Andoni. Je sais déjà qu'on pourrait cloner un être humain en faisant la même chose que les écossais quand ils ont cloné Dolly la Brebis, mais je voudrais que tu me dises si on peut le faire avec la méthode Jurassique, point final. Qu'en penses-tu ? Et ne tournes pas autour du sujet, s'il te plaît. »

« Nous connaissons la séquence du génome humain, donc en théorie on pourrait former un être humain en insérant, dans les séquences incomplètes d'un échantillon, les morceaux nécessaires pris des cellules d'un individu sain et vigoureux. »

« Excellent, » cria Sarazúa fougueusement.

« Il nous faudrait aussi les services d'une femme ou des femmes bénévoles pour nous offrir les ovules et les ovaires, mais je vous avoue que le soi-disant clonage à la Jurassique est beaucoup plus problématique que le clonage à la Dolly. Mais même si on pourrait cloner Jésus-Christ – et il s'agit d'un *si* colossal – on se retrouverait avec un jumeau de l'originel. Il ne serait pas, de quelque manière que ce soit, le vrai Jésus-Christ. Il ne serait qu'un individu qui portait quelques gènes qui étaient de Jésus Christ, mais pas tous. »

« Peu importe, » dit Sarazúa avec confiance. « Les gens savent très peu au sujet de la génétique. Pour eux cet individu sera le clone de Jésus-Christ, et tout est bien qui finit bien. »

« Il nous reste la question de la différence entre la nature et l'éducation. C'est-à-dire que l'ADN est plutôt le modèle biologique qui fixe les caractéristiques physiques, mais nous n'avons pas de preuves scientifiques qui nous expliquent qui nous sommes à part de l'aspect physique. »

« Je commence à perdre la patience, Andoni, » cria Sarazúa, hors de lui. « Quand j'aurai besoin de tes opinions sur l'âme, et sur l'éthique, et sur la moralité, et sur la métaphysique, je te demanderai une explication. En attendant, je te prie de ne pas m'en parler. Tu m'entends ? »

« Parfaitement, monsieur. Mais malheureusement il nous reste le même problème que toujours – jusqu'ici personne n'a pu utiliser la méthode Jurassique pour cloner même une puce dans la vraie vie. Ça ne se passe que dans les romans, comme je vous le disais avant. Autant que je sache, personne n'a pu utiliser la méthode Dolly pour cloner les êtres humains non plus, bien qu'il soit possible en utilisant la technologie qu'ils ont mis au point à l'Institut Roslin en Ecosse. »

« Ce ne sont pas mes problèmes, Andoni. Tout au contraire, tu me fais plaisir quand tu me dis que personne n'a réussi à faire ceci ou cela dans toute l'histoire du monde. Ça te dégage la voie pour que tu puisses être le premier à atteindre ces objectifs. Pense à ce que ça pourrait signifier pour toi si tu étais le premier à modifier et transférer la technologie de la méthode Jurassique au clonage du premier être humain. Crois-moi, ça changerait ta vie pour toujours. Tu serais l'homme le plus fameux du monde ! »

« Fameux ou peut-être infâme, » remarqua Andoni. « Et qu'est-ce qui se passerait si on se confrontait avec un échec épouvantable ? Qu'est-ce que je pourrais en faire si je créais une espèce de misérable comme Frankenstein ? »

« Et qu'est-ce que tu pourrais en faire si tu meures demain sans avoir rien accompli d'important dans la vie ? Et quant à un personnage comme Frankenstein, il n'existe que dans les romans, comme tu viens de me dire. Mais dans la vraie vie on mettrait fin à sa vie avant la naissance, c'est tout. »

« Ça ce n'est pas une solution, » dit Andoni, outré. « Ce serait un homicide, et je vous ne permettrais pas de le faire. »

« Tu crois que tu pourrais vraiment m'empêcher de le faire, Andoni ? Tu m'amuses. Là tu passes du coq à l'âne. Je n'ai pas de temps à perdre avec tes doutes pessimistes avant même que tes recherches aient envisagées la présence hypothétique de la vie humaine dans les échantillons que je t'ai fournis. C'est pour ça que nous formons les hypothèses – on ne sait jamais par où ils vont nous trainer. »

« En tout cas je ne me pardonnerais jamais si je faisais mal à quelqu'un pendant le procès, surtout si c'était question de le tuer avant de naître. Jamais je n'imaginerais être capable de mettre fin à un clone de Jésus-Christ ! »

« Il y a deux mille ans, on a tué le vrai modèle. »
Andoni le regarda d'un air horrifié. « Eh bien, combien de fois doit-il mourir, alors ? »

Il arrive parfois des moments dans la vie où on se voit confronté avec les grandes questions d'une façon si imposante que l'on ne les oublie jamais. L'insipidité de la remarque de Paskal Sarazúa frappa Andoni comme une gifle. Il ne se considérait pas comme un homme religieux, mais mettre fin au Fils de Dieu lui semblait impensable. Andoni entraperçut soudain ce qui signifie le caractère sacré de la vie.

Ce qu'il y avait de plus ironique dans la situation c'était que grâce au choque du coup de gifle, c'était Paskal Sarazúa lui-même qui lui avait aidé à comprendre ce que signifiait une mauvaise conclusion en termes d'éthique. Jusqu'à ce moment-là Andoni Chiriboga avait l'impression que son chef était une combinaison de scientifique fou et d'entrepreneur aux dents longues, mais quand Sarazúa déclara que *l'on a déjà tué le vrai modèle* d'un sang-froid si effrayant, Andoni se rendit compte qu'il avait été témoin de l'égoïsme d'un individu qui souffrait d'un orgueil notablement prétentieux. Son ambition démesurée n'était pas seulement exécrable, c'était une condition tout à fait banale, comme l'avait dit Hanna Arendt. Cette condition reflétait le caractère d'un homme ordinaire et arrogant – un homme qui, débordant d'amour propre et d'une prodigieuse confiance en lui-même, languissait pour jouer le rôle de Dieu.

Andoni ce matin-là éprouva une espèce d'épiphanie. Elle avait beaucoup de sens, pensa-t-il, la déclaration écrite sur le T-shirt de Lisa. Nietzsche était en effet celui qui était mort, et non pas Dieu tout-puissant. Andoni comprit enfin l'immense tristesse que lui aurait secoué la mort de Nietzsche, même s'il avait été le moindre de ses enfants. Andoni comprit aussi le profond élan qu'il avait inspiré à son Fils pour qu'il offre sa vie pour sauver ceux qui avaient besoin d'être pardonnés, parce qu'ils ne savaient pas ce qu'ils faisaient.

On a déjà tué le vrai modèle.

« Oui, » admit Andoni. « Nous l'avons tous tué, chacun d'entre nous. Tous, et beaucoup de fois, d'ailleurs.»

« Ne sois pas si mélodramatique, Andoni,» lui dit Sarazúa, comme réponse à sa question en ce qui concernait le nombre de fois qu'il faudrait cloner Jésus-Christ pour avoir du succès. « Nous n'avons rien fait de tel.»

« Comment pouvez-vous en être tellement sûr? Personne ne peut savoir quand il va se cogner contre une situation qui lui oblige à choisir entre la vie et la mort.»

« Ne t'en fais pas, Andoni. Ici au LIO nous avons déjà cloné des êtres humains en utilisant la méthode Dolly.»

« Comment? Qu'est-ce que vous me dites là? Vous avez déjà entrepris le clonage reproductif d'un être humain?»

« Mais bien sûr, voyons! Qu'est-ce que tu pensais? Est-ce que tu croyais vraiment que je te demanderais de passer à la méthode Jurassique avant de perfectionner celle de Dolly?»

« Est-ce que vous avez déjà utilisé la méthode Dolly, monsieur? Sur les êtres humains?»

« C'est ce que je t'ai dit. Mais laisse-moi deviner ce que tu vas me dire comme réponse maintenant. Ça va être quelque chose de négative. Si je me trompe, dis-le-moi.»

« Ecoutez, les scientifiques de l'Institut Roslin ont perdu d'innumérables fœtus avant de cloner Dolly.»

« Je le sais déjà, Andoni. Continue.»

« Vous n'avez pas perdu de fœtus pendant la tentative de faire des clonages en vous servant de la méthode Dolly?»

« Ce n'est pas ton affaire.»

« Mais si vous avez découvert une manière pour ne pas les perdre, vous devriez la livrer à la communauté scientifique.»

« C'est à moi de décider. Essaie de ne plus y penser.»

« Vous devez savoir que Dolly est morte assez jeune, peut-être comme conséquence de l'âge de la substance génétique de la cellule qu'ils ont transféré au zygote énucléé.»

« C'est-à-dire, l'œuf évidé. Tâche d'éviter les termes technologiques Andoni, je t'en prie. Comme ça on peut éviter les malentendus.»

« Oui, monsieur. »

« Alors, revenons à nos moutons. Pourquoi donc est-elle morte jeune, Dolly ? »

« La brebis donneuse avait quatre ans, alors pour ça ils se sont ôtés de Dolly quatre années de vie. Autrement dit, Dolly avait déjà quatre ans quand elle est née. »

« Alors si nous nous servons de la méthode Jurassique pour cloner un être humain d'il y a deux mille ans, nous aurons un individu âgé de deux mille ans au moment de naître ? »

« Voilà ce que je vous ai dit. C'est ça exactement. »

« Mais qu'est-ce qu'il faut faire, alors ? »

« Eh bien, pour l'exprimer en termes simples, on ne peut rien faire, » lui dit Andoni.

« Et en d'autres termes, tu n'y connais rien ! »

« Voyons voir. Peut-être que je pourrais vous l'expliquer de la manière suivante. Disons que toutes les cellules vivantes ont des interrupteurs marche-arrêt, comme ceux que vous avez à la maison pour allumer et éteindre les lumières. Eh bien nos cellules s'éteignent, pour ainsi dire, quand le moment arrive pour qu'ils meurent. Alors même si nous avions une cellule qui avait été bien conservée pendant deux mille ans, il serait impossible qu'elle s'allume. »

« Eh bien, au travail alors ! Ne me dis pas que ça ne peut pas se faire. Cherche une manière de faire que les interrupteurs allument les cellules. »

« Vous me demandez que je trouve le remède au cancer. »

« Comment ? De quoi parles-tu ? »

« C'est ça le cancer, dans le fond. Il se produit quand une cellule endommagée s'allume sans savoir comment s'éteindre au moment qu'il le faut. C'est-à-dire que la cellule ne peut pas s'arrêter de se multiplier. Malgré toutes les investigations des scientifiques, nous ne comprenons pas encore ni comment faire allumer les cellules, ni comment les éteindre. »

« Alors cherche la solution, Andoni. C'est le moment pour nous dédier à l'expérience Jurassique. C'est pour ça que je t'ai embauché. Je t'ai choisi à toi parce que tu étais l'élève le plus intelligent de la classe, et Sœur Mikele est une des institutrices les plus douées que je connais. N'oublie pas que je t'ai envoyé à une des meilleures universités du monde pour suivre ton cours de troisième, et c'est à toi maintenant de me remettre mes jetons. Je veux que tu me donnes de bons résultats, car ça fait longtemps que je les attends. Il nous faut échanger la méthode Dolly pour la méthode Jurassique. Est-ce que tu es prêt à te jeter sur la mer pour toucher le but ? »

« Je suppose que oui, monsieur. »

« Tu *supposes* ? Qu'est-ce que ça veut dire ? Tu devrais te mettre à genoux devant moi pour exprimer ta gratitude. Il y a beaucoup de jeunes gens qui meurent d'envie d'être à ta place. Je t'offre l'occasion de faire des choses inimaginables, et tu me dis que tu *supposes* que tu es prêt à te jeter à cette aventure inouïe. Eh bien, si le boulot ne t'intéresse pas, je pourrais très facilement l'offrir à quelqu'un d'autre. »

« J'aimerais bien me dédier à ces investigations, monsieur. Personne ne pourrait s'extasier devant son travail plus que moi, surtout quand il s'agit de lire les séquences de l'ADN de Jésus-Christ. Je vous en remercie vraiment beaucoup. »

« Eh bien, comporte-toi comme la personne que tu viens de décrire. Moi j'espérais que tu aurais un peu plus de feu dans les veines, si tu veux savoir la vérité. Mais au lieu de ça je te vois devant moi en faisant une de ces têtes en me marmonnant des paroles négatives. Qu'est-ce qui t'est passé ? Où est donc le jeune scientifique tellement ambitieux et enthousiaste que j'ai connu au salon du Yale Club ? »

« C'est que je ne savais pas quand vous m'avez offert ce travail que vous alliez me demander de faire le clonage de Jésus-Christ. C'est un travail impossible, et probablement un travail qui ne devrait pas s'entreprendre. »

« Fixe l'attention sur le but, Andoni. »

Sarazúa se leva abruptement de sa chaise et ouvrit la porte pour lui indiquer que la conversation était terminée.

Andoni sortit du bureau de Paskal Sarazúa, très fâché que son patron l'eût traité avec si peu de respect. Maintenant qu'il avait signé le contrat, le bon docteur commençait à lui révéler sa vraie personnalité. Andoni se demandait comment ça serait de travailler pour cette nouvelle version de l'entrepreneur qui l'avait courtisé avec tant de charme pendant l'entretien au Club Yale à New York. L'idée de se mettre à genoux devant cet homme qui se considérait comme son maître ne lui plaisait pas du tout.

Pour la première fois de sa vie, Andoni avait envie de connaître le vrai Maître.

CHAPÎTRE QUINZE

D ans la baraque d'accouchement pour les brebis située au sous-sol du Laboratoire des Investigations Ovines, tout le monde se hâtait à faire face à la crise la plus récente. Cette fois il ne s'agissait pas d'une brebis, mais d'une jeune femme très jolie – Carmen était sur le point d'accoucher. Un des chirurgiens vétérinaires s'occupait de la parturiente avec l'aide de Marko, qui avait l'air très nerveux pour un jeune homme qui n'était pas le mari. En ce moment-là les membres du personnel médical l'amenaient précipitamment au bloc opératoire.

Personne qui ne travaillait au LIO n'aurait cru que Carmen accoucherait dans un bloc opératoire annexé à une baraque pour les brebis, ni que Marko aurait assisté à l'accouchement non plus. Plus tard cette situation curieuse se fit une source de commérage de la part des villageois. La plupart des femmes de Mayagorry accouchait à la maison, et par conséquent il n'était point surprenant que Carmen – célibataire, mère déjà de deux fils et sur le point d'accoucher le troisième – soit le foyer de beaucoup de conjectures.

Malgré la montagne de bavardage, les villageois n'avaient aucune idée de ce qui se passait au LIO. La majorité savait que les scientifiques et les techniciens faisaient des investigations à un niveau très haut, et diverses personnes avaient ouï dire du clonage de la brebis Dolly en Ecosse. Plusieurs d'entre eux avaient conclu que l'on avait retenu Andoni Chiriboga pour enquêter sur le clonage de Dolly, pour améliorer ensuite la race ovine Manech. Mais personne n'aurait cru que Carmen s'était impliquée aux travaux secrets qui se déroulaient derrière les murs qui protégeaient le LIO.

Les cancaniers du village connaissaient bien Carmen, et ils savaient aussi qu'elle manquait de l'instruction scientifique. Ils considéraient comme acquis que ses visites au LIO avaient quelque chose en rapport avec les services rendus aux hommes qui vivent dans les petits villages isolés. Pascua faisait de son mieux pour renforcer ces idées tout à fait fausses.

Pendant ce temps-là, dans le bloc opératoire, tous ceux qui assistaient à l'accouchement poussaient des cris de joie quand Carmen mit au monde un bébé sain et très beau ; c'est-à-dire tous sauf Marko et Carmen aussi.

« Ne t'inquiète pas, » dit Marko d'une voix tremblante à Carmen, qui avait le visage pâle et frêle après avoir regardé le bébé. « Je m'en occupe, ne t'en fais pas. »

Les auxiliaires en sciences vétérinaires ne comprenaient pas leur façon d'agir et leur attitude angoissée envers le bébé.

« Tout va bien, Marko. Il n'y a pas de quoi s'en faire, » lui dit l'un d'entre eux.

« Elle est parfaite, la petite, » remarqua un autre. « Elle ne présente aucune anomalie congénitale. »

Marko faisait de son mieux pour sourire, mais on pouvait voir par son expression qu'il se sentait très inquiet.

« Fais ce que tu peux pour te lever aussitôt que possible, » dit-il à Carmen à voix basse. « Suit le plan. »

« D'accord. Je ferais ce que tu m'as dit, » elle lui répondit.

Carmen ramassa le nourrisson et se mit à réciter *Je vous salue Marie* dans la langue basque :

« *Agur Maria, grazias betea, Jauna da zugaz…* »

« Elle s'appelle Marie? » lui demanda un des auxiliaires.

« Oui, c'est ça. Elle porte le nom de Marie. »

Quand le vétérinaire qui avait assisté à l'accouchement appela Sarazúa pour lui dire que Carmen venait de donner naissance à une petite fille, Sarazúa fut pris de folie furieuse.

« Qu'est-ce que vous me dites ? » cria-t-il. « Vous me dites que c'est une petite *fille* ? Qu'est-ce qui se passe ici ? »

« Je le regrette beaucoup, docteur, » répondit le vétérinaire, « mais c'est une petite fille, sans aucun doute. »

« Eh bien elle est perverse et vile, cette femme, » il déclara, enragé. « Ce n'est qu'une salope, celle-là ! »

Sarazúa quitta son bureau en rêvant d'étrangler la nouvelle mère qui avait le sacré culot de manquer ainsi aux conditions de son contrat. Il se précipita à la salle d'accouchement à côté de la baraque des brebis, mais quand il y arriva il vit qu'elle était abandonnée. L'idée lui vint à l'esprit qu'elle pourrait être dans la salle de rétablissement, mais elle n'y était pas.

« Où est Carmen ? » il cria d'une voix haute, pour que tous puissent l'entendre. Comme personne ne lui répondit, il courut de salle en salle en criant son nom, et en ouvrant les portes sans frapper et sans savoir plus où donner de la tête. Quand il ne la trouva nulle part, il appela le chef de sécurité.

« Etxemendi, » il cria pour le mobile, « Je n'arrive pas à trouver Carmen. Elle est disparue. Fermez les portes tout de suite pour qu'elle ne s'échappe pas du bâtiment. »

« Oui, monsieur. Je m'en occupe immédiatement. Où est-ce qu'elle se trouvait avant de disparaître ? »

« Dans la salle d'accouchement. Elle a donné naissance à une petite fille, et puis elle est partie aussitôt que possible après. Je veux que vous la cherchiez tout de suite. »

« Est-ce que le bébé est toujours avec elle ? »

« Je suppose que oui, parce que je ne l'ai vue nulle part. »

« C'est bien, alors. Une femme ne peut pas aller très loin si elle vient d'accoucher et si elle porte le bébé dans les bras. »

« En effet. Alors dépêchez-vous. Marko est disparu aussi. Ou il la cherche, ou bien il l'accompagne. Quoi que ce soit, cherchez-les et amenez-les-moi tout de suite. »

« Nous avons un problème de personnel. J'ai déjà dit aux gardiens qu'ils cherchent Peli, et vous voulez que je trouve aussi Marko et Carmen. Quelle est votre préférence ? »

« Si vous n'avez pas assez de personnel pour mener à bonne fin la tâche, vous pouvez appeler quelqu'un pour vous aider, pourvu qu'il ait de bonnes qualifications. »

« Très bien, monsieur. J'ai des contacts dans lesquels j'ai beaucoup de confiance. Je me mettrai en contact avec eux tout de suite. À propos, je peux me servir de l'hélicoptère pour les transporter ici aussitôt que possible ? »

« Oui, oui, c'est comme vous voulez, » lui dit Sarazúa d'un ton impatient. « Vous n'avez pas besoin de me demander la permission. Vous savez déjà que j'ai une entente avec les directeurs de l'Aviation Civile, alors ça ira bien pour vous. »

« Oui, monsieur. Et j'ai encore une question. Où sont Manolo et Josetxu ? Est-ce qu'ils sont avec leur mère ? »

« Que sais-je, moi ? Cherchez-les. »

« J'aurais donc besoin d'un gardien de plus, monsieur. »

« D'accord, bon Dieu, d'accord ! En marche ! »

Quand il eut fini sa conversation avec Sarazúa, Etxemendi saisit son portable et demanda aux gardiens qu'ils ferment toutes les portes du bâtiment en changeant le commutateur de serrures au mode nocturne. Si c'était bien le cas que Marko et Carmen étaient ensembles, ils penseraient qu'ils pourraient facilement s'échapper par les portes qui menaient à l'extérieur, parce que Marko pourrait les ouvrir avec sa carte magnétique pendant le jour. Mais quand les serrures fonctionnaient au mode nocturne, les portes ne s'ouvraient que lorsque Zigor Etxemendi les manipulait lui-même de son bureau. Alors les fugitifs seraient attrapés comme des rats.

Le bruit aigu des serrures retentit partout dans les couloirs en faisant un grincement agréable aux oreilles d'Etxemendi. Il lui aurait fait plaisir aussi de voir la tête de Marko au moment de découvrir que les serrures de nuit s'étaient déjà activées pendant le jour, mais ce qui lui faisait surtout plaisir c'était que Paskal Sarazúa avait consenti à le laisser inviter deux de ses compagnons pour qu'ils l'aident à trouver les fugitifs.

Paskal Sarazúa était assis dans son bureau en se demandant comment cette petite traîtresse aurait pu disparaître si vite. Quelqu'un lui avait aidé à s'échapper, mais qui ? Et comment se fait-il que personne ne savait qu'elle allait accoucher une fille ? Pourquoi ne l'avait-on pas soumise à une échographie pendant sa grossesse pour chercher à savoir le sexe du fœtus ?

Sarazúa arpentait le sol comme il le faisait toujours quand il ne pouvait plus supporter ses problèmes et ses difficultés. Les employés du LIO, étaient-ils fous ? Ils l'abandonnaient l'un après l'autre – d'abord Peli, puis Carmen avec ses enfants, et maintenant Marko. D'où venait l'idée qu'ils pouvaient se conduire si mal envers lui ?

Pendant qu'il regardait par la fenêtre le coucher du soleil, il se sentit très ému quand il réfléchissait au sujet de Manolo et Josetxu. Ils lui appartenaient d'une façon très spéciale, dont ne comprendrait jamais personne, parce qu'il n'avait aucune intention d'en parler. Mais ça lui donnait beaucoup de plaisir de savoir que quoi qu'il arrive, ces enfants lui appartenaient, corps et âme, jusqu'à la dernière molécule. Il avait le grand honneur d'être la première personne du monde entier d'avoir vécu une expérience tellement extraordinaire, car il avait implanté un ovule énucléé de Carmen avec sa propre ADN, et elle l'avait porté dans son ventre du même que l'avait fait Dolly. Il avait créé Manolo et Josetxu dans son propre image, et son amour pour eux était l'amour plus pur et plus profond qu'il n'avait jamais senti. Il s'inquiétait beaucoup pour leur santé, et il se sentait vraiment inconsolable quand il pensait qu'ils pourraient mourir plus tôt que l'on aurait voulu. S'il était possible, il mourrait volontiers pour eux.

Maintenant qu'ils avaient disparu, c'était possible qu'il ne les voie plus jamais. Il avait donné à Zigor Etxemendi la responsabilité de les trouver, mais il lui avait permis aussi de demander de l'aide à deux de ses compagnons – des personnes qu'il ne connaissait pas et qui ne s'intéressaient point dans le bien-être ni de Manolo ni de Josetxu. Pour Etxemendi et ses deux auxiliaires, ses fils n'étaient que des concepts abstraits.

Tout d'un coup Paskal Sarazúa se sentit accablé d'un sens de profonde solitude, d'une angoisse terrible. Sa vie débordait de tant de secrets qu'il ne savait plus à qui se tourner. Son affliction lui faisait penser aux paroles de la chanson, *S.O.S. d'un terrien en détresse*. Eh bien, c'était lui ce terrien. Dans le fond tout ce qu'il avait réalisé c'était pour le bien les basques, mais ils ne savaient rien des projets qu'il avait tramés pour faire de ses compatriotes une glorieuse nation de concitoyens libres, et à sa tête un homme qui serait l'individu le plus proche du vrai Jésus-Christ que ses conterriens auraient vu en deux mille ans. Ce serait le second avènement qu'avait espéré tant de gens pour tant de temps. Il avait préparé la voie pour le Messie, comme l'avait fait jadis Jean le Baptiste. Ses propres clones, ses chers enfants Manolo et Josetxu, seraient le régent et le conseilleur respectivement de l'homme qui saurait offrir à tous les terriens un nouveau paradis.

Mais est-ce qu'il aurait lui-même l'occasion de témoigner ce moment radieux, l'accomplissement de tous ses plans et de tous ses rêves ? L'idée ne lui est jamais venue à l'esprit qu'il pourrait un jour être vieux, et que ses projets, tramés avec tant de soin au cours de sa vie entière, pourraient à tout moment tomber par terre. Après avoir passé tant de temps en pensant à Jésus-Christ, il se demanda s'il serait peut-être une bonne idée de lui envoyer un petit message en forme d'une prière. Mais si Jésus-Christ était impressionnable et s'il était vraiment vivant dans un sens ou l'autre, alors pourquoi faire de lui un clone ?

D'autre part, s'il n'était pas vivant et donc ne savait même pas que nous existons, à quoi bon prier ? Il s'est rendu compte que s'il n'était pas vivant, il serait difficile de l'adorer comme il fallait, car il n'était pas facile d'être amoureux d'un concept. Le genre d'amour en question réclamait un rapport solide avec un autre être humain, mais pour lui, l'entrepreneur autonome qui n'aimait pas demander de l'aide à personne, le rapport entre les gens ne l'intéressait pas. Mais maintenant il ne voyait pas bien clair les choses. Il se sentait vieux, méprisé, et rejeté. Comme dans le cas de beaucoup de personnes ambitieuses et indépendantes, pour Sarazúa il était difficile de se rabaisser jusqu'au point de se mettre à prier littéralement. En tous cas la faiblesse du moment lui fit joindre ses mains en même temps qu'il envoya quelques paroles qui lui venaient du cœur et qu'il envoya timidement vers les cieux.

Si tu es bien là, Dieu, envoie-moi un signe, s'il te plaît.

Il passa quelques moments en regardant par les fenêtres qui donnaient à l'ouest, dans l'espoir de voir un coup de foudre ou bien d'entendre un coup de tonnerre, ou peut-être même de témoigner quelque chose de plus créative, mais il ne vit que le soleil couchant qui apportait des nuances de rose et de violet aux cieux silencieux où demeurait sans rien dire le Dieu qu'il cherchait. Sarazúa poussa un soupir et ouvrit la porte de son bureau pour sortir dans le couloir, où il espérait établir un contact si non avec Dieu, au moins avec un autre être humain.

En ce moment-là Lisa Maxwell apparut dans le couloir, en se dirigeant d'un pas joyeux vers la cafétéria pour prendre un sandwich avec du café noir. Elle était très contente avec son travail et avec la vie en générale. Ses investigations allaient bien, et elle en avait tiré un sens de satisfaction et de bien-être en savant qu'elle avait fait quelque chose de positif, même si plus tard elle devrait apporter des révisions à son travail selon ce qu'il lui indiquerait le précepteur de sa thèse doctorale.

« Bonjour, Dr Sarazúa, » elle le salua quand elle le vit se balader dans le couloir en dehors de son bureau.

« Bon après-midi, Mlle Maxwell, » répondit le Dr Sarazúa. Il enviait sa jeunesse et son tempérament optimiste et même son pas léger pendant qu'elle passait par son bureau le long du couloir. Comment est-ce qu'elle a su cultiver une attitude si joviale et si insouciante envers la vie ? Il devait être dû à la jeunesse ou à la faute d'expérience, ou peut-être c'était un cas de bonne fortune imméritée, pensa-t-il avec amertume. Quand il la vit de plus proche il prit note de son T-shirt vert avec une inscription aux lettres blanches dans le devant. N'était-il un peu bizarre qu'une jeune femme porte un T-shirt à son âge, et surtout avec des inscriptions ? Puis alors il lit le message :

Dieu est mort – Nietzsche

Tout d'un coup il éprouva une poussée d'adrénaline qui lui fit remonter le sang jusqu'à la tête. Ce message fut le signe qu'il avait demandé à Dieu. La réalité n'était rien qu'un trou noir. Ce message lui avait anéanti le peu d'espoir qu'il tenait bon. Puis soudainement il se rendit compte que si Dieu était vraiment mort, il serait tout à fait impossible qu'il lui envoie un signe. Est-ce que cela voulait dire qu'il y avait un moyen de se cramponner à l'espoir après tout ? » Pendant que Lisa continua dans la direction de la cafétéria, Sarazúa put lire le message sur le dos de son T-shirt : *Nietzsche est mort – Dieu.* Quel espoir ? A vrai dire Dieu se moquait de lui, pensa-t-il. Dieu était vivant et en pleine forme, et il était enchanté de lui rappeler qu'il allait mourir comme Friedrich Nietzsche et tous les autres. Mais dans ce cas-là, pourquoi créer tant de gens simplement pour qu'ils meurent ? Est-ce que nous ne lui importons point ? Il s'inquiétait lui-même pour ses jeunes clones et pour leur vie qui fut coupé courte. Il s'en voulait pour tout ce qu'ils avaient souffert dans le présent, et pour ce qu'ils puissent souffrir dans le futur. Il les aimait de tout son cœur, et s'il avait été possible, il aurait sacrifié sa vie pour eux s'il aurait pu les empêcher d'éprouver le coup d'aiguillon de la mort. Il demanderait à Andoni qu'il cherche toujours la manière d'allumer, pour ainsi dire, les cellules dont il lui avait parlé auparavant. Il désirait faire cadeau à Manolo et à Josetxu de la vie éternelle dans la cité de Dieu, où ils pourraient enfin savourer le bonheur.

Puis alors il s'est demandé soudain ce qu'il leur arriverait à ses enfants s'ils vécussent pour toujours, pas aux cieux mais dans un trou noir qui n'admettait l'existence de rien sauf le désespoir ? Qui pourrait alors leur offrir du confort ? Qui leur essuierait les larmes ? Aurait-il été mieux qu'ils meurent ? Peut-être qu'il devrait encourager Andoni à trouver une façon de prolonger indéfiniment la vie ici en bas pour que personne ne se retrouve un bon jour à l'enfer.

Cela lui fit penser à un roman de science-fiction où on a pu prolonger la vie d'un des personnages en transplantant son propre cerveau dans un clone de lui-même pour pouvoir ainsi conserver ses propres mémoires au lieu d'être un jumeau de lui-même sans de mémoires propres. Même que cela puisse se faire en théorie, Sarazúa avait bien compris qu'il y en avait de gros inconvénients. C'était Hobbes qui avait dit que la vie d'un homme dans son état naturel était solitaire, pauvre, laide, brute, et courte. Eh bien alors, qui donc chercherait une vie solitaire, pauvre, laide, brute, et *longue* ? Ce serait mieux, se dit Sarazúa, que nous ayons tous le bon sens de ne pas naître, comme l'avait dit Calderón de la Barca.

Mais nous sommes tous nés, pensa-t-il. Nous voici ici sur la terre. Que faire, alors ? Nous avons besoin d'un übermensch – un homme de courage, d'intégrité, et d'intelligence, qui saurait aider les gens à créer un nouveau monde dans lequel on trouverait la liberté et la justice pour tous. L'un des objectifs serait d'éliminer les problèmes qui fassent que la vie soit solitaire, pauvre, laide, brute, et courte.

Si Dieu existait, il serait orgueilleux de lui et de ses intentions. Sarazúa se décida de pardonner Carmen pour avoir fui du LIO. Il la laisserait s'occuper des garçons à la maison, car ils avaient besoin de leur mère, comme tous les enfants d'ailleurs. Il aura de la tolérance pour Marko aussi, parce que les enfants ont besoin d'un père autant que d'une mère.

Pendant ce temps Carmen et Marko se précipitaient vers la sortie de secours qui donnait aux bois par lesquels passait le sentier rocailleux qui menait au village. C'était la même porte à serrure électronique par où les gardiens de sécurité avait poussé Lisa quand ils la trouvèrent en train de chercher la porte d'entrée au LIO. La sortie de secours fonctionnait d'une manière indépendante des autres portes qui maintenant étaient fermées sous le système contrôlé par Zigor Etxemendi, alors Marko put sans difficulté l'ouvrir avec sa carte magnétique. Carmen serra María dans ses bras, et les trois sortirent du LIO.

Les deux amoureux ne pouvaient pas savoir que Sarazúa les regardait maintenant aux yeux bénévoles. Ils étaient certains que leur patron devrait être enragé contre eux. Leurs amis dans la salle d'accouchement leur avait déjà dit que Paskal Sarazúa s'était rendu fou à lier quand il avait reçu les nouvelles de leur fille et de leur fuite, et ils ne purent guère l'en vouloir.

Ils traversèrent les bois et se dirigèrent vers le couvent, où ils rejoignirent Sœur Mikele, qui s'occupait déjà de Manolo et de Josetxu pendant que Carmen reprenait ses forces. Marko resta avec les petits garçons dans le bureau de Sœur Mikele alors qu'elle accompagna Carmen et le bébé à la cellule de Thérèse, où la jeune mère put se reposer un peu.

Quand Sœur Mikele ouvrit la porte de la cellule de Thérèse elle resta bouche bée au seuil. Là, endormi dans le petit lit à côté de celui de Thérèse, se trouva Peli.

« Peli ! » cria-t-elle. « Qu'est-ce que tu fais là ? »

Peli se réveilla et frotta les yeux, confus. Quand il se rendit compte que c'était Sœur Mikele qui lui parlait, il sauta du lit et la regarda d'une mine perplexe et gênée.

« Sœur Mikele, il faut que vous me croyiez. Nous n'avons rien fait, Thérèse et moi. Mais je n'avais nulle part où aller. »

« Il n'y a pas lieu de s'inquiéter, Peli. Je suis très contente de te voir sauf et sain maintenant parmi nous. Mais pourquoi est-ce que tu as mis si longtemps à revenir ? »

« Eh bien, on a tiré sur moi après que j'avais volé un os du reliquaire de la Cathédrale de Saint Jacques de Compostelle. »

« On a tiré sur toi ? Où donc ? Montre-le-moi ! »

« Ici, Sœur Mikele, » dit-il, en lui montrant le sternum.

« Que Dieu nous garde. Elle est propre, ta blessure ? »

« Oui, Sœur Mikele. Thérèse me l'a soignée. »

« Tu es hors de danger maintenant ? »

« Je ne sais pas. Le gardien à Saint Jacques de Compostelle sait que je suis resté en vie, et il sait aussi que je suis d'ici, de Mayagorry. Il m'a forcé sous la menace d'un pistolet à lui révéler tout ça, alors il ne mettra pas longtemps à arriver ici à me chercher. Puis après il y avait un gardien à Oviède… »

« Tu n'as pas besoin de m'expliquer tous les détails, Peli. Tu dois te reposer maintenant, et plus tard tu me le raconteras. Tu peux rester ici, mais pas dans la cellule de Thérèse. »

« Je comprends, » dit Peli, très reconnaissant de son aide. « Dites-moi où vous voulez que j'aille, et j'irai tout de suite. »

« Il y a une cellule juste à côté de celle-ci. Tu peux rester là-bas jusqu'à ce que tu sois hors de danger. »

« Carmen, tu peux rester ici dans la cellule de Thérèse. Elle t'offrira des draps propres. Je lui accorderai une période de congé pour qu'elle s'occupe de vous deux. En ce moment il y a Marko et les enfants qui m'attendent dans mon bureau, mais je préfère qu'ils viennent ici au cas où des gens inopportuns me feront une petite visite. Marko et les garçons peuvent rester dans la cellule voisine avec Peli. »

Au lieu de se diriger directement à la cafétéria, Lisa s'égara de son chemin pour aller plutôt au laboratoire d'Andoni pour lui demander s'il voulait casser la croûte avec elle. Elle l'a trouvé parmi les autres en leur parlant d'une voix émue de la situation de Carmen. Les nouvelles en ce qui concernait la petite Marie étaient arrivées jusqu'aux coins plus lointains du LIO, et tous avaient leur propre interprétation de la réaction furieuse de Sarazúa. Lisa s'approcha d'Andoni et lui toucha le coude pour attirer son attention.

« Qu'est-ce qu'il y a ? » lui demanda-t-elle.

« C'est Carmen, » répondit Andoni. « Elle a accouché une petite fille, et Sarazúa s'est rendu fou. Carmen et Marko sont disparus avec le bébé, mais personne ne sait où ils peuvent être. Toutes les portes sont fermées, donc ils doivent être dans le bâtiment. On cherche partout. »

« Quelle pagaille ! Je n'en savais rien. Je viens de parler avec le Dr Sarazúa, et il me paraissait normal. Bon, normal. Dans le cas de ton chef, on ne sait jamais ce que ça veut dire. Mais enfin, elle a des problèmes, le bébé ? Elle est malade ? »

« Non, c'est pas ça. Sarazúa était furieux parce que le bébé n'était pas un petit garçon, mais une petite fille. »

« Ah, il est chauvin, eh ? »

« Non, c'est pas ça non plus. Ecoute, Lisa, je suis désolé, mais je ne veux pas t'embrouiller avec tout ça. »

« Bon, d'accord, » dit-elle, un peu désillusionnée. « Dis donc, je vais à la cafétéria, tu veux quelque chose ? »

« J'ai déjà du café et un sandwich ici. »

« Eh bien, jusqu'à quelle heure vas-tu travailler ? »

« Je ne sais pas encore. C'est difficile de faire des progrès dans le travail sans l'aide de Marko. Sans lui j'ai du mal à faire l'analyse du petit morceau de bois. Et toi, que fais-tu ? »

« Je vais prendre une bouchée en vitesse, puis je vais au village pour voir si je tombe sur Carmen quelque part. »

« Parfait. Tu veux dîner avec moi ce soir à la taverne ? »

« Oui, ça me ferait plaisir, merci. Je t'attends à la table de toujours, si elle n'est pas occupée. »

« D'accord. Si tout va bien je vais tirer quelques séquences lisibles du petit morceau de bois. Je te le raconte ce soir. »

Lisa lui fit signe de la main, alors elle s'en alla. Dans la cafétéra elle acheta un sandwich au fromage fondu, puis elle se dirigea vers la porte d'entrée à côté du bureau d'Etxemendi. Elle remarqua avec surprise qu'il devait ouvrir la porte en se servant du système nocturne pendant l'après-midi.

La tranquillité du soir fut interrompue par l'atterrissage bruyant d'un hélicoptère. Zigor Etxemendi était sur la piste pour accueillir ses auxiliaires : un homme grand et chauve, accompagné d'une jeune femme courte et brunette, lesquels en ce moment-là descendaient de l'hélicoptère.

CHAPÎTRE SEIZE

Sœur Mikele n'attendait pas qu'elle allait gérer le couvent comme refuge pour les six fugitifs ce soir-là. Le couvent se connaissait comme un endroit paisible et tranquille où on pouvait faire ses prières et s'abimer dans la contemplation, mais cette fois avec tout le va-et-vient il semblait plutôt à la gare d'Abando à Bilbao.

Après tant d'émotions, Sœur Mikele se sentit mentalement épuisée. Tout d'abord elle abritait Carmen et le bébé dans la cellule de Thérèse au sous-sol, et comme si cela ne suffisait pas, Peli et Marko et les deux petits garçons se logeaient dans la cellule voisine. Alors juste au moment de terminer les oraisons du soir, Lisa Maxwell se présenta devant elle pour lui raconter une histoire épouvantable au sujet de Paskal Sarazúa. Il s'était décidé que les basques ne furent pas seulement les descendants directes d'Adam et d'Eve mais aussi, à cause du facteur sanguin Rh négatif que portait la majorité des basques (et qui indiquait l'absence de cette protéine que l'on a trouvé d'abord chez les macaques rhésus et plus tard chez tous les grands singes) ils formaient une race à part qui ne descendit pas des grands singes, comme les pauvres malheureux qui portaient le facteur sanguin Rh positif.

Mikele pensa que c'était une idée qui ne pouvait point se démontrer et que c'était, d'ailleurs, un concept franchement dangereux qui lui faisait penser aux fantaisies noires d'Hitler quand il fulminait contre les putatives races inférieures. Elle décida de faire une visite au Dr Sarazúa le plus tôt possible pour lui expliquer que ses théories étaient insoutenables.

Juste au moment où Sœur Mikele et Lisa discutaient les évènements les plus récents dans la vie des jeunes fugitifs, on a sonné à la porte d'entrée, et Thérèse a dû partir accueillir au suppliant. Lorenzo Montevecchio était à la porte, la cigarette à la main, lui demandait une entrevue avec Sœur Mikele.

« Eh bien, je vous trouve toujours partout, n'est-ce pas, Mademoiselle Maxwell ? » dit-il à Lisa quand Thérèse l'avait accompagné au bureau de Mikele. « Nous nous rencontrons toujours aux moments moins espérés, il me semble, » ajouta-t-il, en lui adressant un sourire forcé.

« Comment est-ce que je pourrais vous rendre service, Dr Montevecchio ? » lui demanda Sœur Mikele, en jetant un coup d'œil désapprobateur vers la cigarette.

« Je cherche Carmen et ses fils, » il lui répondit. « Je suis allé chez elle, mais il n'y avait personne. Je les ai cherchés au LIO aussi, mais sans succès. On m'a dit qu'elle avait accouché une fille ce matin, et puis elle s'est en allée sans rien dire. J'attendais la rencontrer ici. »

« Une petite fille ! » exclama Sœur Mikele. « Quelle belle nouvelle ! » ajouta-t-elle, pour donner l'impression qu'elle n'en savait rien.

« Ça ne va pas qu'elle se balade par là quand elle devrait se détendre au lit, » déclara Montevecchio. « Je ne comprends pas pourquoi elle n'est pas restée au LIO où on aurait pu la soigner comme il fallait. »

« Je n'ai aucune idée pourquoi elle aurait abandonné le LIO, » remarqua Sœur Mikele.

« J'ai besoin d'examiner le bébé aussitôt que possible, » lui dit Montevecchio, en laissant tomber des cendres dans un pot de violettes. « Je m'inquiète aussi pour les petits garçons. »

« Les garçons ? Qu'est-ce qui leur est arrivé ? »

Montevecchio hésita, en lui jetant un regard à Lisa.

« Je m'en vais, » dit Lisa, en ramassant le sac à dos.

« Non, reste, » lui dit Sœur Mikele. « J'ai à te parler. »

« Je suis très content que vous ayez trouvé la courroie du sac à dos, Mademoiselle Maxwell, » lui dit Montevecchio, d'un ton onctueux. « Le façonnage est admirable. On ne peut même pas remarquer la réparation. Vous êtes très habile. » « Moi je voudrais savoir de quoi ils s'agissent vos soucis à l'égard des petits garçons, » lui interrompit Sœur Mikele. « Comme vous le savez déjà, Sœur Mikele, » il lui dit en se tournant vers elle, « ils souffrent de l'arthrite, ce qui n'est pas du tout commun parmi les enfants de leur âge. J'ai aussi peur qu'ils souffrent de la progéria. » « La progéria ? » répéta Sœur Mikele. « Qu'est-ce que c'est que ça ? » « C'est une condition génétique qui cause le vieillissement prématuré. J'ai besoin d'examiner les enfants pour être certain de ma diagnose, et je devrais aussi en parler avec Carmen. »

Cela lui semblait très étrange à Lisa que Montevecchio ait pensé que les petits garçons pourraient souffrir de la progéria. Comme étudiante à l'Université de Californie elle avait vu une émission en podcast à ce sujet formulée par la Clinique Mayo, et il n'y avait pas de comparaison entre les enfants de Carmen et ceux du podcast. Lisa ne put s'expliquer comment il aurait pu arriver à une conclusion tellement fausse, ayant donné qu'il prétendait avoir été étudiant à la faculté de médecine à une des meilleures universités de la Suisse romande.

« Savez-vous où sont les fils de Carmen, Sœur Mikele ? » insista Montevecchio. « J'ai besoin de parler avec elle aussi. »

Sœur Mikele était dans l'embarras, car elle devait lui faire croire qu'elle ne savait pas où ils étaient sans lui mentir.

« Eh bien, tôt ou tard ils vont sûrement réapparaître. »

« Peut-être, » répondit Montevecchio, la regardant de près pour chercher à savoir si elle cachait quelque chose. « Alors vous n'avez pas vu Carmen ? »

« Vous êtes sûr qu'elle n'est pas toujours au LIO ? À mon avis ce serait certainement très difficile qu'une femme qui vient d'accoucher puisse aller à pied depuis le LIO jusqu'à Mayagorry, n'est-ce pas ? »

« J'ai parlé avec Paskal Sarazúa, » lui dit Montevecchio, en éteignant la cigarette dans le pot de violettes. « Il a demandé à

Zigor Etxemendi qu'il ferme toutes les portes, mais il paraît que Carmen ne se trouve pas dans le bâtiment. » « Comment est-ce possible qu'elle ait pu s'échapper sans que personne ne l'ait vu ? » « Que sais-je, moi ? Je suppose que Zigor Etxemendi se demande la même chose. » « Mais il doit y avoir une explication très simple. Peut-être qu'elle est toujours dans l'édifice, et personne ne l'a trouvée. À sa place je chercherais un endroit tranquille où je pourrais prendre un petit somme, loin du brouhaha habituel qu'on voit au LIO, où il y a tant de gens qui travaillent ensemble. »

« Eh bien, si vous voyez Carmen ou ses fils, mettez-vous tout de suite en contact avec moi s'il vous plaît, Sœur Mikele. Je suis toujours au Palomar, si vous avez besoin de moi, » il ajouta, en regardant Lisa du coin de l'œil.

« Quand vous verrez Doña Pascua, dites-lui bonjour de ma part, » lui dit Lisa, en lui jetant un sourire sympathique.

Montevecchio la regarda pour si longtemps et d'un regard tellement douteux qu'elle se sentit un peu gênée. Est-ce qu'il avait des soupçons ? Est-ce qu'il en savait plus qu'elle ne croyait ? Est-ce qu'il voulait continuer ce qu'il faisait quand il avait été interrompu par Doña Pascua ? Est-ce qu'il voulait se venger d'elle ?

« Vous êtes amusante, Mademoiselle, » il lui dit enfin.

Lisa le regarda attentivement, en se demandant en quel sens du mot il la considérait comme une personne amusante.

« Je vois que vous êtes un grand amateur de Nietzsche, » il remarqua, en indiquant avec le menton son T-shirt.

« Ah oui, c'est ça, » dit-elle. « Je porte toujours ce T-shirt quand je travaille. Il est très confortable, et… »

« Il me parait bien absurde la phrase de Nietzsche, » il lui interrompit. « Personne ne peux se contenter ce cette notion. Dieu ne peut pas être mort s'il n'a jamais existé. »

« Qui c'est qui pense qu'il n'a jamais existé ? »

« Les adultes, Mlle Maxwell. Ceux qui ont abandonné les rêves infantiles de la prime enfance. »

« Je vous accompagne à la porte d'entrée, docteur,» lui dit Sœur Mikele.

« Ne vous en faites pas. Je peux me débrouiller.» Il lui donna la main à Sœur Mikele, il lui fit un signe de tête à Lisa, puis il sortit abruptement.

« Assieds-toi, Lisa,» lui dit Sœur Mikele, en fermant la porte après Montevecchio. « Tu peux rester avec moi pour quelques minutes ? J'ai tant de choses à te raconter.»

« Volontiers. Je me réunis avec Andoni plus tard à la taverne, mais je peux rester pendant vingt minutes, disons.»

Après avoir accueilli l'homme grand et chauve et la femme courte et brunette qui venaient d'arriver par hélicoptère, Zigor Etxemendi les accompagna tout de suite à son bureau près de la porte d'entrée du LIO.

« Les auxiliaires sont arrivés,» il annonça aux gardiens qui l'attendaient. « Je vous ai désignés un gardien à chacun,» il leur expliqua aux auxiliaires. « J'espère que vous en soyez contents. Je les ai entrainés moi-même,» il ajouta, les bras croisés fièrement sur la poitrine.

« C'est toujours une bonne idée de regarder les choses d'un point de vue nouveau,» remarqua l'homme chauve. « Ainsi on pourrait peut-être trouver quelque détail d'une signifiance tout à fait inattendue.»

« Il nous faut chercher l'édifice d'un bout à l'autre,» dit la femme brunette d'une voix autoritaire qui indiquait aux autres que c'était elle qui commandait.

« C'est comme vous voulez,» répondit Etxemendi.

« Nous allons commencer avec la salle d'accouchement.»

« Ne voulez-vous pas connaître d'abord le Dr Sarazúa ? Il vous attend avec impatience.»

« Eh bien, il peut continuer à nous attendre. Vous voulez que nous trouvions les fugitifs, n'est-ce pas ?»

« Oui, bien sûr.»

« Alors menez-nous à la salle d'accouchement.»

Zigor Etxemendi fit ce qu'elle lui avait demandé.

* * * *

Après avoir mis de l'eau à chauffer pour le thé, Sœur Mikele s'est assise à côté de Lisa sur le sofa dans son bureau.

« Nous n'avons pas beaucoup de temps, » dit-elle, « alors je voudrais aller au fait, si ça ne te dérange pas. »

« Ça ne me dérange pas du tout. Allez-y. »

« Eh bien, il fait longtemps que je m'inquiète au sujet de ce qui se passe au LIO. A vrai dire, j'en suis arrivé au point où je n'en peux plus. Je me laisse traîner peut-être un peu trop par l'imagination, alors je compte sur toi pour me mettre dans la bonne direction, si c'est nécessaire. »

« Je ferai de mon mieux, » lui dit Lisa, en notant que Sœur Mikele était vraiment angoissée. Elle ne l'avait jamais vu dans un tel état.

« Je commencerai par t'offrir un petit résumé très bref de ce qui m'inquiète, et puis je te l'explique en plus de détail. »

« Bon, d'accord. »

« Tout d'abord, ça me fait très mal la situation de Carmen. Elle n'a pas voulu me dire rien du tout au sujet du père de ses enfants. Elle s'est mise très inquiète quand j'en avais insisté, alors j'ai cru que c'était question d'un homme de substance, et qu'elle voulait protéger son bon nom. Mais à vrai dire il n'y a pas de tel homme à Mayagorry, et s'il y en avait Doña Pascua lui aurait ôté le masque il y a longtemps. Alors enfin il m'est venue à la tête l'idée que les scientifiques qui travaillent au LIO faisaient des expériences génétiques en se servant de Carmen comme mère succédanée – ce qu'elle ne voulait point confesser, mais elle ne l'a pas nié non plus. »

Le discours de Sœur Mikele fut interrompit par le coup de sifflet strident de la bouilloire. Elle s'excusa et s'en alla pour un moment pour préparer les tasses de thé, puis elle revint vers le sofa et continua son explication.

« Eh bien, plus tard quand j'ai entendu parler des vols des reliques, j'ai commencé à me demander s'il pouvait y avoir un lien entre les deux situations. Puis alors quand Thérèse m'a dit que quelqu'un avait volé notre propre relique, je me suis mise à bien y penser. Alors selon la légende pour ce qui est de notre relique, Saint Jacques, le frère de Jésus-Christ, s'était décidé de vernir le petit morceau de bois pour le conserver. Alors s'ils existent aujourd'hui des quantités d'ADN dans quelques reliques de Notre Seigneur, c'est probable qu'ils se trouvent dans celle-là. Tu me suis bien ? »

« Oui, très bien. Je crois que je sais où vous allez, mais... »

« Laisse-moi arriver d'abord jusqu'à la fin de l'histoire. Je n'insisterai pas aux détails. Il suffit de prendre note que j'ai appris que c'était Peli qui avait volé les reliques, la nôtre aussi bien que les autres, et pour un certain temps il gardait la nôtre sur sa personne. Mais plus tard on a fait circuler notre petit morceau de bois vernis d'une personne à l'autre, depuis Peli jusqu'à Carmen pour terminer avec toi. C'est vrai ? »

« Oui, c'est bien vrai. »

« À qui est-ce que tu l'as confié donc ? »

« Je m'excuse, mais je ne peux pas vous le dire. »

« Si, tu le peux, » lui dit Sœur Mikele d'un ton ferme. « Tu peux me le dire, et en plus, tu es bien obligée de me le dire. »

« Mais j'ai signé un contrat avec Dr Sarazúa qui m'oblige à garder un silence total en ce qui concerne le LIO, donc je suis bien obligée de m'acquitter de mes obligations envers lui, parce que si non, ce serait une infraction très grave de la loi. Ce serait sûrement un délit, mais probablement un crime. »

« Laisse-moi continuer, alors, pour que tu puisses saisir la gravité de la situation. Si c'est vrai que les gens là-bas au LIO veulent cloner Jésus-Christ, il est urgent qu'ils cessent toute activité immédiatement. Il n'y a pas de contrat, pour légal qu'il soit, qui devrait nous faire dévier de ce but. C'est absurde qu'un homme puisse croire qu'il ait le droit de faire ce qu'il veut tout simplement parce qu'il a trouvé le moyen d'obliger à d'autres personnes de signer un contrat qui le protège contre toute ingérence et tout encombrement ou infraction. »

« Mais ils sont comme ça, les contrats. Il faut bien qu'ils protègent celui qui a conçu le contrat contre les infractions. »

« Tu ne comprends pas. Dans ce cas-ci c'est encore pire.
C'est comme si Satan lui-même nous dirait qu'il avait le droit
de nous obliger de vivre dans le péché tout simplement parce
que nous avions signé un contrat qui lui permettait de le faire.
Et si j'insiste sur cette question c'est pour que tu saches que tu
peux me dire sans hésiter ce qu'ils font au LIO, parce que si
au LIO ils parviennent à cloner Jésus-Christ, alors sa mort sur
la croix sera annulée, et nous sommes tous perdus. »

« Ecoutez, même s'ils trouvaient de l'ADN viable dans le
petit morceau de bois vernis, et même s'ils parvenaient à en
créer un clone, il ne serait pas Jésus-Christ lui-même – il serait
son jumeau – un individu qui lui ressemblerait physiquement
mais qui serait en réalité quelqu'un de complètement différent,
avec sa propre personnalité et son propre âme et tout. »

« Peut-être, mais combien de gens comprendraient ce que
tu viens de me dire ? Il y a peu de temps Dr Montevecchio se
demandait comment Dieu pouvait être mort s'il n'avait jamais
existé. Eh bien, Dieu a existé depuis toujours, et c'est pour ça
qu'il ne peut pas être mort. La proclamation qui est écrite sur
le dos de ton T-shirt l'exprime très bien : *Nietzsche est mort* –
et puis il signe son nom, *Dieu*. C'est un message clair mais en
même temps subtil. J'aimerais bien pouvoir m'exprimer avec
une subtilité pareille, car c'est ainsi qu'on pourrait présenter la
vérité d'une perspective plus profonde. »

« Vous l'avez bien saisi, Sœur Mikele. »

« Il y a encore une question qui suit celle de Montevecchio.
Il voulait savoir comment Dieu pouvait être mort s'il n'avait
jamais existé. Eh bien moi je te demande comment on pourrait
ressusciter Jésus-Christ s'il vit déjà. »

« Comment qu'il vit déjà ? »

« Dieu l'a ressuscité de la tombe. C'est ce qu'on appelle la
résurrection. »

« Ah oui, bien sûr. C'est un terme si usé qu'on oublie qu'il
vit toujours entre nous. Je ne sais pas exactement en quel sens
du mot il vit, mais je suppose qu'il vit dans nos cœurs. »

« On le voit qui vit aux yeux de la foi. »

« Voilà, c'est ça. De toute façon il y en a qui disent qu'ils croient aux fées, mais cela ne veut pas dire qu'elles existent, même s'ils ont beaucoup de foi en elles. »

« T'as raison. Mais nous ne parlons pas de fées maintenant, nous parlons de Dieu, celui qui a créé l'univers. Comme tu comprendras, la création de Dieu signifie infiniment plus que l'invention d'un romancier, peu importe l'habileté de celui-ci. Si nous n'étions pas de vrais êtres humains, peut-être alors que nous ne serions plus que les rêves des anges. Mais nous voici, et nous ne sommes ni de songes, ni de rêves, ni de fées. Nous sommes réels, nous sommes tous tangibles et vivants. »

« En effet. » consentit Lisa.

« Alors Dieu a un plan pour son univers, et je doute que ça comprenne une parodie ni de la vie ni de la mort de son Fils unique. Alors il nous faut aller directement au LIO pour les empêcher de cloner Jésus-Christ. »

« Ne vous en faites pas, Sœur Mikele. Andoni n'en fait rien ce soir. L'opération prendra un certain temps. »

« Ah, alors c'est Andoni. Je m'en doutais. »

Lisa se couvrit la bouche de la main. « Je vous l'ai dit sans vouloir, » confessa-t-elle. « J'ai signé un contrat... »

« Mais comme je t'ai déjà expliqué, ça ne t'oblige pas à t'embrouiller d'une aberration comme celle-ci. Qu'ils fassent un jumeau ou qu'ils fassent le Diable lui-même, c'est égal. C'est une abomination et une calamité inconcevable. C'est un jeu vicieux et atroce qu'ils jouent là-bas au LIO. »

« Je comprends comment ça pourrait être un sacrilège de jouer avec l'ADN de Jésus-Christ, mais je ne vois pas très bien pourquoi ce serait quelque chose de malveillant. »

« Sarazúa ne va pas ressusciter le vrai Jésus-Christ – c'est comme tu me l'as déjà dit. Mais il veut se servir de son ADN pour donner l'impression d'y avoir réussi. Il veut contrôler Jésus-Christ pour ainsi former un monde qui lui plaît. »

« Il vous semble méchant vouloir améliorer le monde ? »

« Ça ce n'est plus qu'une excuse. Il insiste qu'il veut créer un monde qui convienne à tous, mais en réalité ce monde lui conviendrait plus à lui-même qu'aux autres. Même sans s'être lancé à des expériences bizarres ou atroces, il y a eu quand même un grand nombre de chefs d'État qui voulaient changer le monde, et tu sais déjà ce qui est arrivé comme résultat.»

« Mais vous trouvez que c'est mauvais, l'idéalisme? Il serait vraiment terrible si c'était vrai que la vie n'avait aucun sens, et que l'homme, qui est né libre, devrait continuer pour toujours dans les fers. Qu'en dirait Rousseau? Il nous faudrait au moins beaucoup de valeur pour nous affronter à cela, et en plus, je dirais que probablement il y aurait beaucoup de gens qui se sentirait enragés contre Dieu, s'ils croyaient en lui.»

« L'orgueil a toujours été le pêché le plus grand. Les gens qui se sentent enragés contre Dieu pendant la nuit obscure de l'âme – pour citer Saint Jean de la Croix – ces gens n'ont pas tant de valeur comme de l'orgueil. Puis Lucifer était très orgueilleux aussi. On l'a expulsé du ciel quand il a déclaré qu'il pouvait mieux gouverner l'univers que Dieu lui-même.»

« Lucifer… » répéta Lisa d'un visage pensif. « Ça veut dire en latin, *celui qui porte la lumière.* »

« Toujours la linguistique,» dit Sœur Mikele, en souriant. « Mais tu vois? Lucifer voulait remplacer Dieu. Il n'y a pas d'orgueil plus profond que ça. De toute façon, il va falloir que tu convainques Andoni de la nécessité de s'écarter du projet de cloner Jésus-Christ. Le Dr Sarazúa, aussi bien qu'Andoni, coure le risque de vouloir se mettre à la place de Dieu, comme l'avait voulu faire Lucifer.»

« Mais comment pouvez-vous être certaine que ce soit l'orgueil et non pas l'idéalisme ou la curiosité scientifique qui les anime?»

Sœur Mikele poussa un soupir et se mit à penser.

« Si c'était le cas,» dit-elle enfin, « pourquoi Jésus-Christ en particulier? Ils pourraient beaucoup plus facilement cloner un chef d'Etat moderne de grande catégorie.»

« Ça doit être en raison de la personnalité célèbre de Jésus-Christ, et de sa divinité aussi. Ce sont les facteurs dominants qui transfèrent au cloneur le pouvoir et la crédibilité qu'il cherche. Au moins c'est-ce qu'il pense. »

« C'est ce que je suis en train de te dire, vois-tu ? »

« Il fait tard, » lui dit Lisa, en regardant sa montre. « Je dois m'en aller, car Andoni m'attend à la taverne. Vous voulez dîner avec nous ? »

« Merci, Lisa, une autre fois, » répondit Sœur Mikele, en sortant de son petit frigo un plat de sandwiches au beurre et à la confiture. « Je vais en bas pour faire une visite aux jeunes gens et aux enfants qui m'attendent sur la compétence de Thérèse, et puis je vais au LIO pour parler avec le Dr Sarazúa. Voyons voir si je lui fais changer d'avis. »

« Croyez-vous qu'il vous prête l'attention ? »

« J'espère que oui. Il me prêtait l'attention quand il était mon élève à l'école. En attendant, fais ce que tu peux avec Andoni. Je sais qu'il te respecte beaucoup. »

« Voulez-vous que j'apporte les sandwiches à ceux qui attendent en bas ? Après ça je me sauve. »

« Oui, Lisa, merci bien. Ça me ferait plaisir. Dites-leur que je prie pour eux, et que je rentre bientôt. »

Lisa descendit avec les sandwiches et les remit au petit groupe d'amis qui les attendaient dans la cellule de Thérèse. Ils les acceptèrent avec grand plaisir, et ils ne mirent pas longtemps à les faire disparaître pendant que Peli leur racontait l'histoire de ses aventures sur le Chemin de Saint Jacques dans son rôle de voleur. Au cours de son récit, il ajouta quelques éléments agrémentés, car il avait noté comme ils s'illuminèrent les yeux de Thérèse quand elle écouta les détails si passionnants.

« Maintenant tout ce qu'il me faut c'est trouver une bonne occasion pour remettre à Andoni le suaire et l'os de Saint Jacques, » dit Peli, quand il eut fini l'histoire de ses exploits.

« N'y pense plus, » lui dit Lisa. « Je vais dîner avec Andoni ce soir à la taverne. Je pourrais les lui remettre si tu veux. »

« Eh bien, chouette, alors ! » exclama Peli, content de s'en débarrasser. « Je ne veux pas qu'on tire sur moi de nouveau. »

« À propos, Lisa, tu lui as rendu le petit morceau de bois ? » lui demanda Carmen.

« Oui, mission accomplie. Andoni a passé le jour entier en séquençant l'ADN, mais je ne peux plus t'en parler. »

« Ne t'inquiète pas. Je ne veux rien savoir de ce qu'il fait, » dit Carmen. « Mais je suis quand même très contente que la relique se trouve entre ses mains maintenant. Je te remercie ! »

« Je suis désolée de ne pas être à côté de lui pour lui donner un coup de main, » dit Marko. « Dis-lui que je pense à lui, s'il te plaît, Lisa. »

« D'accord, c'est comme tu veux. »

« Prends le sac alors, » lui dit Peli, en remettant à Lisa un sac en velours rouge avec le suaire et la relique dedans.

« Je les garderai bien, » lui promit Lisa, en recevant le sac de Peli avec révérence. « Malheureusement je serai obligée de cacher ton sac dans mon sac à dos, » ajouta-t-elle, affligée de ne pas pouvoir les mettre dans un réceptacle plus convenable.

Quand Lisa se préparait pour s'en aller, elle nota que Carmen regardait par la fenêtre avec la même tête d'épatée qu'elle avait fait le jour où elles se sont connues.

« Carmen! » exclama Lisa. « Qu'est-ce qu'il y a? »

« Tu vois cet homme-là ? » elle lui demanda d'une voix tremblante. « L'homme grand et chauve, tu le vois là-bas ? C'est lui qui me suivait au moment que je gardais le petit morceau de bois. C'est le même homme que j'ai vu le jour où nous nous sommes connues. »

Lisa se précipita vers la fenêtre pour regarder dehors, mais l'homme s'était déjà disparu par le coin du couvent.

CHAPÎTRE DIX-SEPT

Doña Pascua était sur le point d'éteindre les lumières à l'entrée du Palomar. Elle attendait avec impatience le moment où elle pourrait s'asseoir sur le canapé pour regarder son émission de télévision préférée sur la chaîne *TV Basque,* quand soudain on frappa à la porte d'entrée.

« Ah, que c'est agaçant! » grogna la vielle femme. « Qui a le culot de se présenter à ma porte à cette heure-ci ? Quel toupet ! » Ça l'ennuyait fortement qu'on la dérange après qu'elle ait passé une longue journée de travail très dur, et surtout quand toutes les articulations lui faisaient mal. En plus, personne lui avait parlé d'arrivés imprévus au village, et si elle n'en savait rien, c'est qu'il n'y en avait pas.

Néanmoins les coups se faisaient de plus en plus insistants. Doña Pascua aurait préféré ne leur prêter aucune attention, mais en même temps elle ne voulait pas perdre une occasion de louer la suite nuptiale, puisque c'était la seule chambre disponible. Elle fut finalement vaincue par l'avarice et la curiosité, alors elle se dirigea en boitant vers la porte d'entrée.

Quand elle l'ouvrit elle se trouva nez à nez devant deux silhouettes fortement encadrées par le soleil couchant. La figure la plus petite des deux écarta Doña Pascua d'un coup de coude et se dirigea à la réception d'un pas ferme, en laissant à la figure grande la responsabilité de s'occuper des bagages. Doña Pascua, aveuglée par le soleil, ne put discerner avec qui elle avait affaire, mais malgré tout elle n'hésita pas à se mettre à gronder les deux silhouettes.

« Vous avez un sacré culot ! » cria-t-elle, outrée. « Qu'est-ce qui vous donne le droit d'entrer dans mon auberge comme si vous étiez les propriétaires ? Pour qui vous prenez vous ? Ecartez-vous pour que je puisse m'approcher à la réception, et mettez vos bagages là-bas dans le coin. »

« Si tu veux bien nous louer une chambre, il te faut changer tout de suite ce ton, » lui dit la plus petite des deux.

Doña Pascua était tellement choquée par l'effronterie de cette personne et par le fait qu'elle ait osé la tutoyer, que pour une fois elle est restée sans paroles. La silhouette plus petite des deux profita du silence pour continuer sa dispute.

« Nous n'allons point rester ici à moins que vous nous louiez la meilleure suite de la maison. »

Doña Pascua se rendait compte peu à peu que la silhouette qui lui parlait était celle d'une femme, malgré sa voix rauque. En plus c'était une jeune femme très belle. Elle avait à peu près vingt-cinq ans, aux cheveux noirs coupés courts et d'un air insolent. Son compagnon était un homme grand et chauve. Il donnait l'impression d'être un individu suffisant, rempli d'orgueil et de vanité – exactement le type de personne avec laquelle Doña Pascua n'avait aucune patience. À ce moment-là la femme demandait déjà le registre d'une voix tonnante. Doña Pascua aurait bien voulu les mettre à la porte, mais elle avait vite compris qu'ils avaient les moyens de payer pour la suite nuptiale, alors elle domina l'indignation jusqu'au point de pouvoir leur lancer un petit sourire édenté.

« Il faudra que je vous donne la suite nuptiale alors, » dit-elle à la femme, d'une voix contrôlée. « Il ne me reste plus rien pour ce soir. »

« Bon, » répondit la femme, sans consulter son compagnon.

« Eh bien, est-ce que vous me permettez de vous offrir un petit verre ? J'ai un xérès excellent de Jerez de la Frontera. »

« Merci bien, » répondit l'homme. « Je boirai un coup. »

Pascua lui offrit un verre, et à la jeune femme un autre.

La femme avala le sien d'un seul coup, pendant que Pascua la regarda d'un air dégoûté. En tant que femme, pensa Pascua en la détaillant de la tête aux pieds, elle était bien plus rude de ce qu'elle n'aurait pensé.

« Où dois-je signer ? » demanda la jeune femme.

« Ici même, » lui dit Pascua, en lui indiquant les pointillés.

« Voilà ! » exclama-t-elle, en signant d'un geste théâtral, puis elle passa la plume à l'homme, qui signa son nom aussi.

Doña Pascua ramassa le registre et scruta les signatures.

« Qu'est-ce que c'est que ça alors ? » elle leur demanda d'une voix scandalisée, en abandonnant tous ses efforts pour leur paraître charmante. « Vous avez signé Marta *Vandenberg* et Pierre *Piedmont*. Qu'est-ce que ça veut bien dire ? »

« De quoi parlez-vous ? » lui demanda la Vandenberg.

« Vous êtes obligés d'être mariés si vous voulez rester dans la suite nuptial. Ça doit être parfaitement évident. »

« Qu'est-ce qui vous fait penser que nous ne sommes pas mariés ? » lui dit la femme, les mains plantées sur les hanches.

« Vous devez mettre le nom complet quand vous signez le registre, » leur dit Pascua d'une voix dédaigneuse. « Faites-le ou je rétracte mon offre. Il reste beaucoup d'espace sur la ligne pointillée pour écrire le surnom de mariés. Vous devez signer *Marta Vandenberg de Piedmont* pour que le document soit légal. »

« C'est bête, » déclara la soi-disant Madame de Piedmont.

« Fais ce qu'elle te demande, » lui dit Piedmont. « Nous n'avons pas de temps à perdre avec cette vieille sorcière. »

« Sorcière ? » répéta Pascua, les yeux comme des charbons ardents. « Vous m'avez appelé une vieille *sorcière* ? »

Marta saisit la plume et signa son nom complet.

« Je ne vais pas m'oublier de vous et de vos idées idiotes qui remontent du Moyen Age, » déclara Marta en sortant du Palomar. Elle ne regarda pas en arrière pour voir si son mari loyal la suivait.

En sortant de la cellule de Thérèse avec le suaire et l'os de Saint Jacques dans son sac à dos, Lisa se sentait très nerveuse. La voilà qui n'était plus qu'une humble étudiante de troisième cycle en linguistique de l'Université de Californie à Berkeley, qui se précipitait dans une nuit froide et ténébreuse au long du chemin rocailleux vers un tout petit village perdu dans les Pyrénées, chargée de deux reliques qui se trouvaient sans le moindre doute parmi les plus importantes de la planète entière. Elle sursauta quand elle écouta soudain une chouette qui hululait dans la nuit. Le bruit funèbre de l'oiseau la fit penser à la tradition orale médiévale qui associait les hiboux avec la mort imminente. Elle se mit à marcher plus vite, en pensant que si elle se hâtait elle pourrait arriver intacte à la taverne.

« Ah, c'est toi qui arrive enfin, Lisa, » lui dit Andoni, en se levant de sa chaise. « Tout est allé bien, alors ? »

« Très bien, » elle lui dit, en plaçant le sac à dos sous sa chaise. « Je m'excuse d'être arrivée en retard. »

« T'en fais pas. Tiens, il me reste un peu d'estouffade avec de la viande et des verdures. Tu en as envie ? »

« Je me contente avec cela, merci. Je n'ai pas très faim. »

« Eh bien, raconte. Qu'est-ce qui se passe ? »

« J'ai passé à peu près une heure dans la cellule de Thérèse avec Carmen et Marko. »

« San blagues ! Tu les as trouvés alors ! »

« Oui, et le bébé et les petits garçons sont avec eux aussi. Et ça ce n'est pas tout… Peli aussi est avec eux ! »

« Tu plaisantes ! Peli ? Le petit bedeau du couvent ? Tu vas me dire maintenant que c'est lui le voleur de qui on parle à la télé et à la radio, et au Tweet et Twitter et au Face Book et je ne sais combien de blogs ! Ils le cherchent, les policiers ? »

« Non, pas du tout. Les policiers cherchent le voleur, mais ils ne savent pas que le voleur c'est Peli. Ça fait longtemps qu'on le considère comme perdu, et la pauvre Thérèse se rendait folle. Ils sont des amis depuis l'enfance, tu sais. Enfin, il est de retour maintenant, content mais recru de fatigue. »

« A part de ça il va bien, alors ? »

« Oui, jusqu'à un certain point. Mais un type à Saint Jacques de Compostelle a tiré sur lui et l'a blessé au sternum, mais Peli insiste que ce n'est pas grave. »

« Comment, ce n'est pas grave ? Une balle à la poitrine ? »
« Il dit que la balle glissa au long du sternum, mais sans le pénétrer. La direction de la balle était oblique, mais aussi Peli m'a dit que les basques ont le sternum très dur. »
« Ah oui ? Je ne me suis pas rendu compte. »
« Et il y a quelque chose d'autre. Peli a volé le suaire de la Cathédrale d'Oviède. »
« Mon Dieu ! C'était Peli alors ! »
« Oui, et il m'a confié l'os et le suaire aussi pour que je te les donne. »
« Mais dis donc, Lisa, où sont-ils maintenant ? »
« Dans mon sac à dos, sous ma chaise. »
« Bravo, Lisa ! Tu les as cachés à pleine vue ! Génial ! Nos investigations au LIO se font chaque jour de plus en plus intéressantes. Maintenant je peux faire des comparaisons entre les séquences de l'ADN d'une relique de Jésus-Christ et celui d'un parent consanguin qui a déjà été vérifié. Je parle du suaire. Ça me fait plaisir ce nouveau point de référence. C'est la meilleure manière d'établir l'authenticité des reliques. »

Entre des bouchées d'estouffade, Lisa lui raconta tout ce qui est arrivé au bureau de Sœur Mikele, en commençant par la visite de Montevecchio et en finissant avec la conversation sur le clonage de Jésus-Christ.

« *Comment ?* Tu lui as parlé de ce sujet ? Et le contrat de Sarazúa que nous avons signé, tu l'as déjà oublié ? »
« Attends. C'est Sœur Mikele qui est arrivée elle-même à cette conclusion. Quand elle s'est rendue compte que c'était Sarazúa qui avait envoyé Peli pour voler les reliques, elle avait très bien compris qu'on allait en faire une analyse de l'ADN parce que c'est justement à ça qu'ils se dédient déjà au LIO. Puis comme elle connaissait assez bien Paskal Sarazúa, elle s'est rendue compte qu'il ne serait jamais content de lire les séquences – il aurait besoin de les faire cloner aussi. »
« Mais comment est-ce qu'elle savait ce que c'est que le clonage ? Elle n'en savait rien quand j'étais son élève à l'école du couvent. »

« Sarazúa lui raconta un jour l'histoire de Dolly, et de là il n'était pas difficile qu'elle ait compris qu'il s'intéressait au sujet du clonage en général, et elle était assez sûre aussi qu'il ne s'agissait pas seulement du clonage ovine. On ne clone pas un mouton d'une relique sacrée. On clone le Pasteur. »

« En effet, » dit Andoni. « Très bien dit. »

« En plus elle s'est mis à ruminer sur le cas de Carmen. Ses fils sont très blonds, mais Carmen a les cheveux noirs, alors Sœur Mikele s'est demandé pourquoi. Elle ne sait pas grand-chose de la génétique, mais au moins elle sait que les gènes qui produisent les cheveux noirs sont dominants, et de là elle a déduit que Carmen servait de mère porteuse au LIO. »

« Elle a fait une bonne petite enquête, » dit Andoni.

« Elle a suivi la piste, pas à pas, » remarqua Lisa, « jusqu'à arriver à la conclusion logique. »

« Elle a toujours été une bonne institutrice des sciences à l'école. Alors dis-moi, sais-tu ce qu'elle pense du projet de cloner Jésus-Christ ? »

« Elle est franchement horrifiée par ce qu'ils font au LIO, » déclara Lisa. « Elle s'est beaucoup fâchée avec Sarazúa, et elle est en route au LIO maintenant pour parler avec lui. Elle va lui demander qu'il abandonne le projet. »

« Mais pourquoi ? Est-ce qu'elle croit que c'est une espèce de sacrilège de cloner Jésus-Christ, ou peut-être quelque chose d'irrévérent ? C'est ça le problème ? »

« Elle croit que c'est bien pire que ça. Elle dit que ce serait une moquerie de la mort de Jésus-Christ sur la croix. Elle dit qu'il est mort pour nous sauver de la sentence de mort qui nous attend, et qu'il serait une bêtise de première catégorie de refuser le cadeau qu'il nous a offert. »

« Mais nous mourons tous, » remarqua Andoni. « Il n'y a personne qui ne meurt pas tôt ou tard. »

« Oui, mais il parait que si nous acceptons la garantie qu'il a acheté pour nous quand il a offert sa propre vie en sacrifice, nous aurons l'opportunité de vivre pour toujours. »

« La garantie ? Quelle garantie ? » lui demanda Andoni.

« La garantie qu'on doit payer aux autorités quand on veut libérer quelqu'un de la prison. »

« La prison ? Quelle prison ? »

« C'est le monde dans lequel nous vivons. Nous allons tous mourir tôt ou tard. C'est-à-dire que nous sommes condamnés à la mort, sans exception. Ou bien, si tu préfères, nous attendons tous dans le couloir de la mort. »

« Alors Jésus-Christ lui-même est le prix de la garantie ? »

« C'est comme ça que Sœur Mikele me l'a expliqué. »

« Je ne sais pas. Pour moi c'est un conte de fées. »

« Peut-être. Mais moi je crois qu'il vaut mieux accepter la garantie. On ne doit pas se moquer de la vie éternelle. »

« Mais je ne suis pas un criminel, moi. Je ne devrais pas être obligé d'attendre dans le couloir de la mort. »

« C'est vrai que tu n'es pas un criminel. Mais selon Sœur Mikele, pour aller au ciel il ne s'agit pas d'être bon, il s'agit plutôt de se rendre compte que nous sommes des pécheurs et que nous avons tous besoin de faire un appel au secours, et d'avoir confiance en l'aide qu'on nous offre. »

« Je n'ai pas besoin de béquilles, moi, » dit Andoni, irrité.

« Attends. Disons que tu veux prouver que tu es le meilleur nageur du monde. Alors tu t'inscris à une course de natation à longue distance pour gagner le trophée. D'accord ? »

« Oui, d'accord. Continue, » dit Andoni.

« Alors tu dois nager de Californie à Hawaï. Tout va bien d'abord. Les bateaux de vigilance suivent les nageurs, et les bateaux de navigation les aident à ne pas se perdre. Mais à la fin les nageurs sont si fatigués qu'ils doivent se laisser sauver par des bateaux qui les transportent à Hawaï, où ils participent à un luau magnifique. Tout le monde sauf toi, parce que tu veux à tout prix nager jusqu'à Hawaï sans l'aide de personne. Quand les bateaux essaient de te sauver, tu leur fais signe qu'ils s'en aillent pour que tu finisses la course tout seul. »

« Bon, ne me dis pas comment ça se finit, » lui dit Andoni.

« Laisse-moi le deviner. Je me suis noyé, n'est-ce pas ? Je ne suis jamais arrivé à Hawaï. »

« C'est ça. Tu n'y es pas arrivé. »

« Et c'est la faute de qui, donc ? Moi je blâme le juge pour avoir placé trop haut la barre. Ce n'est pas possible de faire une course de natation de Californie à Hawaï. »

« Bien sûr. C'est vrai. Alors qu'est-ce qui t'a fait croire que tu pourrais le faire, toi ? »

« Oui, oui, je comprends. Personne n'est capable de nager à Hawaï, et personne ne peut faire un voyage jusqu'au ciel non plus, à moins qu'on les amène par avion. »

« Voilà. Tu l'as très bien compris. »

« Mais je ne comprends toujours pas pourquoi Dieu nous demande de faire ce qui est impossible. Est-ce qu'il se moque de nous ? »

« Non, pas du tout. Il ne nous demande pas de faire des choses impossibles. Quant à Hawaï, c'est vrai qu'il est très loin, mais Dieu ne nous demande pas d'y aller en faisant la natation. Nous voulons nous-mêmes nager jusqu'à Hawaï pour prouver que nous sommes forts et indépendants. Quand nous sommes sur le point de nous noyer, Dieu parfois nous envoie un bateau pour nous sauver la vie, mais si nous ne voulons pas accepter de l'aide, ce n'est pas juste de le blâmer. Il nous a donné le libre arbitre, mais nous brisons son cœur quand nous faisons des bêtises. Il ne veut pas qu'on se noie, voyons. »

« Tu devrais être prédicatrice. »

« Non, j'ai déjà entendu cette histoire. »

« Eh bien, j'y penserai un jour quand j'aurai le temps. »

« En attendant, Sœur Mikele a l'intention d'aller parler avec Paskal Sarazúa pour lui expliquer les mêmes choses. »

« Bonne chance, » remarqua Andoni, d'un ton ironique. « Personne ne peut lui faire abandonner ses rêves. »

« En effet, » lui dit Lisa. « Imagine-toi, s'il réussit à cloner Jésus-Christ, il sera l'homme le plus connu du monde. Il ne va pas se tourner le dos à une opportunité comme celle-là. Mais son projet est beaucoup plus difficile que de nager jusqu'à Hawaï, parce qu'il n'y a pas de bateaux pour lui aider à cloner Jésus-Christ. »

« S'ils existent, ces bateaux,» déclara Andoni.

« Demande-le à Sœur Mikele.»

« Pourquoi pas à Nietzsche ?» lui demanda Andoni.

« Il est mort, tu ne te rappelles plus ?»

« Echec et mat.» A ce moment-là un homme grand et chauve et une femme petite et brunette arrivèrent à la porte d'entrée de la taverne. L'homme portait un costume gris avec une chemise à rayures bleues, et la femme portait une robe de soirée noire. Ils se sont arrêtés à la porte pour un moment pendant qu'ils cherchaient une table. Il y avait beaucoup de monde à la taverne à cette heure, et la seule table libre était celle qui se trouvait à côté de la table d'Andoni et de Lisa. La femme se dirigea à grands pas jusqu'à la table libre et s'est assise à côté d'Andoni, pendant que l'homme s'affala sur la chaise près de Lisa.

« C'était dégoutant le xérès que la vieille sorcière nous a offert,» dit la femme. « Il avait un goût de benzine.»

« Ne t'en occupe pas, Marta. C'est une perte de temps.»

« Je n'ai pas besoin de tes conseils, Pierre.»

« Bonsoir,» dit le serveur, en s'approchant de la table. « Je m'appelle Eduardo, à votre service. Est-ce que je pourrais vous offrir quelque chose à boire ?»

« Pour moi une bouteille de Txakolina,» dit Marta.

« Très bien, madame. Et pour vous, monsieur ?»

« Nous n'avons pas besoin de toute une bouteille, Marta,» lui dit Pierre. « Nous n'avons pas le temps.»

« Ne me dis pas ce que je dois faire,» répondit-elle, irritée. « Dis-lui à Eduardo ce que tu veux, et fiche-moi la paix.»

Lisa regarda Andoni du coin de l'œil, comme pour lui dire qu'il serait difficile d'avoir une conversation tranquille à côté de cette femme si querelleuse.

« Une bouteille pour les deux,» dit Pierre au serveur.

« Pas question ! Je ne partage pas la mienne.»

« Alors je prends la même chose que mon voisin.»

« Très bien, monsieur. C'est un Rioja blanc exquis,» lui dit le serveur, en battant en retraite précipitamment.

« Je n'avais pas l'intention de vous déranger, » dit Pierre, en se tournant vers Andoni. « Je vous demande pardon. »

« Ne vous en faites pas. Ce n'est rien. »

« Vous connaissez la vigne de ce Rioja ? »

« C'est un raisin de Viura, qui a une qualité de citre et de minérale, balancé par une suggestion de chêne. »

« Je l'attend avec impatience. »

« Le jambon Serrano est un accompagnement rafraîchissant pour aller avec le Rioja. Un apéritif de crevettes au safran va bien aussi, ou alors les piments échauffés au velouté de blé. »

« Je commanderai ce que vous m'avez conseillé quand le serveur reviendra. »

« Je vais aux toilettes, » dit Marta soudainement, toujours irritée. En se mettant debout elle trébucha contre la chaise de Lisa, en débordant sa boisson sur la table.

« Attention, Marta, » lui dit Pierre. « Tu y vas trop vite. »

« Pardon, » dit Marta à Lisa. « Si je vois Eduardo je lui dirai qu'il s'occupe de vous. »

« Ne vous en faites pas, » répondit Lisa, mais Marta ne l'entendit pas, car elle se dirigeait à toute vitesse aux toilettes.

« Pardonnez ma femme, s'il vous plaît, » leur dit Pierre. « Elle ne se sent pas bien ce soir. Il fait longtemps que nous voyageons, et vous savez ce que ça fait de manger tous les jours aux restaurants. On ne peut pas avoir confiance en les conditions sanitaires des cuisines. »

« Je comprends, » lui dit Andoni. « Je sais d'expérience de quoi vous parlez. »

« Ah, oui ? Vous faites beaucoup de voyages ? »

« J'en fait de temps en temps. J'ai visité la majorité des pays en Europe, mais ça ne signifie pas grand-chose. »

« Ah. Eh bien moi en France j'ai profité de pas mal de vendanges excellents. Même à New York on commence à noter de très bon vins. L'année passée quand j'y étais, on m'a présenté un Domaine Rambert Travers de Marceau de l'année 2007. Il était moins complexe qu'un bourgogne, mais c'était un vin tout de même de grande qualité. »

« Pas trop tôt, eh ? » dit Andoni, en faisant un clin d'œil. Dix minutes plus tard Pierre lança un coup d'œil à sa montre, et puis il se mit debout.

« Je suis un peu préoccupé au sujet de ma femme, » dit-il. « Je vais la chercher aux toilettes. Je reviens tout de suite. » « Voulez-vous que j'y aille moi ? » lui demanda Lisa. « Non, merci, non. Ne vous en faites pas. Je demanderai à une serveuse qu'elle y entre pour voir si elle est là. »

Vingt minutes se sont passées sans que ni Pierre ni Marta ne soient revenus à leur table. Les deux bouteilles de vin et les apéritifs étaient toujours là.

« Eh bien, nous sommes finis, » dit Andoni. « On y va ? » « Oui, allons-y, » répondit Lisa. « Marta peut très bien se défendre sans nous, j'en suis sûre. Qu'il s'occupe d'elle son mari. Comment s'appelait-il ? »

« Pierre, non ? »

« Pierre, c'est ça. »

Lisa s'inclina pour récupérer son sac à dos sous la chaise.

« Ecoute, Andoni, tu l'a vu, mon sac à dos ? Je l'ai mis sous la chaise. Tu ne l'as pas pris, toi? »

« Non. Je ne l'ai pas vu. »

« Mais où est-ce qu'il peut bien être, alors ? Il n'est plus sous ma chaise ! »

« Comment ? Ce n'est pas possible ! »

« Il n'est plus là où je l'ai mis, je te dis ! »

« Ils nous ont escroqués ! » cria Andoni.

« *Comment ?* »

« Oui, je te parie mil euros que Marta t'a volé le sac à dos. Elle a trébuché contre les pattes de ta chaise quand elle s'est levée de la table, et puis elle s'est dirigée aux toilettes avant de quitter la taverne. Puis Pierre nous a parlé pendant au moins dix minutes pour lui donner assez de temps pour s'échapper. Elle doit être loin d'ici maintenant. J'aurais dû m'en douter. Comment est-ce que j'ai pu être si bête ? »

« Eh bien, n'en parlons plus. Allons vite les chercher ! »

Andoni sortit son portefeuille et laissa sur la table un billet de cinquante euros. Lisa l'attendait déjà à la sortie. Andoni saisit sa veste et les deux sortirent à la rue.

CHAPÎTRE DIX-HUIT

Une fois dans la rue, Lisa et Andoni regardèrent partout, mais ils n'y trouvèrent ni Pierre ni Marta. Andoni s'approcha d'un groupe d'adolescents qui trainaient à l'autre côté de la rue.

« Ça fait longtemps que vous êtes ici ? » il leur demanda.

« Depuis que la pluie a fini par s'arrêter, » lui dit un garçon.

« T'as vu sortir de la taverne un homme grand et chauve ? »

« Non. »

« Il était accompagné d'une femme courte et brunette. Elle portait un sac à dos rose. Tu l'as vue ? »

« Non. »

« Allons-nous en, » dit Lisa d'une voix urgente. « Il faut aller vite au Palomar pour demander à Doña Pascua si elle en sait quelque chose. Je te parie qu'ils logent à son auberge. »

« Bonne idée, » dit Andoni pendant qu'ils courraient vers le Palomar à toute allure.

Dona Pascua venait d'éteindre la télévision. Elle était contente que le tueur présumé du protagoniste se soit retrouvé à la fin dans une boîte de six. Mais elle n'avait pu s'en réjouir aussi longtemps qu'elle aurait voulu, parce que juste en ce moment on frappa à la porte.

« Encore une fois ? » se dit-elle. « Ils ne me restent plus d'habitations pour ce soir. Qu'ils se foutent le camp ! »

Elle mit le châle autour de ses épaules et se dirigea, en grognant, vers la porte d'entrée. Quand elle ouvrit la porte elle fut étonnée de voir devant elle les figures de Lisa et d'Andoni, qui avaient l'air bouleversé tous les deux.

« Doña Pascua, » lui demanda Lisa, « est-ce qu'il y a de nouveaux clients ici à l'auberge ce soir ? »

« C'est pas ton affaire, » répondit Pascua, en essayant de fermer la porte sans les laisser entrer. Andoni eut l'effronterie de l'empêcher de le faire en posant le pied contre la porte.

« S'il vous plaît, Doña Pascua, c'est urgent ! » dit Andoni.

« Allez-vous en ! Il est presque minuit. Retournez demain à une heure décente. »

« Nous cherchons un ménage, mais nous ne savons pas les surnoms, » dit Lisa. « Ils s'appellent Pierre et Marta. »

« Vous êtes très amis avec ceux-là ? »

« Non, nous venons de les connaître, » répondit Lisa.

« Il vaut mieux ne pas les connaître, » dit Pascua. « Ils ne sont pas un ménage, d'ailleurs. Ils ne portent pas les mêmes surnoms, et les documents n'indiquent pas qu'ils sont mariés. Elle s'appelle *Vandenberg,* et lui, *Piedmont.* »

« Ils restent ici, alors ? » lui demanda Andoni.

« Oui, je les ai mis dans la suite nuptiale. Je le regrette maintenant, mais que voulez-vous ? Ils se sont bien habillés pour dîner dehors, mais elle donnait l'impression d'être une femme entretenue dans sa petite robe de cocktail noire. »

« Doña Pascua, réfléchissez-y bien, s'il vous plaît, » lui dit Andoni. « Est-ce qu'ils ont mentionné pourquoi ils sont venus ici à Mayagorry ? Savez-vous où ils sont en ce moment-ci ? »

« Je ne vous dirais rien même si j'en savais quelque chose. Pour qui me prenez-vous ? Une cancanière quelconque ? »

« Ecoutez, Doña Pascua, » lui dit Lisa. « Marta Vandenberg m'a volé le sac à dos. C'est pour ça que nous les cherchons. »

« Le sac à dos rose ? » lui demanda Doña Pascua.

« Oui, c'est ça ! » exclama Lisa, remplie d'espoir. « Est-ce que vous l'avez vu ? »

« C'est inexcusable ! » exclama la vieille. « Ton sac à dos ne va pas du tout avec sa robe de cocktail. »

« J'en ai besoin, Doña Pascua, c'est très important, je vous en prie ! Je vous donne une récompense si vous pouvez me le faire ramener. »

« Une récompense ? Eh bien, oui alors, » dit Doña Pascua.
« Je trouverai le moyen de te le faire ramener. »

Pendant qu'ils suivaient le chemin rocailleux vers le LIO, Lisa
et Andoni discutaient le sac à dos volé.

« Il y a des choses que je ne comprends toujours pas, » Lisa
dit à Andoni.

« Par exemple ? »

« Eh bien, à moi il me semble qu'ils se sont bien organisés
en avance pour me voler le sac. Tu as vu comme Marta s'était
mise à pied pour se diriger aux toilettes et puis elle a trébuché
contre ma chaise pour me distraire pendant qu'elle me volait
le sac à dos ? Et tu as vu aussi comme Pierre parlait sans fin
des vins du monde pour que Marta ait assez de temps pour
s'échapper de la taverne ? Ce qui me fait peur c'est qu'ils
devaient savoir exactement ce qu'il y avait dans le sac ! »

« Mais comment pouvaient-ils le savoir ? Qui leur aurait
fait savoir ? »

« C'est ça qui me fait peur. Ecoute, Andoni. Je crois qu'ils
ont trouvé Peli. Il était le seul à savoir ce que j'avais dans le
sac. Ah, et Carmen aussi. Viens, il nous faut courir à toute
vitesse vers le couvent. Je crois que Pierre et Marta se sont
allés là-bas et qu'ils les ont tous trouvé au sous-sol et qu'ils les
ont obligés à leur raconter tout. Carmen était avec le bébé dans
la cellule de Thérèse, et puis Peli et Marko et les deux petits
garçons se trouvaient dans la cellule d'à côté. »

« Allons-y alors ! » cria Andoni, se mettant à courir.

Quand ils arrivèrent au couvent ils frappèrent à la porte
d'entrée en y donnant de coups très forts. Quand personne n'y
arriva ils frappèrent encore plus fort, en poussant des cris au
secours. Finalement une petite sœur très âgée apparut à la
porte, encore à moitié assoupie.

« Qu'est qu'il y a donc ? » elle leur demanda, après avoir
jeté un regard par le judas pour déterminer qui faisait tant de
bruit à cette heure de la nuit. La vieille sœur reconnaissait les

deux visiteurs parce qu'Andoni avait été un élève à l'école de Sœur Mikele, et Lisa avait fait plusieurs visites au couvent. « Bonne nuit, Sœur Angéla, » dit Andoni. « Nous sommes désolés de vous avoir réveillée, mais nous avons peur que nos amis qui sont dans les cellules d'en bas puissent être en danger, peut-être même en grand danger. »

« Comment ? » dit-elle, en se frottant les yeux. « Comment se fait-il que vos amis soient en grand danger ? »

« Il se peut que quelqu'un ait entré ici par la force. »

« Par la force ? Mais qui donc ? Et comment ? »

« Si vous pourriez nous laisser entrer, Sœur Angéla, je vous l'explique, » dit Andoni. « Mais d'abord, si vous le permettez, nous voudrions aller au sous-sol pour investiguer ce qui est arrivée en bas. C'est possible que tout soit en ordre. Au moins, nous espérons que ce soit bien le cas. »

« Entrez, entrez, » dit Sœur Angéla, en les laissant passer. Lisa et Andoni descendirent l'escalier en dévalant les marches deux à la fois, puis ils coururent comme des flèches au long du couloir jusqu'à la cellule de Thérèse. Ils frappèrent à la porte, puis ils se laissèrent entrer sans attendre une invitation.

Là, dans la chambre, groupés sur le plancher tous proches les uns des autres, Carmen et les deux petits garçons étaient assis avec Thérèse, Peli, et Marko – bâillonnés et liés au lit. Maria dormait dans un berceau, sans se rendre compte de rien. Andoni se mit tout de suite à leur enlever soigneusement du visage le ruban adhésif, pendant que Lisa leur coupa la ligature avec les ciseaux de Thérèse.

Manolo et Josetxu commencèrent à pleurnicher, se frottant les poignets pendant que Carmen et Marko leur donnèrent de grands câlins.

À ce moment-là Sœur Angéla apparut finalement à la porte, après avoir descendu très lentement les escaliers.

« Eh bien, vous voilà tous très contents, » elle leur dit d'un petit sourire, en les regardant par la porte ouverte. « Tout va bien, n'est-ce pas ? »

« Oui, maintenant oui. Merci, Sœur Angéla, » lui dit Lisa.

« Alors, pourquoi tant de scandale en haut tout à l'heure ? »

« C'est que nous avons très faim, » répondit Josetxu.

« Ah bon, » dit Angéla, apaisée. « Je m'en charge alors. Je vais tout de suite à la cuisine pour vous chercher du pain avec du beurre et de la marmelade. Si j'ai de la chance j'y trouverai peut-être du poulet froid aussi. D'accord ? »

« Oui, merci, Sœur Angéla, » répondirent les deux petits garçons, d'une même voix.

« Pouvez-vous nous apporter du lait chaud aussi, s'il vous plaît, Sœur Angéla ? » lui demanda Manolo.

« Avec du sucre, s'il vous plaît, » ajouta Josetxu.

« Mais bien sûr, mais pauvres petits, » dit Sœur Angéla, en souriant de toutes ses dents. « Mon Dieu, mon Dieu, les crises qui arrivent pendant la nuit ! » Elle secoua la tête pendant qu'elle sortait de la cellule pour remplir sa tâche. « Les petits garçons couraient le risque de mourir de faim, les pauvres. C'est toujours un cas d'urgence quand on est petit. »

Elle étouffa un sourire pendant qu'elle marchait très lentement au long du couloir vers la cuisine.

« Eh bien, racontez-nous tout ce qui s'est passé, » leur dit Andoni. Il tendit un bras vers le petit Josetxu et l'attira sur ses genoux. Carmen donnait le sein à Maria, et Manolo était assis à côté d'elle. Marko était tout près, et les surveillait.

« Eh bien alors, » dit Thérèse, « quelqu'un a fait un bruit affreux quand il s'est lancé contre la porte. Alors soudain la serrure s'est rompue et deux individus ont fait irruption dans la chambre. Une femme courte et brunette nous menaça d'un pistolet. Elle a été accompagnée d'un homme grand et chauve qui avait en otage Marko et Peli qu'il avait pris de la cellule d'à côté. La femme nous a demandé où étaient cachés l'os de Saint Jacques et le suaire de Jésus-Christ, et alors nous étions obligés sous menace de mort de leur dire que nous les avions remis à des amis. »

« L'homme chauve est le même type qui me suivait les pas le jour où nous nous sommes connues, » dit Carmen à Lisa. « Ça fait longtemps maintenant qu'il me guette. »

« C'est moi qui leur ai fait la confession, » reprit Marko.
« Ne t'en occupe pas Marko, » lui dit Lisa. « J'aurais fait la même chose à ta place. Mais au moins je vois maintenant comment ils savaient que j'avais les reliques dans mon sac à dos. Mais ce que je n'arrive pas à comprendre c'est comment ils savaient que c'était nous qui étaient en possession d'elles. »

« C'est de ma faute, » dit Peli. « Le type chauve est celui qui m'a saisi quand j'étais en train de voler l'os de l'ossuaire de la Cathédrale de Saint Jacques de Compostelle en Galice. Il m'a forcé de lui révéler d'où j'étais et pour qui je travaillais. »

« Pourquoi n'as-tu rien dit auparavant, Peli ? » lui demanda Andoni. « Au moins tu aurais pu nous en prévenir. »

« Je ne voulais rien dire pendant qu'ils se trouvaient ici. J'avais l'impression qu'ils se seraient rendus fous si je vous avais révélé leur identité, et qu'ils nous auraient tués pour s'assurer de notre silence complète. »

« Tu as bien fait de te taire, » Thérèse lui assura.

« Mais tout ce qui est arrivé, c'est quand-même de ma faute, » reprit-il. « Si je ne m'étais pas mis d'accord avec Sarazúa à voler les reliques, il ne se serait passé rien du tout. »

« Ne te blâmes pas, Peli, » insista Andoni. « Nous avons besoin maintenant que tu nous aides à pénétrer la signifiance de tout ce qui se passe maintenant. Les policiers vont vouloir savoir le nom du sale type qui t'a attaqué en Galice, et encore beaucoup plus de choses, sans doute. »

« Tout ce que je sais c'est qu'il s'appelle Piedmont. Je l'ai entendu s'identifier au mobile quand il parlait avec un ami. »

« Piedmont... » dit Andoni. « C'est lui qui était assis à la table à côté de la nôtre à la taverne, le soi-disant époux de la fameuse Marta. Doña Pascua nous a dit que ses nouveaux clients s'appelaient Pierre Piedmont et Marta Vandenberg. »

« Nous devons appeler la police, » suggéra Carmen. « Nous ne sommes pas bien protégés ici au couvent. »

« Mais ils ne sont pas là à cette heure de la nuit, » lui dit Thérèse. « Sœur Mikele voulait les appeler une fois quand il faisait très tard, mais personne n'était là. »

« Il vaut mieux appeler Etxemendi, » dit Andoni. « Il est sans doute debout en ce moment, et il s'occupera de nous. » « Non ! » exclama Lisa. « N'appelle pas Zigor Etxemendi ! Il fait partie du groupe qui nous guette. Il est lié avec eux. » « Mais dis donc, Lisa, qu'est-ce que tu veux dire par là ? » « Les surnoms ! » cria-t-elle. « Tous les surnoms portent le nom d'une montagne ! Ça ne peut pas être par coïncidence. » « Une montagne ? » répéta Andoni.

« Oui, c'est ça. Je suis peut-être très soupçonneuse, mais ça ne peu point être par coïncidence qu'ils partagent tous, *tous* des surnoms qui font référence à une montagne. Ils travaillent ensembles, sous des noms falsifiés. Piedmont veut dire *pied de la montagne* en français, et puis Vandenberg veut dire *de la montagne* en néerlandais. Alors Montevecchio veut dire *vieille montagne* en italien, et Etxemendi veut dire *maison de la montagne* en basque. Ils sont tous liés, alors nous ne pouvons pas faire appel à Zigor Etxemendi ! »

« Mon Dieu, Lisa, il n'y a pas la moindre doute que tu as raison ! Tu as fait très bien ! » proclama Carmen.

« Je crois que je sais de quoi il s'agit, » dit Andoni. « Je me rappelle maintenant que Sarazúa m'a parlé l'autre jour d'un tel Pierre Piedmont. C'est pour ça qu'il m'a dit quelque chose ce nom. Sarazúa déteste cet homme-là. Il parait que Piedmont et de certains associés croient qu'ils descendent de Jésus-Christ et de Marie-Madeleine. Je crois que leur cercle s'appelle les *Illuminati,* ou au moins ils en font partie. »

« Les illuminés, » dit Lisa d'une voix pensive. « Ça me fait rire, voyons. Il me fait penser à ce que m'a dit Sœur Mikele au sujet de Lucifer. Son nom veut dire *celui qui lève la lumière tout en haut.* Ils sont tous membres du même cercle, et ils sont unis sous l'étendard de l'orgueil. Ça, et puis aussi le désir de dominer le monde entier. Quel toupet, hein ? »

« Jésus-Christ ne s'est jamais marié, » commenta Thérèse. « Donc ce n'est pas possible qu'il eut de descendants. »

« Il parait que ces types soutiennent que Jésus-Christ s'est marié avec Marie-Madeleine, ou bien qu'il a eu au moins un enfant avec elle, » reprit Andoni, « mais je ne sais pas en quoi se base l'idée qu'ils soient eux-mêmes les descendants. S'ils en avaient la preuve, ils l'auraient annoncé il y a longtemps. »

« Eh bien pourquoi est-ce qu'ils rôdent dans les rues de Mayagorry, alors ? » demanda Carmen. « Ils ne seront jamais fameux dans un petit village comme le nôtre. Et pourquoi me suivent-ils ? »

« Ils se sont rendus compte, peut-être, de ce que faisait Sarazúa, de la même façon dont Sœur Mikele s'en est rendue compte, » dit Lisa. « Elle savait qu'il s'occupait du clonage ovine, et elle savait que Peli avait volé les reliques, alors elle est arrivée à la conclusion que Sarazúa s'intéressait à l'idée de cloner Jésus-Christ. À moi il me semble qu'ils te guettaient, Carmen, parce qu'ils voulaient saisir les petits garçons qui étaient, à leur avis, des clones de Jésus-Christ. Ils sont trop blonds pour être tes propres fils. Mais ils savaient aussi qu'il ne serait pas facile de s'échapper avec eux, parce que les policiers les auraient saisis. »

« À propos des policiers, » demanda Carmen, « est-ce que nous devons téléphoner à la préfecture de police, ou est-ce que nous sommes hors de danger maintenant ? »

« Ne t'en fais pas, Carmen, » lui dit Marko. « Maintenant qu'ils ont pris les reliques, ils vont se consacrer à chercher la meilleure manière de s'échapper d'ici aussi vite que possible. Ils ne s'intéressent plus à nous, j'en suis sûr. »

« T'as raison, Marko, » dit Andoni. « Ils se sont emparés de l'os et du suaire – ils n'ont plus besoin de rien. Moi je donnerais cher pour les avoir encore dans les mains. »

« Nous les avons toujours, » dit Peli, d'un ton laconique.

Tous se tournèrent vers lui en le regardant d'un air étonné.

« Comment ? » dit Andoni. « Je t'ai bien entendu ? »

« Puisqu'il y avait beaucoup d'os de Saint Jacques dans l'ossuaire, j'en ai pris trois. Je ne voulais pas prendre plus que trois, par peur qu'on voie qu'ils y manquaient. »

« C'est vrai ce que tu dis là ? » lui demanda Andoni, qui n'en croyait pas ses oreilles.

« Oui, en effet, » dit Peli. « Je l'ai gardé ici dans la boite. »
« Tu *l'as* gardé ? » dit Lisa. « Un os, mais pas les trois ? »
« Il ne m'en reste qu'un, » lui expliqua Peli. « Quand Pierre Piedmont a braqué un pistolet sur moi dans la cathédrale, j'ai dû lui rendre un des trois. Le deuxième je te l'ai donné à toi, Lisa, et celui-là tu l'as mis dans ton sac à dos, celui qui ont volé les… comment s'appellent-ils encore ? »

« Les *Illuminati*, » lui dit Lisa.

« Voilà, c'est ça » répondit Peli.

Pendant ce temps Thérèse avait ouvert la boite en question, et elle en enleva le troisième os, qu'elle agitait en l'air.

« Regardez-le donc, » cria-t-elle. « Le voici ! Le voici ! »

« Mais je ne comprends toujours pas très bien, » dit Lisa, après s'être réjouie avec les autres. « Peli, tu nous as dit qu'ils en restent pas mal d'os à la Cathédrale de Saint Jacques de Compostelle. Alors pourquoi se verrait-il obligé, ce Pierre Piedmont, à faire un voyage jusqu'ici pour récupérer celui que tu as volé toi ? »

« Il doit être un homme très religieux, » suggéra Marko, d'un ton ironique.

« Ou bien il veut cloner Jésus-Christ lui-même, » dit Peli.

« Ou plutôt il veut à tout prix éviter que nous le fassions nous-mêmes, » ajouta Andoni.

« Je suis d'accord avec Andoni, » dit Marko. « Il ne veut pas nous laisser le devancer. »

« Les soi-disant *Illuminati,* c'est-à-dire ceux qui étaient ici et qui portent les surnoms basés sur les concepts montagneux, eh bien ils se sont échappés avec le suaire qui était dans le sac à dos de Lisa, » remarqua Andoni. « C'est vraiment dommage. C'est une relique bien documentée, et si j'avais pu séquencer l'ADN là-dedans, j'aurais eu la preuve que je cherchais. »

« Ne t'en fais plus, » dit Peli. « Avec les ciseaux de Thérèse j'en ai coupé un morceau qui portait une tache de sang. »

« Tu es vraiment génial, Peli ! » dit Andoni, émerveillé de sa prévoyance. « Nous avons sous la main un échantillon d'un

os *et* du suaire et *aussi* le petit morceau de bois vernis. Nous n'avons plus besoin de rien. Demain on y commence.»
« Eh bien, à l'œuvre ! » cria Marko avec enthousiasme.

Lisa demanda à Andoni s'il y avait un moyen de prouver que les *Illuminati* ne descendirent pas de Jésus-Christ.

« Eh bien, nous n'avons pas besoin de cloner Jésus-Christ pour en faire la preuve, » il lui répondit. « Tout ce qu'il nous faut c'est un petit échantillon de salive, par exemple. Après que nous ayons séquencé les trois reliques, nous pourrons faire une comparaison des résultats avec la salive, et ça serait assez pour prouver ou pour réfuter l'authenticité de leurs réclames.»

« Que fait-on pour s'emparer d'un peu de salive ? » leur demanda Carmen.

« Quand nous étions assis à côté de Marta et de Pierre à la taverne, Andoni, ils se plaignaient du xérès que leur servit Doña Pascua, tu t'en rappelles ? » lui demanda Lisa.

« Tu as raison, » il répondit. « Si tu veux, tu pourrais peut-être aller au Palomar demain matin pour chercher à savoir si les verres sont toujours sur le comptoir. Ce serait formidable si Pascua se soit allée au lit sans les laver. Il faisait tard, non ? »

« Oui, en effet, » dit Lisa. « C'est une bonne idée. Si j'ai de la chance, les verres seront là où ils les avaient laissés. »

« Moi demain je pourrai prendre un café avec Etxemendi, » dit Marko. « Il en serait très content que je lui lave la tasse. »

« Et moi je m'occupe de Montevecchio, » dit Carmen. « Il a balancé son mégot parmi les violettes chez Sœur Mikele. »

« Fais attention, Carmen, » lui dit Peli, en lui faisant un clin d'œil. « Tu vas finir par te faire voleuse, comme moi. »

« Voleuse ? » répéta Sœur Mikele depuis la porte.

« Sœur Mikele ! » crièrent les petits garçons, en lui donnant une grande accolade.

« Une femme nous a menacé d'un pistolet, » lui dit Josetxu.

« Et un homme nous a attaché des liens, » ajouta Manolo.

« Oui, et il nous a couvert les bouches de quelque chose de collant, et ça nous a fait mal quand Oncle Andoni nous l'a enlevé, » lui expliqua Josetxu, en pleurnichant.

Les autres expliquèrent à Sœur Mikele tout ce qui est arrivé, en s'accommodant les uns aux autres le mieux possible pour ne pas s'interrompre. Elle les écouta d'un visage à moitié scandalisé, à moitié furieux.

« Quelle effronterie ! » s'exclama-t-elle, d'un air indigné. « Je n'aurais jamais dû vous laisser seuls. »

« Où étiez-vous, Sœur Mikele ? » lui demanda Carmen.

« Je suis allée faire une visite à Paskal Sarazúa. J'ai voulu lui dire ce que je pensais du projet de cloner Jésus-Christ. »

« Il a dû se mettre hors de lui quand vous lui avez parlé de ce sujet, » dit Andoni. « Il ne le discute jamais avec personne. Est-ce qu'il vous a demandé avec qui vous en avez parlé ? »

« Oui, mais je lui ai expliqué que j'avais démêlé moi-même ce qu'il faisait au LIO. Il se sentait quand même très inquiet, parce qu'il s'est rendu compte que si moi je pouvais envahir ses affaires avec succès, alors n'importe qui pourrait aussi bien le faire. »

« Ce n'est pas une remarque très flatteuse, » lui dit Lisa.

« Ce qui m'occupe vraiment, c'est le projet même. J'ai dû lui rappeler que Jésus-Christ est mort pour nous libérer de nos péchés, mais naturellement il n'a pas voulu m'écouter. Il m'a offert toutes les excuses de tous les jours, en commençant par me dire que le péché, c'est une notion antédiluvienne et très nocive, et que la psychiatrie moderne nous enseigne à forger une estime de soi saine et vigoureuse. »

« Qu'est-ce qu'il pensait du péché *originel* ? » lui demanda Carmen.

« Il s'est débarrassé de cette idée tout de suite, en soutenant que nous ne sommes pas responsables des erreurs d'Adam et d'Eve. Il affirma aussi que la conversation entre Eve et le serpent n'a pas pu avoir lieu, parce que tout le monde, depuis l'âge de Josetxu, savent que les serpents ne savent pas parler. J'aurais voulu lui dire que Dieu n'avait pas changé Satan en serpent jusqu'à *après* la conversation avec Eve. J'aurais pu lui expliquer que Dieu a puni le serpent en faisant visible sa vraie nature *après* la chute, mais je savais déjà que ce serait inutile de lui offrir ces explications, car c'est rare que les discussions métaphysiques et théologiques ouvrent la porte du paradis.» «Alors qu'avez-vous fait, Sœur Mikele?» lui demanda Thérèse. «Je suis venue ici pour vérifier comment vous alliez. Ce que Dieu a prévu va se passer de toute façon, qu'il plaise ou qu'il ne plaise pas à Paskal Sarazúa. Mais en tout cas on ne doit pas oublier qu'il est lui aussi un enfant de Dieu.»

«C'est ironique que les *Illuminati* croient qu'ils sont eux-mêmes les seuls enfants de Dieu tout simplement parce qu'ils veulent croire qu'ils descendent de Jésus-Christ dans un sens littéral,» dit Lisa.

«Qu'ils descendent de Jésus-Christ!» exclama Sœur Angéla, qui entra dans la cellule en portant un plateau avec du poulet, des tranches de pain avec beurre et marmelade, et une carafe de lait chaud sucré. «Les gens ne peuvent pas prétendre qu'ils descendent de Jésus-Christ,» ajouta-t-elle.

«Je croyais que nous étions tous des enfants de Dieu,» dit Josetxu de sa petite voix aigüe. «Alors n'est-il pas vrai que nous descendons nous aussi de son Fils?»

«Si nous descendons de son Fils, ça veut dire que nous ne sommes pas des enfants de Dieu, mais les *petits-enfants* de Dieu,» lui expliqua Manolo, avec la certitude du frère aîné.

«Est-ce qu'on pourrait parler maintenant de la vigilance, Sœur Mikele, s'il vous plaît,» lui demanda Carmen. «Il y a des gens vraiment dangereux qui nous guettent!»

«Ne t'en fais pas, Carmen,» répondit Sœur Mikele. «Ils sont déjà partis tous les trois – Lorenzo Montevecchio, Pierre Piedmont, et Marta Vandenberg. Ils ont tous trouvé ce qu'ils cherchaient.»

«Je ne verrai jamais plus mon sac à dos alors,» dit Lisa.

«Je le regrette,» dit Sœur Mikele. «Mais vous êtes tous hors de danger. Quand je sortais du LIO je les ai vus sur la piste des hélicoptères, où Etxemendi leur disait au revoir.»

«Tu vois comme tu as raison, Lisa,» dit Andoni. «Ils sont tous liés, ceux qui portent des montagnes aux noms. Zigor

Etxemendi s'est occupé d'eux d'une manière qu'il n'aurait jamais démontré à quiconque. Il a fait tout le nécessaire pour leur faciliter le voyage en hélicoptère jusqu'à l'aéroport. Paskal Sarazúa n'aurait jamais accommodé des invités de telle façon à cette heure de la nuit. »

« Des montagnes aux noms ? » dit Sœur Mikele, surprise. « C'est bien ça ce que tu as dit ? Je t'ai bien entendu ? Ils portent des *montagnes* aux noms ? »

« Je vous l'explique plus tard, Sœur Mikele, » lui promit Lisa. « Vous avez tous besoin d'une classe en linguistique. Ah, et dites-moi une chose, Sœur Mikele, avant que j'oublie – est-ce qu'il reste toujours parmi vos violettes le mégot de la cigarette de Lorenzo Montevecchio ? »

« J'ai déjà jeté les ordures. Pourquoi ? »

« Ne t'en fais pas, Lisa, » lui dit Carmen. « Je donnerai à Andoni ou à toi, Marko, un mégot d'un cendrier du LIO. »

À ce moment-là on pouvait entendre un bruit très fort dans le ciel noir qui couvrait le village. Les trois conspirateurs se dirigeaient vers leurs maisons respectives à Ticino, à Oviède, et à Saint Jacques de Compostelle.

Etxemendi aurait voulu les accompagner pour éventuellement faire la connaissance des autres membres des *Illuminati* qui faisaient partie de *L'Ordre de la Montagne*. D'ailleurs, il n'était pas du tout content du travail que lui avaient désigné les chefs de l'Ordre pendant son séjour au LIO. Pourquoi se réjouissaient-ils les autres membres de l'Ordre des boulots pépères aux salaires d'embauche plus intéressants que le sien ? Somme toute, il avait passé la plupart du temps en vigilant les couloirs, ou bien assis dans son bureau à rien faire. Pendant toutes les années si ennuyeuses qu'il avait passées dans son bureau, il s'était réjoui d'un seul moment de distraction qui valait vraiment la peine, et c'était le moment où il avait eu à ses côtés Lisa Maxwell, ce joli petit morceau californien qui fut sa prisonnière pendant presque deux heures de suite, alors qu'il jouait avec elle le jeu du chat et de la souris.

« Tiens, les voilà qui partent, » dit Marko, en contemplant les lumières oscillantes de l'hélicoptère. « Il est grand temps. »

« N'as-tu pas peur, » demanda Lisa à Andoni, « qu'ils clonent Jésus-Christ en employant le DNA des reliques qui se trouvent dans mon sac à dos ? »

« Pas question. Ils ne savent pas le faire par eux-mêmes, et il serait très difficile qu'ils trouvent une entreprise à notre niveau et tout à fait cachée comme la nôtre. Ils devront mettre des années à nous atteindre. Ils n'ont la moindre idée de ce que Paskal Sarazúa a réussi à faire au LIO. C'est un vrai miracle. C'est à faire pitié qu'il n'y ait personne au monde qui se rende compte de ce qu'il a su faire, ni qu'on apprécie ce qu'il a mené à bonne fin dans sa vie. »

« C'est le prix de l'anonymat, » commenta Marko.

« Il reste sûrement assez de temps à Sarazúa pour épater le monde, n'est-ce pas, Andoni ? » lui demanda Lisa.

« Nous le saurons bientôt. »

« Maman, » dit Manolo, en regardant Carmen. « Crois-tu que demain tu pourrais m'aider à me teindre les cheveux ? »

« Tu veux te teindre les cheveux ? Mais pourquoi donc, mon petit ? » répondit Carmen, d'un air étonné.

« Je voudrais avoir les cheveux noirs, comme toi, » dit-il.

« Je ne veux pas être trop blond pour être ton fils, » il ajouta, en la regardant d'un air triste.

CHAPÎTRE DIX-NEUF

Quand Andoni annonça à Paskal Sarazúa que les trois reliques étaient enfin dans le coffre-fort, ce fut pour lui un moment d'intense émotion. C'était la première fois qu'Andoni l'avait vu trembler d'impatience.

« Eh bien alors, dis-moi Andoni, avec quelle relique est-ce que tu vas commencer ? » lui demanda Sarazúa.

« Je n'y ai pas encore pensé. Ça n'a pas vraiment beaucoup d'importance. Est-ce que vous avez des préférences ? »

« Je suppose que non. Mais dépêche-toi ! En attendant je rentre au bureau, » il dit d'un ton triste, comme un petit garçon qui doit attendre avant d'ouvrir les cadeaux des Rois Mages.

« Je vous ferai savoir les résultats aussitôt que possible. »

Sarazúa était un homme comparativement jeune, quand on tenait compte de ce qu'il avait accompli dans la vie. Il avait à peu près soixante ans, mais il était déjà un milliardaire et le chef de l'entreprise biotechnique plus importante du monde en ce qui concerne la génétique moléculaire et quantitative. Le monde, néanmoins, ne savait rien de ses réussites. Il se sentait toujours bouleversé chaque fois que son anonymat brumeux et monotone lui venait à l'esprit, mais il se consolait en pensant que quand le moment arrivera pour qu'il dévoile ses réussites à la communauté internationale, alors tout son travail original et son génie créatif seraient appréciés et estimés à leur propre valeur. On le recevra avec le plus profond respect comme le chef du nouveau gouvernement mondial qui saurait établir un programme de paix et de prospérité dans les nations pour la première fois dans l'histoire du monde.

Dieu, s'il existait, saurait apprécier l'ironie de la condition humaine, pensa Sarazúa, parce que sans doute il aurait un sens de l'humour très subtil. Dieu choisissait toujours les individus moins attendus pour être ses héros. Quant à lui, se dit Sarazúa, il venait d'une section des Pyrénées presque inconnue, et d'un petit village au nom duquel personne ne se rappelait. Mais le jour viendrait sans doute quand Google, étant donné le rythme rapide du développement technologique de son entreprise, aurait besoin d'agir jour et nuit pour se tenir au courant des renseignements électrisés qui l'accableraient à tout moment.

Paskal Sarazúa avait un désir irrépressible de célébrer les résultats des séquences de l'ADN des trois reliques que bientôt seraient les objets d'attention au LIO. Il se servit un verre de Chivas Régal – un whisky, à son avis, indispensable pour monter une célébration comme il fallait.

« Portons un toast au triomphe irrémédiable du clonage de Jésus-Christ, le Fils de Dieu, qui portera la paix et la sécurité à cette vallée de l'ombre de la mort » déclara Paskal Sarazúa d'une voix sonore, et d'un sourire de profonde satisfaction.

Pendant qu'il savourait le whisky il vit soudain la photo de Manolo et Josetxu sur son écritoire. Ils étaient si beaux ses enfants – joyeux et innocents, animés et toujours souriants, contents de s'asseoir sur ses genoux pour qu'il leur lise un livre amplement illustré de photos en couleur.

Ils étaient les répliques exactes de lui-même quand il avait leur âge, se dit-il en prenant la photo entre les mains et la regardant avec affection. Il se demandait s'il avait fait autant de plaisir à sa mère comme ces petits garçons lui en avaient fait à travers les années. Mais sa mère était déjà morte, donc il n'y avait pas façon de lui parler de ce sujet. Tout ce qu'il savait c'était qu'il aimait Manolo et Josetxu de tout son cœur. Il ferait de son mieux pour faire que le monde soit un lieu où l'on pourrait se réjouir de la paix et de la sécurité universelles.

En ce moment-là il souffrit des brûlures d'estomac, alors il décida de prendre un verre d'eau avec un peu de bicarbonate de soude avant qu'il se fasse même pire. Il regretta d'avoir pris un whisky avant le déjeuner, mais ce fut la meilleure façon de fêter le futur succès du projet inouï qu'il entreprenait au LIO.

« Le Laboratoire d'Investigations Ovines, » se dit-il d'un ton pensif pendant qu'il s'allongeait sur le sofa pour faire un petit somme. « Ce nom ne va pas du tout. Je devrais choisir un nom qui soit moins banal que celui-là. Quelque chose qui évoque l'admiration et la vénération. J'y réfléchirai demain. » Celles-là furent les dernières pensées du Dr Paskal Sarazúa. Il est mort pendant la petite sieste. Il dormait au siège d'une corporation ignorée par tout le monde – transporté à son repos final sur les ailles de l'anonymat sur lequel il avait toujours insisté mais qui en même temps il avait ressenti avec profonde amertume pendant toute sa vie.

Il y a sans doute de certains individus qui peuvent penser que ce fut un dénouement assez triste pour un homme idéaliste et énergique qui avait fait tant d'efforts pour offrir à ses compatriotes et au monde entier une combinaison de dignité et de liberté, mais personne ne pouvait savoir comment aurait fini cette comédie. A vrai dire, même si tous les rêves du Dr Paskal Sarazúa s'étaient réalisés, il est possible que sa vision glorieuse pour le futur de l'humanité ait pu être débattue, disséquée, et analysée par les académiciens, les intellectuels, et les historiens à travers les années jusqu'à ce qu'il n'en restait plus qu'une partie très réduite du rêve original. Il y a des moments quand il est préférable que l'on nous arrache les rêves avant qu'ils ne se réalisent.

Lisa Maxwell arriva au Palomar juste au moment quand Doña Pascua ouvrait l'auberge. Lisa savait qu'elle n'avait pas encore servi le petit déjeuner, parce qu'elle n'ouvrait jamais le restaurant avant sept heures et demie. Elle espérait qu'elle n'ait pas encore lavé les verres dans lesquels elle avait servi le xérès au fameux ménage qui occuperait plus tard la suite nuptiale. Les verres représentaient la meilleure possibilité pour faire une investigation secrète de l'ADN de Pierre Piedmont et de Marta Vandenberg.

« Qu'est-ce que vous faites ici à cette heure du matin ? » Doña Pascua demanda à Lisa quand elle est arrivée à la réception. « Je vous vois ces jours-ci plus souvent que quand vous étiez ici comme cliente. »

« Vous vous rappelez du xérès que vous avez offert hier soir à Marta Vandenberg et à Pierre Piedmont ? »

« Vous n'étiez pas ici hier soir. Comment savez-vous ce qui s'est passé ? » lui demanda Pascua, d'un air méfiant.

« Ils étaient assis à côté de nous à la taverne plus tard, et ils parlaient du xérès entre eux. Ils disaient que vous connaissiez bien les vins fortifiés. »

« C'était un xérès excellent, de Jerez de la Frontera. »

« Eh bien, est-ce que vous vous rappelez des verres dans lesquels vous leur avez servis le xérès ? »

« Mais bien sûr. Pourquoi ? »

« Où sont-ils maintenant ? »

« Dans le placard, naturellement. »

« Alors vous les avez déjà lavés, n'est-ce pas ? »

« Bien sûr que je les ai lavé, » répondit Doña Pascua, d'un ton irrité. « Qui représentez-vous ? L'Autorité Sanitaire ? »

« Je vous l'explique plus tard, » dit Lisa, en se dirigeant vers la porte. « Je vous le promets. »

Une fois de retour au LIO, Lisa prépara un toast et un café, et s'est assise à la petite table près de la fenêtre. C'était dommage, pensa-t-elle, que Doña Pascua avait lavé les verres, mais peut-être que Carmen lui remettrait au moins le mégot d'une cigarette de Montevecchio. Il serait magnifique de pouvoir démasquer les *Illuminati* une bonne fois pour toutes.

Pendant qu'elle contemplait la vue des montagnes et des champs où broutaient les moutons, elle s'est mise à penser à tout ce qu'elle devait à Paskal Sarazúa. Elle ne l'avait pas encore remercié de sa générosité comme il aurait fallu, et elle le regretta beaucoup. C'est vrai qu'il se conduisait envers ces employés de temps en temps comme un vieux grognon, mais dans le fond il avait le cœur d'un dictateur bénévole qui devait confronter toutes ses responsabilités seul et sans conseils. Lisa décida de faire une visite à son bureau un peu plus tard, pour l'encourager et pour le remercier. Elle l'admirait surtout pour sa ténacité et pour le fait qu'il voulait à tout prix atteindre son but en dépit de tous les obstacles qui auraient assommé un être inférieur. Dans sa vie il aurait dû sûrement expérimenter des moments de découragement très profond.

Après avoir passé le matin en faisant ses investigations, Lisa se dirigea vers le laboratoire d'Andoni. Quand elle y est arrivée elle rencontra plusieurs techniciens et aussi deux ou trois spécialistes en bio-informatique qui regardaient un écran où on pouvait voir les séquences de l'ADN des trois reliques. Elles apparurent sur l'écran dans une succession de lettres qui représentaient la structure des bases chimiques des cellules. Elles employaient les lettres *A* pour adénine, *C* pour cytosine, *G* pour guanine, et *T* pour timine. A peu près trois milliards de bases s'étaient arrangées tout au long des chromosomes dans un ordre qui représentait un modèle biologique unique pour l'individu en question.

Les techniciens regardaient en silence les lettres qui allaient à toute vitesse au long de l'écran principal. Les ordinateurs ont mis moins d'une heure pour indiquer les correspondances nombreuses des séquences de l'ADN dans les trois reliques. Pour la première fois dans l'histoire du monde, il se révélait devant les yeux des employés du LIO le modèle génétique du Fils de Dieu.

Il fut un moment sacré, et l'ambiance fut chargé d'émotion. Personne ne voulait être le premier à parler, mais les témoins qui partageaient ce moment si inspirateur avaient l'impression qu'ils devraient dire quelque chose pour marquer ce moment unique. Chacun aurait voulu trouver les paroles exactes pour commémorer l'occasion – des paroles qui vivraient pour toujours dans les âmes des êtres humains – mais rien ne leur est venu à l'esprit, et ils gardèrent le silence.

C'était Marko qui se décida enfin à dire quelques mots. Il baissa la tête et il s'est mis à réciter l'Oraison du Seigneur, parce qu'il lui paraissait raisonnable d'employer les mêmes paroles que Jésus-Christ avait enseignées à ses disciples. Les autres réunirent leurs voix avec la sienne, en récitant l'oraison d'un ton soumis et respectueux.

On dit que dans les tranchées il n'y a pas d'athées, mais ceux qui se sont présentés ce jour-là devant l'écran apprirent qu'il n'y a pas d'athées non plus là où Dieu tend le doigt vers la terre pour toucher le doigt collectif de la race humaine. Les amis se sont mis à méditer en silence, chacun à sa propre façon.

« Mon Dieu ! » exclama Lisa, en brisant le silence. « Nous avons oubliés de nous mettre en contact avec le Dr Sarazúa ! »

« Je l'appelle tout de suite, » dit Andoni, en s'emparant du mobile. Il écouta un moment, mais personne ne répondit.

« Qu'est-ce qui se passe ? » lui demanda Marko.

« Je ne sais pas, » dit Andoni, perplexe. « C'est bizarre. Le mobile est allumé, mais Sarazúa ne répond pas. »

« Peut-être il est allé quelque part et il a oublié le mobile. »

« On aurait dit qu'il viendrait ici pour découvrir si nous avons des résultats, » ajouta un des techniciens.

« Marko, monte au bureau de Sarazúa et renseigne-toi s'il est là, et s'il n'y est pas, trouve-le s'il te plaît, » lui dit Andoni.

« J'y vais, » dit Marko, en se tournant vers la porte.

« Moi je crois que le Dr Sarazúa ne s'est pas rendu compte que les séquences puissent apparaître si vite à l'écran, » dit un technicien. « Il doit être pour ça qu'il n'est pas encore arrivé. »

« T'as raison, » dit Andoni. « En attendant je vais jeter un regard aux chromosomes. Qu'en penses-tu, Lisa ? Tu veux les regarder à travers la lentille du microscope électronique ? »

« Oui, bien sûr, » lui dit-elle avec enthousiasme.

Lorenzo Montevecchio, Pierre Piedmont, et la Vandenberg étaient assis dans l'hélicoptère du LIO. Ils naviguèrent vers le ouest en direction de Bilbao, d'où ils feraient des connections respectivement à Genève, à Saint Jacques de Compostelle, et à Oviède.

« Doña Pascua a été le dindon de la farce, » Montevecchio leur disait.

« Dinde, tu veux dire dinde, » lui dit Marta.

« C'est dindon, je t'en prie, » insista Montevecchio. « C'est une expression toute faite, alors ça ne change pas. »

« C'est toi le dindon alors, » dit Marta.

« Dinde ou dindon, comment est-ce que tu l'as fait passer pour une idiote ? » demanda Pierre à Montevecchio.

« Eh bien, elle est entrée dans ma chambre sans que je le sache, et elle m'a volé le sac à dos de Lisa. Mais l'affaire n'en resta pas là! Elle est restée avec le sac à dos, mais moi j'ai les trois reliques, parce que j'avais la prévoyance de les quitter du sac avant qu'elle ne l'ait volé. »

« Et moi j'ai sauvé la situation quand je t'ai dit qu'on ne peut pas cloner Jésus-Christ en faisant une reconstitution des séquences qui se trouvent dans les reliques, comme ils l'ont fait dans le roman, *Jurassic Park.* Il est mille fois plus facile d'utiliser les cellules vivantes, comme dans le cas de Dolly. »

« Plutôt des milliards de fois plus facile, » lui dit Marta.

« C'est une expression toute faite, Marta. »

« En tout cas, c'était à moi cette idée-là, » dit-elle. « Vous deux, vous vouliez séquestrer les petits garçons, mais c'était moi qui t'ai convaincu, Lorenzo, que tu sois leur pédiatre pour leur faire des prises de sang autant de fois que tu voulais. »

« C'était une mauvaise idée, d'ailleurs, » dit Montevecchio. « Tu ne savais même pas que l'ADN ne se trouve pas dans les cellules rouges. »

« C'est parce qu'elle se trouve dans les cellules *blanches*, espèce d'idiot. Elles nous serviront bien ces prises de sang. »

« Eh bien, tu m'as dit toi-même qu'on peut se servir des cheveux aussi bien que du sang, alors c'était mon idée à moi de jouer le rôle de barbier, ce qui est beaucoup plus facile que celui de pédiatre, » ajouta Montevecchio, d'un ton triomphant.

« Oui, mais tu m'as offert des paquets de cheveux *coupés* !
Le premier imbécile venu aurait su qu'il fallait me rendre les
cheveux entiers, y inclus les *follicules* où se trouve l'ADN. Tu
aurais mieux fait d'utiliser les cheveux coupés pour en faire
une perruque pour notre ami Pierre.»

« Mais que veux-tu ?» répondit Montevecchio d'une voix
farouche. « Est-ce que tu me dis que j'aurais dû leur arracher
les cheveux de la tête ? Quelle pagaille !»

« Tout ce qu'il aurait fallu c'était de leur donner un coup de
peigne et voilà ! Mais ça ne t'est pas arrivé à la tête.»

« C'était toi qui m'a dit que je passe pour pédiatre et non
pas pour barbier,» lui rappela Montevecchio.

« Bien sûr, parce que comme ça tu pouvais faire une bonne
collection de prélèvements médicaux, et tu l'as fait bien dans
les peu des cas où tu suivais mes instructions. Mais tu n'aurais
jamais pu passer pour médecin si je ne t'avais pas obligé à
apprendre par cœur le plan que je t'ai donné.»

« Tu me prends pour un idiot, Marta, mais la progeria
c'était mon idée et pas la tienne.»

« Oui, un terme très recherché, en effet, mais personne sait
ce que c'est. Il n'y a que 68 cas connus dans le monde entier.
En plus, tu as failli nous démasquer à tous avec tes idées
d'imbécile. Même cette américaine-là en savait plus que toi.
Tu faisais un bon pédiatre, toi. Tu n'as même pas un minimum
de connaissances en médecine, et en plus, tu n'as pas réussi à
laisser de fumer.»

« Bon, ça suffit,» leur interrompit Piedmont. « Je ne veux
pas que cette discussion dégénère en insultes,» il ajouta, en
sauvant ainsi Montevecchio de l'embarras. « Nous sommes
tous les trois membres de la même équipe. Nous sommes à
deux doigts du but maintenant. Tout ce qu'il nous faut faire
maintenant c'est de trouver un laboratoire où ils savent cloner
à la façon de Dolly les cellules blanches vivantes dans le sang
des enfants, et nous gagnons la partie. A propos, Lorenzo, est-
ce que vous nous avez trouvé un centre au style du LIO pour
nous aider à faire marcher notre projet ?»

« J'ai un rendez-vous avec le chef du Département de la Biotechnologie à l'Université de Genève. » « N'oublie pas de leur demander qu'ils examinent la structure de tous les chromosomes aussi bien que ceux des gènes, » lui demanda Piedmont. « Il ne serait pas du tout bien que nous nous rencontrions avec de petits clones imparfaits. »

« Je ne m'attendais pas à que nous ferions plus qu'un seul clone de Jésus-Christ, » remarqua Marta.

« Qu'est-ce qui nous empêche d'en faire plus ? » demanda Piedmont, en se frottant les mains. « Nous devons faire les clones de Jésus-Christ aussitôt que possible, avant qu'il ne nous précède Paskal Sarazúa. »

« Tu ne m'en as pas consulté, » se plaignit Montevecchio.

« Cela ne me tente pas du tout ! » ajouta Marta.

« Vous n'en êtes pas capables, peut-être, » leur dit Pierre. « J'ai besoin des gens prévoyants, des visionnaires comme moi qui savent arriver au but. Il nous faut aller vite, très vite, parce que si nous nous freinons ou si même nous modérons la vélocité, nous sommes perdus. Une fois que les concurrents flairent le parfum d'une bonne idée nouvelle, les chiens suivent à la trace et c'est fini. Il nous faut leur brouiller la piste pour nous donner du temps, parce que quand ils seront dans le marché avec nous, il sera question de réduire les coûts, de couper les prix, et de baisser la qualité du produit. »

« On ne peut pas réduire la qualité de Jésus, » dit Marta.

« C'est peut-être toi, Pierre, qui ne soit pas à la hauteur des circonstances, » ajouta Montevecchio.

« Je ne suis pas encore préparée à reculer, » déclara Marta. « Je voudrais savoir combien de clones tu veux bien en créer, Pierre. Une douzaine ? Une centaine ? Combien ? »

« Vois grand, Marta, » lui conseilla Pierre. « Quant à moi, je ne me mets pas de limites. Je voudrais qu'il y ait à la fin un clone de Jésus-Christ en tout foyer intelligent, et les bénéfices seront pour nous – les vrais héritiers pour être les descendants directs de Jésus et de Marie-Madeleine. Nous détiendrons un brevet de l'Institut National de la Propriété Industrielle, et puis

alors nous serons les possesseurs légitimes de Jésus-Christ, et
L'Ordre de la Montagne pourra régner dans le monde entier. »
« Est-ce que nous lui mettrons une marque déposée ? » lui
demanda Marta.

« Bien sûr. Comme ça nous pourrons nous protéger contre
les imitations, » répondit Piedmont.

« Jésus-Christ™ ! J'aime bien ça, » exclama Montevecchio
avec enthousiasme. « Nous aurons les droits exclusifs sur
Jésus-Christ. J'aime bien l'idée de régner depuis les cimes des
montagnes. Ça fait deux mil ans que nous flânons partout sans
savoir très bien où nous allons, mais maintenant nous avons un
plan qui nous fera enfin triompher dans la vie. »

« Paskal Sarazúa va tomber mort quand il se rendra compte
que nous avons cloné ses clones, » remarqua Marta.

« Grâce à Dieu, nous n'aurons plus besoin de regarder son
visage moche, » dit Piedmont.

Personne s'est rendu compte que s'ils réussirent à cloner
les clones des échantillons des petits garçons recueillis par
Montevecchio, ils auraient besoin de regarder le visage moche
de Paskal Sarazúa pour toujours, ou bien jusqu'au moment
quand il se terminerait le brevet.

CHAPÎTRE VINGT

Andoni avait déjà passé tant de temps en regardant par le microscope électronique que Lisa commençait à croire qu'il avait oublié sa promesse. Il lui avait dit auparavant qu'il lui permettrait de jeter un coup d'œil à travers la lentille à des chromosomes tirés des échantillons des trois reliques. Mais peut-être qu'il valait mieux ne pas y regarder, pensa-t-elle. Il lui semblait qu'elle s'était familiarisée trop déjà avec le patron du Fils de Dieu.

« Ça ne me plaît pas te le dire, » dit Andoni enfin, « mais il y a ici des problèmes très graves. Je crois que nous nous avons précipités un peu à célébrer les résultats que nous attendions. »

« Pourquoi ? » demanda Lisa. « Qu'est-ce qui se passe ? »

« Eh bien, pour te l'expliquer comme il faut, sans détails, je dois te dire que les cellules du suaire et celles du petit morceau de bois vernis ne sont pas exactement les mêmes que celles qui se trouvent dans l'os de Saint Jacques. »

« Mais il doit y avoir au moins quelque chose en commun. Après tout, Jacques et Jésus-Christ sont des demi-frères. »

« Oui, bien sûr. Ils ont en commun quelques séquences de l'ADN qu'ils ont hérités de sa mère, Marie.

« Bon, alors c'est quoi le problème ? » lui demanda Lisa.

« Il est question du nombre de chromosomes qu'il y a dans la double hélice. Comme tu sais déjà, il y a 46 chromosomes dans chaque cellule du génome de l'être humain. Bon alors, j'ai trouvé 46 dans toutes les cellules de l'os de Saint Jacques, ce qui était très normal… »

« Oui, je comprends, » dit Lisa.

Andoni poussa un soupir profond avant de continuer.

« Mais il n'y en avait que *vingt-trois chromosomes* dans les cellules du suaire et dans le petit morceau de bois vernis, et celles-là sont les cellules qui appartiennent explicitement à Jésus-Christ. »

« Est-ce que tu me dis que la moitié des chromosomes de toutes les cellules de Jésus-Christ est disparue ? Je t'ai bien compris ? Comment ça peut se faire ? »

« Je n'ai aucune idée. D'abord j'ai pensé que peut-être ils pourraient être des spermatozoïdes, puisqu'ils n'ont que 23 chromosomes, mais j'ai pu vérifier que ce n'était pas le cas. »

« Alors de quoi s'agissait-il ? »

« Franchement, je ne sais pas. Je n'ai pas d'explications. Comme je t'ai dit avant, il n'y a que 23 chromosomes dans les cellules des échantillons des reliques de Jésus-Christ. »

« C'est très étrange ce que tu me dis là. Est-ce que je peux jeter un coup d'œil ? J'aimerais bien regarder un chromosome pour me former une idée de ce que tu me contes. »

« Mais oui, vas-y, » lui dit Andoni, en s'écartant pour la laisser tout voir avec clarté.

« Qu'est-ce que je regarde maintenant ? »

« C'est un chromosome X, et tu as le chromosome Y à côté. Les deux sont de l'os de Saint Jacques. »

« Le chromosome X, c'est le grand ? »

« C'est ça. Il a l'air d'avoir les jambes fermées, mais c'est le chromosome X. Et tout près il y a une espèce de tache ou de petite goutte épaisse. Tu la vois ? C'est le chromosome Y. »

« Donc les chromosomes de Saint Jacques sont normaux. »

« Je ne sais pas s'ils sont normaux sans examiner les gènes qui se trouvent là-dedans, mais ce qui est important c'est qu'il y en a 46 chromosomes, ce qui est tout à fait normal. Alors le chromosome X que tu viens de voir, c'est de sa mère, Marie, et le chromosome Y est de son père, Joseph. »

« C'est incroyable, » murmura Lisa. « C'est vraiment tout à fait incroyable que j'ai vu des chromosomes de Joseph et de Marie, les parents terrestres, disons, du même Jésus-Christ. »

« T'as raison. Mais ce qui est même plus incroyable c'est le mystère des 23 chromosomes qui se trouvent dans le suaire et dans le petit morceau de bois vernis – les deux reliques qui sont de Jésus-Christ. Ça me laisse sans savoir quoi dire. »

« Mais on ne doit pas oublier que Jésus-Christ était unique, et maintenant nous en avons la preuve, » remarqua Lisa. « Ça ne m'étonne pas qu'il ne soit pas comme son demi-frère, ni comme n'importe quel autre être humain non plus. »

« Bon, mais un homme n'est pas un homme sans porter le chromosome Y, » lui dit Andoni. « Nous savons que le suaire et la relique de la croix sont tous les deux de Jésus-Christ, et donc ça n'a aucun sens. Nous savons aussi que la relique de la croix ne peut pas être d'une femme, parce que tout d'abord les romains ne crucifiaient pas les femmes, que je sache. Donc il y a deux problèmes. Nous avons des cellules dans lesquelles on ne trouve que 23 chromosomes, et en plus ces cellules manquent le chromosome Y. C'est une situation tout à fait unique dans l'histoire du monde. »

« Bon, qu'est-ce qui se passe ici ? Comment est-ce possible que le génome de Jésus-Christ manque le chromosome Y ? »

« Je ne sais pas, » lui dit Andoni, en se grattant la tête. « Tous les hommes sur la terre ont reçu un chromosome X de leur mère, et un chromosome Y de leur père dans toutes les cellules de leur corps. »

« Eh bien, qu'est-ce que je dois en déduire, moi ? Que s'il lui manque le chromosome Y à Jésus-Christ, ça veut dire qu'il est en réalité une femme ? »

« Il y a peut-être des gens qui aimeraient bien le croire, mais je ne me l'explique pas quand-même, » dit Andoni.

« Il y a une explication qui m'est venue à l'esprit, » lui dit Lisa, non sans hésitation.

« Dis-la-moi. »

« Eh bien, si Jésus-Christ n'avait qu'un seul ensemble de chromosomes – celui de sa mère – alors l'autre ensemble, celui qui devait porter le chromosome Y, alors celui-là doit être du Saint Esprit, selon la Bible. C'est pour cela qu'il est disparu l'autre ensemble de 23 chromosomes. »

Ils se sont crevés les yeux pendant quelques moments.

« Cela ne m'est jamais passé par la tête, » dit Andoni.

« Où est-ce qu'il sont allés, les 23 chromosomes qui sont disparues ? C'est-à-dire, où sont-ils dans le sens physique ? »

« Aucune idée. Nous ne savons rien de ce type de matière, et nous n'en comprenons rien non plus. Je ne sais même pas la décrire, puisque je ne peux pas le regarder dans le microscope. Quand il s'agit de matière spirituelle, nous n'en savons pas plus que les gens qui vivaient aux temps de la Bible. »

« La matière spirituelle… n'est-elle pas un oxymore ? »

« Oui, mais pour cette raison même il me tombe bien quand on parle de Jésus-Christ. Avec lui tout est mystère, ou miracle, ou l'inattendu, ou bien la contradiction. Cet ensemble des 23 chromosomes du Père, il se peut qu'il se soit levé au ciel avec Jésus-Christ au moment de la Résurrection. »

« Il est aussi possible, » dit Lisa, « que les deux ensembles de chromosomes se soient unis après dans un génome complet pour en faire son corps ressuscité. »

« Mais on dit que Jésus-Christ était tout à fait homme et en même temps tout à fait Dieu, n'est-ce pas ? Je n'ai jamais entendu dire qu'il était moitié homme et moitié Dieu. »

« Tu as raison, » répondit Lisa. « Ce n'est pas comme s'il était un être humain du côté gauche et Dieu du côté droit. »

« Oui, en effet. S'il y a une chose que j'ai compris comme scientifique, c'est que nous sommes infiniment compliqués. Dans ce contexte nous sommes tous complètement humains, mais en même temps nous sommes différents de tout autre être humain. C'est une question de complexité, dans le fond. Les photographes le comprennent bien, parce que si on regarde de très près une photo on peut voir chaque pixel individuel, mais si on regarde la photo de loin on voit un mélange de pixels qui forme une image plus riche, avec toutes les couleurs de l'arc en ciel. Et nous sommes ainsi. Les pixels sont nos gènes. »

« J'aime bien l'analogie, Andoni. Personne ne parle d'une photo comme si elle était un tiers rouge, un tiers bleue, un tiers jaune, avec un tout petit peu de noir, même si c'est vrai quand on la regarde dans le microscope. Mais quand nous regardons le monde de nos yeux, et non pas dans le microscope, c'est toute autre chose. Les pixels forment un bel ensemble, un chef d'œuvre si tu veux, et pour nous c'est une espèce de miracle. »

« C'est vrai ce que tu dis là, » dit Andoni. « J'aime bien ton analogie aussi, parce qu'elle explique peut-être ce qui est arrivé au deuxième ensemble de chromosomes. Comme dans le cas des pixels, de loin il nous semble qu'ils se soient disparus, mais à vrai dire ils sont toujours là, mais nous ne pouvons pas les voir avec les yeux. »

« C'est bien ça, Andoni. Pour moi ça veut dire que c'est vrai que Joseph n'était pas le vrai père de Jésus-Christ, c'était en effet le Saint Esprit. »

« Et maintenant nous avons la preuve scientifique de la divinité de Jésus-Christ, » murmura Andoni.

« J'ai l'impression qu'il aurait préféré que nous croyions en lui sans avoir besoin de preuves scientifiques, » observa Lisa.

« Ça aurait été mieux comme ça, mais n'oublie pas qu'il a pardonné à Saint Thomas. Il y en a qui ont besoin de preuves et de miracles pour pouvoir croire à l'incroyable, donc Dieu nous a envoyé le Miracle des Vingt-Trois Chromosomes. »

« Nous sommes témoins d'un miracle ! » exclama Lisa. « Tu te rends compte de ce que ça veut dire ? »

« C'est merveilleux, n'est-ce pas ? » remarqua Andoni.

« Tu as tout à fait raison. C'est en effet un vrai miracle. Le mot *miracle* est une dérivation du mot latin *mirari*, ce qui veut dire *regarder avec surprise.* »

« J'aime beaucoup contempler les origines des mots. »

« Et moi j'aime beaucoup contempler dans le microscope électronique le modèle d'élaboration du Fils de Dieu. »

« Je devrais prévenir tout de suite Paskal Sarazúa de la découverte. Il a le droit d'être le premier à s'en renseigner. »

« En effet. Mais il est probablement déjà avec Marko, en regardant les séquences de l'ADN sur l'écran, » lui dit Lisa.

« Ça va être difficile de lui présenter les nouvelles. Il sera désolé quand je lui dirai qu'on ne peut pas cloner Jésus-Christ. »

« Est-ce qu'on pourrait doubler les 23 chromosomes en les fusionnant pour en faire un jeu de 46 ? » lui demanda Lisa.

« En théorie c'est possible, peut-être avec l'aide d'une secousse électrique. Mais même si on pourrait réussir à le faire, on finirait par créer un jumeau de sa mère. Rappelle-toi que les 23 chromosomes que nous avons déjà sont de Marie. »

« Oui, bien sûr, mais dans ce cas-là le clone serait *la tante* de Jésus-Christ, et non pas sa mère, » remarqua Lisa.

« Tu as raison. Mais qu'est-ce que je vais dire à Sarazúa ? Je n'ai pas envie d'être le porteur de mauvaises nouvelles. »

« En réalité ces nouvelles ne sont pas mauvaises. Peut-être tu pourrais lui expliquer que Dieu ne voulait pas que tu aies pu cloner Jésus-Christ, donc il ne t'a pas laissé le faire, et c'est tout. Si c'est vrai ce qu'a dit Sœur Mikele, Jésus-Christ est mort pour que nous puissions vivre. »

« Je suis si accoutumé à croire que la vie éternelle n'est plus qu'un conte de fées que j'ai toujours de la difficulté à en croire, » confessa Andoni.

« Je comprends très bien ce que tu dis là. Nous avons tous avalé la propagande que se moque de la vie éternelle. »

« Il me reste le problème de comment je vais me présenter devant Sarazúa avec les nouvelles, » dit Andoni. Il hésita un moment, puis il continua. « Est-ce que tu pourrais le faire pour moi ? » il demanda à Lisa, d'un regard suppliant. « Je suis sûr que tu pourras trouver une manière de lui faire comprendre qu'après tout on ne peut pas cloner Jésus-Christ. »

« Je ferai de mon mieux. De son point de vue ça va être une déception amère, mais en tous cas c'est merveilleux savoir que c'est vrai ce qu'on dit de la Résurrection. Il n'y a pas d'autre manière pour expliquer le miracle que nous avons témoigné. Il a une signifiance inimaginable pour toute l'humanité. »

« Viens avec moi au laboratoire alors, et puis après tu peux faire une visite à Sarazúa, d'accord ? »

« Bon, d'accord. »

Quand ils y sont arrivés, ils trouvèrent que les techniciens avait formé un groupe où il se parlaient tous à la fois à haute voix. Personne ne regardait les séquences de l'ADN de la mère de Jésus-Christ, qui brillaient sur l'écran. Par contre ils parlaient tous avec Marko, le dos tourné vers l'écran, en lui tirant des questions comme d'une mitrailleuse.

« Laissez-moi parler, » leur dit Marko, en levant la main.

« Eh bien, comme je vous disait, j'ai trouvé Paskal Sarazúa sur le dos sur le canapé. Il me semblait qu'il faisait une petite sieste, mais quand je me suis approché de lui, je me suis vite rendu compte qu'il ne respirait plus. »

« Est-ce que tu as essayé de le faire revenir à la vie ?

« Oui, bien sûr. J'ai fait ce que je pouvais. Je lui ai donné des coups à la poitrine, et j'ai dû pratiquer aussi le bouche-à-bouche, mais je n'en pouvais rien. Plus tard quand je lui ai pris la main j'ai noté une certaine rigidité. Alors je suis rentré ici pour vous annoncer que le Dr Paskal Sarazúa est mort ce matin – peut-être il y a une heure ou même deux heures. Il nous faut appeler le médecin pour qu'il fasse l'acte de décès. »

« Où est le Dr Montevecchio ? » demanda quelqu'un.

« Il est parti hier soir par hélicoptère, » répondit Marko.

« C'est vraiment dommage, » dit un technicien. « Paskal Sarazúa était sur le point de voir les résultats de son travail de toute la vie. »

« C'est une tragédie, » déclara un autre.

« Peut-être que c'est mieux comme ça, » leur dit Andoni, en cherchant des mots appropriés aux circonstances actuelles. Il lui sembla que le moment était venu pour leur expliquer que ce n'était pas possible de cloner Jésus-Christ, mais il décida de le reporter plus tard à une occasion propice. En ce moment-là il valait mieux se concentrer sur la mort de son patron.

« C'est mieux dans le sens que le Dr Sarazúa n'avait pas le temps nécessaire pour apprécier la situation avec laquelle nous

nous confrontons maintenant,» continua Andoni, en cherchant un autre centre d'intérêt. « Le Dr Sarazúa était un homme très dédié... un homme totalement remis à son travail. Il s'occupa beaucoup du bien-être et de la dignité de ses compatriotes, et il luttait pour leur gagner le respect et la liberté qu'ils méritaient. Il a été inspiré dans son travail par le désir ardent de relever sa patrie pour améliorer le monde comme conséquence de ses grands efforts. Sa largesse, son esprit généreux, et sa bonté de cœur nous ont inspirés à tous à notre tour. Son absence sera très regrettée.»

« Très bien présenté, Andoni,» lui dit Marko pendant que les scientifiques et les techniciens se sont mis à l'applaudir. «Nous sommes tous d'accord avec toi. Le Dr Sarazúa nous manquera à nous aussi, mais nous allons continuer de la même manière qu'il aurait voulu.»

Paskal Sarazúa légua sa fortune au Dr Andoni Chiriboga, à condition qu'il continue le projet de cloner Jésus-Christ, à défaut duquel il lui autorisa de chercher tout appui comparable pour contribuer à l'amélioration de l'humanité selon ce qui paraîtra judicieux et convenable au prénommé. La deuxième condition s'agissait d'une déclaration de conseil judiciaire qui demanda au prénommé de s'occuper de la santé et du bien-être de Manu Sarazúa et de Joxe Sarazúa, et qu'il leur offre la meilleure instruction possible, jusqu'à et y inclus le niveau du doctorat.

Le travail d'Andoni avança avec rapidité et avec beaucoup d'élan, surtout par rapport à ses investigations au sujet des causes et cures des maladies génétiques chez les moutons tant que les êtres humains, ce qui menait à la bénéfice générale de tous. Le système dessiné par Andoni et par ses collègues apporta de bienfaits tangibles et appréciables partout aux Pays Basques, y inclus Mayagorry.

Sur le plan personnel, Andoni fut secoué par un désir de transcendance, une aspiration de surpasser la vie de tous les jours qui commença à prendre racine du moment où il fut témoin du miracle des 23 chromosomes. Il décida de faire une visite à Sœur Mikele pour lui demander son opinion sur les questions fondamentales au sujet de Jésus-Christ – il n'arrivait toujours pas à comprendre qui était-il, et pourquoi il est venu à vivre parmi nous, et pourquoi il a dû mourir pour nous sauver. Sœur Mikele invita Lisa, Marko, et Carmen à se joindre à eux pendant la réunion prochaine, et plus tard Peli et Thérèse s'adhérèrent aussi au petit groupe. Ils se sont mis à discuter les mêmes questions qu'avaient posées Andoni à Sœur Mikele, et encore beaucoup plus de thèmes aussi. Les conversations leur plaisaient beaucoup, surtout parce que Sœur Mikele était une maitresse très douée qui savait tout expliquer d'une façon claire, avec des allusions intéressantes qui leur inspiraient à se lancer à des explorations nouvelles de la Bible.

A la fin de l'été Lisa retourna à l'Université de Californie pour faire des investigations et pour défendre la thèse de doctorat. Elle n'oublia pas non plus qu'elle devait payer à son père le comptant à crédit pour ses études. Après avoir répondu aux conditions requises, elle fit une visite à son père et puis elle retourna à Mayagorry où elle se jeta dans les bras d'Andoni avec beaucoup d'exubérance.

« Pourquoi est-ce que tu as mis si longtemps à retourner à Mayagorry ? » lui demanda-t-il, en se mettant à rire de plaisir pour pouvoir revoir enfin la femme qu'il aimait.

« C'est qu'il y en avait beaucoup à faire. »

« Alors, tu l'as tout arrangé ? »

« Oui, » répondit Lisa. « Je m'appelle Dr Lisa Maxwell maintenant, tu t'imagines ? »

« Je ne veux pas t'appeler Dr Lisa Maxwell. »

« Pourquoi pas ? »

« Je préféré t'appeler Dr Lisa Maxwell de Chiriboga. »

Lisa le regarda bouche bée.

« On se marie alors ? » lui demanda Andoni d'une voix suppliante. « Dis-moi que oui, je te l'implore ! Viens vivre avec moi dans ma suite au LIO. Nous y passerons les jours en faisant des investigations et en discutant les spéculations qui en sortent, et les soirs nous les passerons à la taverne en prenant du vin et de la bière avec les apéritifs, et pour le dîner nous prendrons de la *paella* accompagnée d'une grande carafe de *sangría,* et les nuits nous les passerons... »

« Oui, continue. Comment est-ce que nous passerons les nuits, Andoni ? »

« Nous ferons des douzaines de petits Chiribogas. »

« Des douzaines ? Je t'ai bien entendu ? Tu m'as dit que nous allons en faire des *douzaines* ? Tu ne vas pas me dire que tu as l'intention de te mettre de nouveau à chercher la manière de cloner les êtres humains, dis donc ? »

« T'en fais pas. C'est une façon de parler, c'est tout. »

« Et la compatibilité ? Tu portes le facteur Rh négatif ? »

« Mais bien sûr. Je suis un descendant direct d'Adam et d'Eve, donc je suis supérieur aux autres mortels. »

« Dommage. Je n'arriverai jamais à ces hauteurs. Je ne suis qu'un type primitif comme les singes rhésus et les autres êtres humains qui portent le facteur Rh positif. Je suppose que je dois te repousser donc, pour ton propre bien, naturellement. Je ne pourrais accoucher qu'un seul bébé, vois-tu, à moins qu'on me donne une dose de RhoGam. »

« Mais n'oublie pas que les hommes Rh négatif sont tout à fait compatibles avec les femmes Rh positif, alors tu n'as pas de quoi t'en faire. Le RhoGam s'utilise seulement dans le cas où un homme Rh positif se marie avec une femme Rh négatif, alors nous n'aurons pas de problèmes. »

« Bon, alors. Mais en tout cas je ne suis pas certaine que nous soyons compatibles les deux, » elle lui dit en lui lançant un clin d'œil. « Tu es parfois très obstiné, par exemple. »

« Ah, c'est bien à toi de le dire ! C'est toi qui m'as laissé tout seul quand tu as voulu à tout prix retourner à Berkeley ! »

« Tu aurais pu m'y accompagner, mais tu es très inflexible parfois. Tu as la tête assez dure, tu sais, » ajouta-t-elle, en lui frappant sur le crâne.

« Ah, oui ? Je ne m'en suis pas rendu compte. »

« *Ay !* » cria Lisa, en se frottant les jointures. « Tu portes une crête sur le crâne ! Doña Pascua m'en a parlé un jour. Elle m'a dit qu'il s'appelle la crête reptilienne. »

« Eh bien, ne t'en fais pas. Je ne vais pas me porter comme un reptile, à moins que ce soit un reptile amoureux. »

Les scientistes et les techniciens du LIO et tous les villageois assistèrent au mariage de Lisa et Andoni. Thérèse était là avec son ami Peli, et Marko y était aussi avec sa femme, Carmen, et ses quatre enfants – Manolo, Josetxu, María, et le petit Marko Seconde. Sœur Mikele était présente, et la vieille Doña Pascua faisait le tour des invités pour s'informer du commérage plus récent.

Notables pour leur absence était Zigor Etxemendi, qui avait pris sa retraite à sa cabine au pied du Mont Tibidabo, et le faux Dr Lorenzo Montevecchio, qui avait rentré chez soi en Suisse, fort des échantillons de sang et de salive recueillis des petits garçons au moment de leurs bilans de santé. Il passa une quantité de temps excessive en cherchant des investisseurs et en faisant tout le possible pour persuader les entrepreneurs en biotechnologie qu'ils se joignent à lui pour faire le clonage secret et illégal des êtres humains. Mais les suisses sont des négociants intelligents et circonspectes qui ne se laissent pas décevoir par les colporteurs d'idées capricieuses et d'activités indiscrètes. Ils le rejetèrent très vite, en le prenant pour un excentrique inoffensif à qui il serait prudent de vigiler de près en cas où il aurait du succès à tramer une confabulation pour éviter les strictes mandats judiciaires suisses contre le clonage reproductif des êtres humains.

« Il va bientôt arriver le moment où le clonage des êtres humains sera un cas habituel, que cela leur plaise ou non aux suisses, » Lorenzo Montevecchio avait dit un jour en grinçant les dents pendant qu'un investisseur de Genève en capital de risque lui montrait la sortie avec grande politesse.

Carmen, pendant ce temps, avait réussi à sauver un de ses mégots d'un des cendriers dans la salle des bilans de santé, et

Marko avait découvert peu de temps après qu'il n'y avait pas de correspondances entre l'ADN de Lorenzo Montevecchio et les séquences qui étaient dans les trois reliques authentiques. Il avait investigué aussi la salive qu'avait laissé Zigor Etxemendi sur le bord de sa tasse, et toujours avec les mêmes résultats.

Confrontés à l'impossibilité de cloner Jésus-Christ, Andoni et Lisa en parlèrent un jour avec Sœur Mikele pendant une classe au sujet de la Bible. Tous les membres du petit groupe se sont réjouis de la nouvelle, surtout Sœur Mikele, qui en avait parlé après avec toutes les autres locataires du couvent. Plus tard Lisa dirait de la première année de son séjour aux Pays Basques qu'elle y avait appris trois grandes vérités : Dieu existe, Nietzsche est mort, et Doña Pascua saurait toujours déterrer les secrets même les plus gardés.

Ainsi se fut-il que Pierre Piedmont et Marta Vandenberg apprirent les nouvelles bouleversantes au sujet d'Etxemendi et de Montevecchio, les gênes desquels avaient prouvés qu'ils ne descendirent point du Fils de Dieu. Piedmont et Vandenberg décidèrent alors de se présenter de plein gré au LIO pour confirmer que les séquences de leurs génomes correspondaient en effet avec celles des trois reliques. Ils reçurent un coup dur quand ils apprirent que les épreuves ne produisaient point de correspondances pour eux non plus, ce qui les laissa pour toujours dépourvus de tout droit de se fanfaronner d'être des parents de Jésus-Christ, pendant qu'en même temps ils durent affronter une crise d'identité très grave.

Marta Vandenberg s'était rendue tellement furieuse comme résultat de la perte foudroyante de sa position politico-sociale, qu'elle insista au moment de la prochaine réunion générale des *Illuminati* que tous les membres fassent l'épreuve génétique. Elle appuya la motion et puis elle fut adoptée de peu. Quand se dévoilèrent les résultats de l'épreuve, tous les membres de ce corps illustre furent réduits en un clin d'œil au niveau des êtres humains ordinaires. La renommée des hautains illuminés disparut du jour au lendemain, mais les fidèles amateurs de *Le Code de Vinci* ont longtemps pleuré son départ.

Les épreuves des reliques présentèrent un autre résultat qui s'avéra être une contrebalance agréable aux chaudes larmes des *Illuminati* aussi bien qu'une source d'amusement pour les techniciens du LIO. Ceux-ci trouvèrent une séquence d'ADN assez bizarre qui n'allait pas du tout avec le reste. Après avoir complété d'autres épreuves, il se rendirent compte enfin qu'il s'agissait d'une séquence d'une petite miette de la galette galicienne que Peli avait offert comme cadeau à Thérèse, et qui s'était collé à l'os de Saint Jacques de Compostelle que Peli avait porté pendant si longtemps dans sa poche.

Le mariage Maxwell-Chiriboga fut présidé par un curé d'un âge très avancé qui avait déménagé à Mayagorry, venant de la Norvège. Il lui faisait grand plaisir de marier les deux jeunes gens qui récemment s'étaient engagés de nouveau et de bon cœur à la foi catholique. Il lui semblait peu commun qu'un scientifique et une académicienne aient pris cette décision à une époque qui se considérait plutôt séculaire. Il attendait avec impatience l'occasion de leur parler en plus de détails leur raisons pour arriver à cette décision. En attendant il avait besoin de s'occuper de la cérémonie nuptiale qui était sur le point de commencer.

Lisa, pendant qu'elle attendait le moment où elle devrait se diriger vers l'autel, jeta un rapide coup d'œil très discret vers les invités qui étaient agglomérés autour d'elle dans le terrain hors du couvent où le mariage devait avoir lieu. Son regard se portait sur Manolo et Josetxu, qui étaient près de leur mère. Ils avaient l'air sain et content, et ils avaient grandis d'au moins cinq centimètres depuis qu'elle était partie pour Californie. Elle tourna la tête vers Sœur Mikele, sa dame d'honneur, et lui demanda comment ils allaient.

« Ils vont mieux que jamais, » déclara-t-elle d'un sourire de grande satisfaction. « Andoni a fait des progrès exceptionnels dans ses investigations génétiques. On dit qu'il a découvert une méthode pour allumer les gènes, mais je n'ai aucune idée de ce que ça peut vouloir dire. En somme, les petits garçons ne s'envieillissent plus d'une façon anormale, et nous faisons des prières pour qu'ils finissent par être de jeunes gens contents, et bien équilibrés, et dédiés au travail et à la famille. »

« Elles sont de très bonnes nouvelles, » répondit Lisa. « Et les voilà Marko et Carmen. Elle a l'air très content avec le bébé dans les bras.

« Carmen a beaucoup souffert, » dit Sœur Mikele. « Il me parait que c'est toujours comme ça quand il s'agit des gens qui trouvent le bonheur. Ils ont appris à être reconnaissants pour tout ce qu'ils ont reçus. »

« J'en suis très contente pour elle, et pour Marko aussi. Il fait déjà longtemps qu'il veut se marier avec elle. »

« En effet. Eh bien, il faut maintenant que je me présente à l'autel, et je t'attendrai là. Elles m'attendent tes demoiselles d'honneur, Carmen et Thérèse. »

Pour rendre hommage à Lisa, les musiciens se sont mis à jouer *Le chœur de la jeune mariée* de Wagner, qui se connait aux pays anglophones sous le titre de *Here Comes the Bride*. Les musiciens jouaient des instruments typiques des basques, y inclus un accordéon, deux violons, et trois guitares. Un des techniciens du LIO s'était joint au groupe, en jouant de la flûte en miniature avec la main gauche, et avec la main droite il jouait du tambour colonial. La musique familière que les musiciens jouaient avec des instruments basques, produisit un son très particulier qui remplit le cœur de Lisa d'espoir et de rêves nostalgiques. C'était un son auquel elle se souviendrait souvent.

Andoni, resplendissant avec son smoking blanc, attendait à l'autel pour sa fiancée qui s'approchait de lui, accompagnée de son père. Tous les regards se portaient sur Lisa alors qu'elle remontait l'allée.

« Je ne t'aurais jamais prêté de l'argent pour passer l'été à Mayagorry si j'avais su que tu allais rester ici pendant toute la vie, » lui dit monsieur Maxwell, en lui donnant un petit coup de coude affectueux. « A propos, comment s'appelle le curé qui va vous marier ? »

« C'est le père Fjellstad. »

« Fjellstad. Ce n'est pas un nom très connu. Qu'est-ce qu'il signifie ? »

« Ça veut dire *ville de la montagne* en norvégien. »

Le père Fjellstad ne put comprendre pourquoi Lisa lui paraissait si nerveuse pendant qu'elle s'approchait de lui. Il conclut que ce ne fut que le tremblotement prénuptial.

« Dis-moi une chose, Mme Chiriboga, » lui dit Andoni à sa femme après la cérémonie. « Où allons-nous passer la lune de miel ? Quand est-ce que tu vas me révéler ce que tu as choisi pour nous, ou est-ce que tu préfères garder le secret jusqu'au moment d'y arriver ? »

« Je ne peux pas t'en parler. J'ai signé un contrat qui m'empêche la divulgation d'informes. »

« Dis-le moi, voyons. »

« Hawaï, » répondit-elle. « Nous allons à Hawaï. »

« À Hawaï, » répéta Andoni. « Dis donc, tu ne vas pas me demander maintenant que je fasse le voyage en nageant depuis Californie jusqu'à Hawaï, n'est-ce pas ? »

Ceux qui assistèrent au mariage se rappelleraient pour très longtemps du moment quand se joignirent deux lignages différents. Dieu leur offrit un grand sourire d'en haut comme signe de son amour, et les villageois lui renvoyèrent un sourire révérant d'en bas. Lisa et Andoni avaient compris que la première condition du testament de Paskal Sarazúa avait été exécutée. Jésus-Christ en effet avait été cloné, parce que tous les villageois d'en bas avaient l'impression qu'il vivait dans le cœur de chacun – même dans le cœur de l'implacable Doña Pascua, qui s'approcha des jeunes mariés et les embrassa pour la première fois de sa vie.

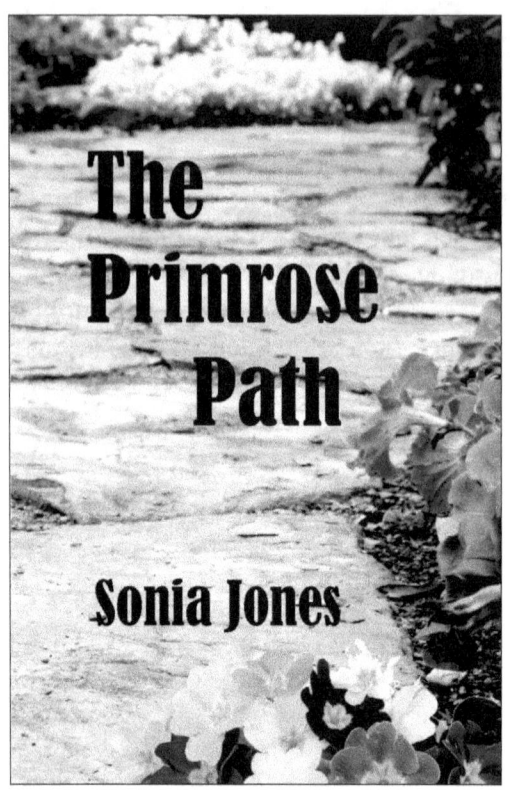

If you enjoyed reading *Cloning Jesus,* you will also like *The Primrose Path* (Erser and Pond, 2008). This true story touches on Percy Pond, the author's grandfather and celebrated frontier photographer who documented the Klondike Gold Rush, the founding of Juneau, and the culture of the native tribes in Alaska. It also introduces Kay Harrison, the author's charismatic father, who was the Managing Director of Hollywood's Technicolor Films in Paris, London, and Rome.

Available at www.amazon.com. See also publisher's website at www.erserandpond.com. (English version only.)

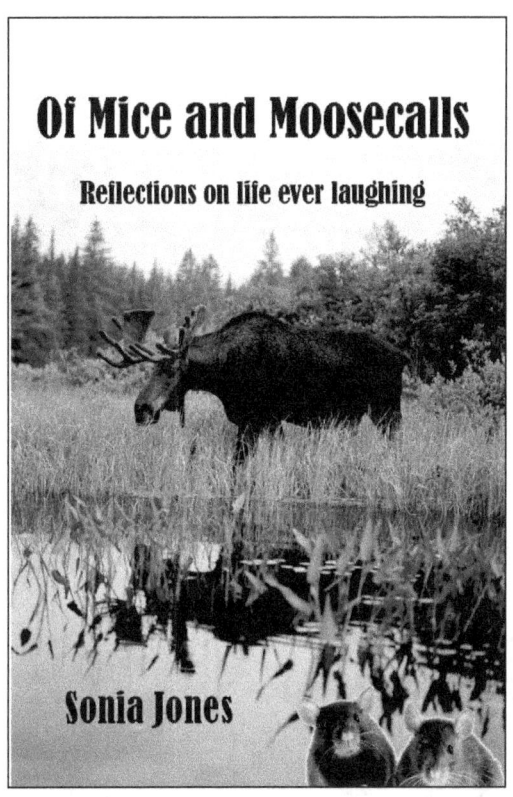

Of Mice and Moosecalls

Reflections on life ever laughing

Sonia Jones

If you enjoyed reading *Cloning Jesus,* you will also like *Of Mice and Moose Calls* (Erser and Pond, 2008), a beguiling collection of Sonia Jones's humor columns published in *The Banner.* The topics range from warbling church mice to operatic moose calls, and from chaos on the farm to wild roosters running amok in the Dutch countryside. Described by New York Times critic Robert Coleman as having "a born teacher's eye for the well-chosen example," Sonia Jones' humorous and poignant stories are sure to move you.

Available at www.amazon.com. See also publisher's website at www.erserandpond.com. (English version only.)

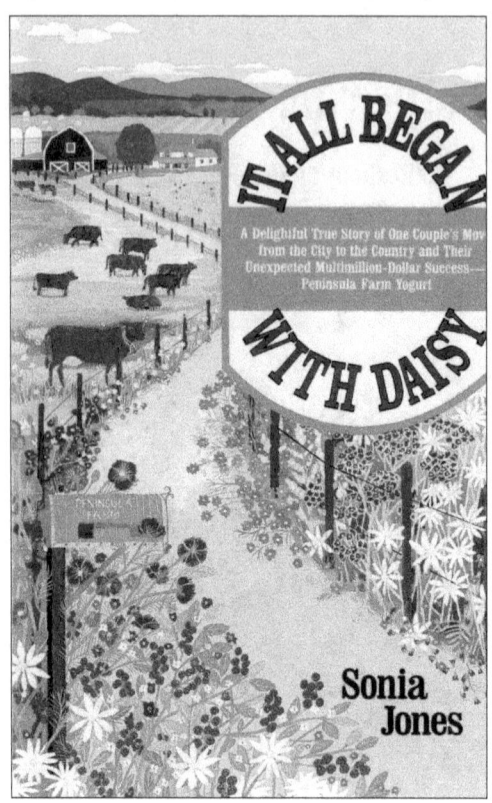

If you enjoyed reading *Cloning Jesus,* you will also like *It All Began with Daisy* (Dutton/Penguin, New York, 1987), about Sonia's life on a farm in Nova Scotia, where she and her husband Gordon parlayed their Jersey cow into a multimillion dollar yogurt industry.

Available at www.amazon.com. See also publisher's website at www.erserandpond.com. (English version only.)

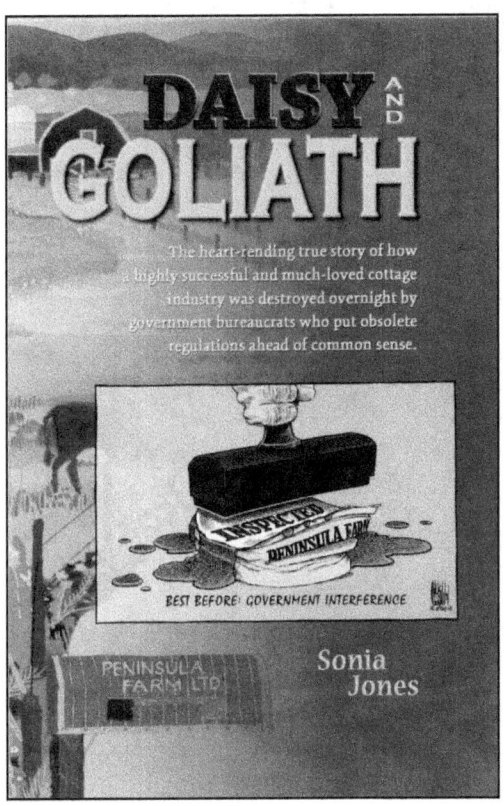

If you enjoyed reading *Cloning Jesus,* you will also like *Daisy and Goliath* (Erser and Pond, 2007), the sequel to *It All Began with Daisy,* which describes the vandalism of Peninsula Farm by agents of the federal government. It is an informative, intelligent, and sometimes painfully humorous inside look at the struggles of one family to run a small business in spite of the current trend toward the industrialization and the corporatization of farming.

Available at www.amazon.com. See also publisher's website at www.erserandpond.com. (English version only.)

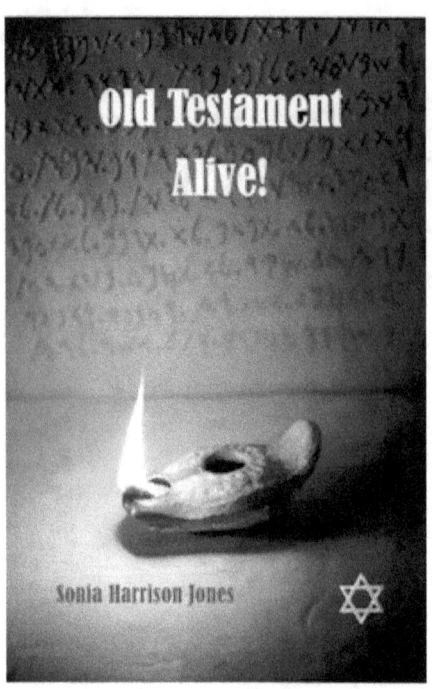

Old Testament Alive!

Sonia Harrison Jones

This is a poignant, respectfully humorous bird's eye view of the Old Testament, when people in the Scriptures come alive and talk directly to the reader. The prophet Hosea wonders why God wants him to marry a prostitute, and Satan boasts about winning people to his point of view. This fascinating book is illustrated with 170 beautiful color images created by professional photographers around the world. (English version only available at www.amazon.com)

What readers are saying:

As a pastor, I was delighted to discover such an interactive study. When we shared the Bible with our very bright int'l students, we used this book to inform our discoveries and launch us into discussions. — Rev Winston Clark, pastor

We found this book very informative and entertaining. It is one of the reasons why my wife and I became Christians. — Dr. Cheng Wang, pathologist

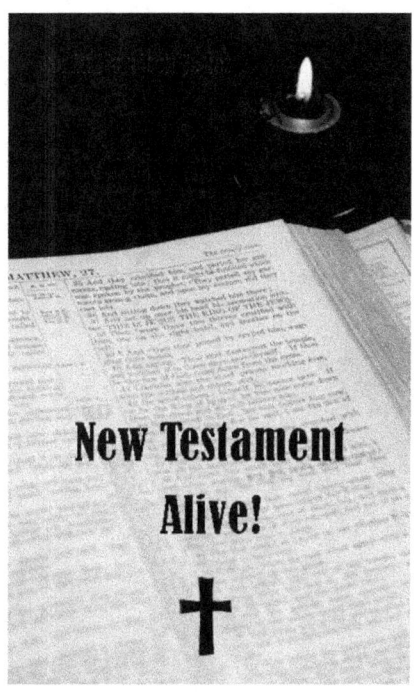

New Testament Alive!

This sequel to *Old Testament Alive!* presents an overview of the main events of the New Testament, where people come alive and talk to the reader. Lucifer returns as a cool and worldly young man who presents an ironic and cynical view of the unfolding action. Judas explains his political ambition, Peter bares his soul to you after he denies Jesus three times, and Paul plays a crucial role in introducing and explaining the new Christian faith. (English version only available at www.amazon.com or www.erserandpond.com)

What readers are saying

When we studied with Dr. Jones, we went back 2,000 years when people in the Bible talked to us about their struggles and hopes and fears. The class reminded us that we are all one human family, no matter when and where we live. It was so joyful and fun to join a group of people to discuss the Christian faith. — Yiling Hu, MD, MSc, and Changjiang Li

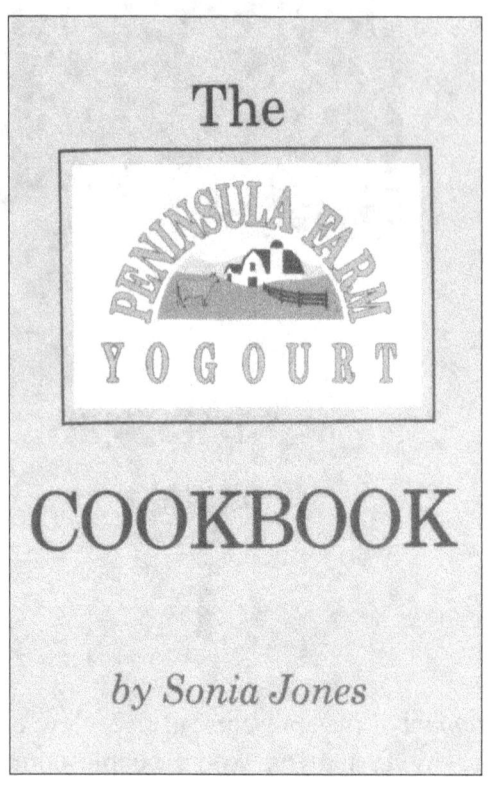

The

YOGOURT

COOKBOOK

by Sonia Jones

If you have ever wanted to make your own yogurt at home, this is the book for you. Sonia Harrison Jones, a highly successful yogurt maker for twenty-five years, reveals her tried-and-true recipes along with instructions on how to make delicious yogurt (and what to do when you fail).

This well-loved book is a compendium of yogurt fact, yogurt lore, yogurt recipes and all you need to know to become part of the yogurt revolution. (English version only available at www.erserandpond.com; please press "contact us" button)

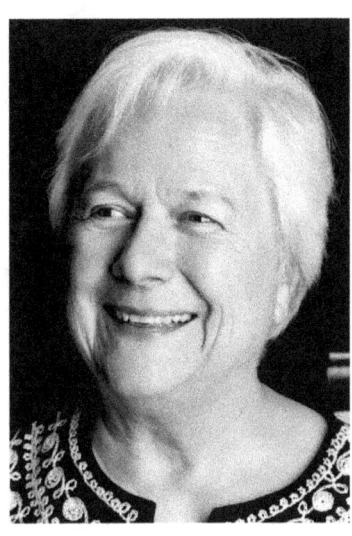

ABOUT THE AUTHOR

Sonia Harrison Jones was born in England, educated in the U.S., and spent the rest of her life in Canada (it isn't over yet). After receiving her PhD from Harvard in Romance Languages and Literatures, she chaired the Department of Spanish at Dalhousie University in Halifax for many years.

She and her husband bought a cow in an unguarded moment, but Daisy's bountiful milk production was too much for their little family to handle. So they began a small yogurt business which eventually became a multi-million dollar enterprise. The corporation was so successful that the feds, of course, found a way to regulate it right out of existence.

Now Sonia is well into her third career, writing books a mile a minute. She has written ten books in various genres, and is looking forward to writing many more. For further information please go to www.erserandpond.com.

www.ingramcontent.com/pod-product-compliance
Lightning Source LLC
Chambersburg PA
CBHW070548130626
46556CB00001B/71